HEYNE <

Das Buch

Das Ziel dieses Werks von Tao-Meister Mantak Chia ist es, die moderne Frau mit unbekannten Aspekten ihrer Weiblichkeit vertraut zu machen, indem es das heilende, ekstatische und spirituelle Potential der Sexualenergie enthüllt. Es werden einfache, hochwirksame Übungen gelehrt, die nicht nur zur höchsten Erfüllung im Liebesakt führen, sondern darüber hinaus auch natürliche und harmonische Wege zum Erleben der Ganzheit von Körper, Seele und Geist eröffnen.

Der Autor

Meister Mantak Chia ist der Begründer des Systems des Universalen Tao (The Universal Tao), das heute in der ganzen Welt verbreitet wird. Bereits im Alter von sieben Jahren lernte er bei buddhistischen Mönchen in Thailand und studierte noch in seiner Jugend u.a. Aikido, Yoga und Tai Chi. Ende zwanzig begegnete er Meister Pan Yu, der ihn in eine Synthese aus taoistischen, buddhistischen und Chan-Lehren einweihte, sowie Meister Chen-Yao-Lung, der ihn geheime Shaolin-Methoden des Umgangs mit der inneren Kraft lehrte.
Mantak Chia lebt und lehrt heute in Thailand, wo er ein weltberühmtes Heilungs- und Meditationszentrum aufgebaut hat. Seine Vortragsreisen führen ihn in alle Erdteile.

MANTAK CHIA

TAO YOGA der heilenden LIEBE

Der geheime Weg zur weiblichen Liebesenergie

Aus dem Amerikanischen von
Waltraud Ferrari

WILHELM HEYNE VERLAG
MÜNCHEN

FSC
Mix
Produktgruppe aus vorbildlich bewirtschafteten Wäldern und anderen kontrollierten Herkünften
Zert.-Nr. SGS-COC-1940
www.fsc.org
© 1996 Forest Stewardship Council

Verlagsgruppe Random House FSC-DEU-0100
Das für dieses Buch verwendete
FSC-zertifizierte Papier *Pamo Sky*
liefert Arctic Paper Munkedals AB, Mochenwangen.

Taschenbucherstausgabe 03/2010

Die Originalausgaben erschienen unter dem Titel
»Healing Love Through the Tao. Cultivating Female Sexual Energy«
bei Healing Tao Books, Huntington, USA.

Printed in Germany 2010
Umschlaggestaltung: © Guter Punkt / Andrea Barth, München
Umschlagmotive: © Guter Punkt / © Ievgeniia Tikhonova, Shutterstock
Herstellung: Helga Schörnig
Illustrationen: Juan Li
Satz: C. Schaber Datentechnik, Wels
Druck und Bindung: GGP Media GmbH, Pößneck

ISBN: 978-3-453-70137-3

http://www.heyne.de

Inhalt

Dankeswort 18
Hinweis 19
Über den Autor Mantak Chia 20

1. Kapitel
Die weibliche Chi-Energie aus taoistischer Sicht 23
A. Über den Energieverbrauch 23
B. Die Primärenergie «Jing» 24
C. Energieverlust durch negative Emotionen 26
D. Die Lebenskraft-Energie «Chi» 27
1. Umwandlung von negativer Energie zu Lebenskraft-Energie 27
2. Zusätzlicher Chi-Gewinn durch den Liebesakt 28
3. Chi – der Schlüssel zur Gesundheit 28
E. Die kreative Kraft Sexualenergie 30
1. Positive Energie steigert die kreative Sexualkraft 30
2. Die tugendhaften Energien – der Kern des Tao Yoga 31
3. Vergnügen – Energiegewinn oder -verlust 31
4. Der Tal-Orgasmus 33
F. Was ist Ovar-Kung Fu? 34
G. Die Sexualenergie der Frau 35
1. Die Eierstöcke enthalten Lebenskraft-Energie 35
2. Durch die Ovar-Energie entwickelt man ein höheres Bewußtsein . . 36
3. Ovar-Energie – das beste Kosmetikum 37
4. Wie lange kann die Frau sexuell aktiv bleiben? 38
5. Organ-Orgasmus – der wahre Orgasmus 38
a. Der äußere Orgasmus 38
b. Der innere Orgasmus 38
6. Wer ist für Ihren Orgasmus verantwortlich? 39
H. Eine erfüllte sexuelle Beziehung –
die drei Ebenen der Sexualenergie 39

1. Die physische Ebene 40
2. Die emotionale Ebene 40
3. Die spirituelle Ebene 41
I. Das Ziel der taoistischen Meditation 42
1. Die Entdeckung des Chi 42
2. Der Körper besteht aus drei Teilen 42
3. Die Entwicklung des physischen Körpers 42
4. Die Geburt des Selbst 44

2. Kapitel
Die geschlechtliche Anatomie der Frau 45
A. Der Venushügel (Mons veneris) 47
B. Die kleinen Schamlippen 47
C. Die Klitoris 47
D. Scheideneingang und Harnröhre 48
E. Der G-Punkt 48
F. Die Ejakulation der Frau 52
G. Die Scheide 52
H. Der PC-Muskel (pubococcygeale Muskel) und der Chi-Muskel 53
I. Der Dammschwamm 55
J. Das Perineum (Damm) 56

3. Kapitel
Der Zyklus der sexuellen Reaktion und die Wiederherstellung der Sexualenergie 57
A. Klitoraler oder Vaginalorgasmus? 58
B. Die Erschöpfung der Sexualenergie 59
C. Ovar-Kung Fu als Mittel zur Energiebewahrung 59

4. Kapitel
Der Kleine Energiekreislauf 62
A. Lernen Sie, das Chi im Körper zirkulieren zu lassen 62
B. Die Entdeckung des Kleinen Energiekreislaufs 64
C. Die beiden Hauptmeridiane: Diener- und Lenker-Gefäß . . . 65
D. Die Sexualenergie und der Kleine Energiekreislauf 65
E. Das Versiegeln der Energie im Körper 68

F. Das Öffnen des Kleinen Energiekreislaufs 68

5. Kapitel
Die Verfeinerung der Ovar-Kraft 71

I. Die Aktivierung und Lenkung der Ovar-Energie 71

A. Die Folgen blockierter Sexualenergie 71
B. Ovar-Kraft und Menstruationszyklus 72
1. Die weibliche Regel und ihre Probleme 72
2. Yang-Energie im Menstruationszyklus 74
C. Das Zwerchfell und andere Diaphragmen sind wichtig für die Ovar-Atmung 74
1. Das Diaphragma pelvis 75
2. Das Diaphragma urogenitale 76
D. Die Kreuzbein- und Schädelpumpe erleichtern den Fluß der Ovar-Energie 78
1. Die Kreuzbeinpumpe 78
2. Die Schädelpumpe 78
E. Der Chi-Muskel wirkt beim Lenken des Energie-Flusses unterstützend 80
1. Die Kraft des Perineums 80
2. Die Verbindung der einzelnen Abschnitte des Afters mit den Organ-Energien 81
a. Mittlerer Abschnitt 83
b. Vorderer Abschnitt 84
c. Hinterer Abschnitt 85
d. Linker Abschnitt 86
e. Rechter Abschnitt 87
F. Die Yang-Energie der Eierstöcke – eine schöpferische und heilende Kraft 88

II. Methoden der Einzelpraxis: Die Ovar-Atmung und die Ovar- und Vaginalkompression 90

A. Die Ovar-Atmung 91
1. Einführung 91

2. Stellungen ... 91
a. Im Sitzen ... 91
b. Im Stehen ... 94
c. Im Liegen ... 94
3. Schritt für Schritt vorgehen ... 95
a. Die Energie wird in den Ovar-Palast und anschließend zum ersten Punkt – dem Perineum – gelenkt ... 96
1) Das Ansammeln von Energie im Ovar-Palast ... 96
2) Der erste Punkt – das Perineum ... 97
3) Das Bewahren der Energie im Perineum-Punkt ... 99
4) Rückkehr zum Ovar-Palast ... 99
b. Der Energiefluß entlang der Wirbelsäule: Das Kreuzbein, der erste Energietransformationspunkt ... 101
1) Der Energiefluß bis zum Kreuzbein ... 101
2) Das Aktivieren der Kreuzbeinpumpe ... 101
3) Das Öffnen des Kreuzbeinspaltes ... 102
4) Ausruhen und fühlen, wie die Energie selbständig fließt ... 102
5) Übung zur Öffnung des Kreuzbeins ... 103
6) Das Kreuzbein dient zur Umwandlung von roher Sexualenergie zu Lebenskraft-Energie ... 104
c. Die dritte Station: Der T-11, Transformationspunkt für Sexualenergie ... 105
1) Sammeln der Energie im Ovar-Palast ... 105
2) Das Emporziehen der Energie zum T-11 ... 106
3) Bewegen des T-11 unterstützt die Aktivierung von Kreuzbein-, Schädel- und Nebennierenpumpe ... 106
d. Die vierte Station: Der C-7, Transformationspunkt für Sexualenergie ... 108
1) Sammeln der Energie im Ovar-Palast ... 108
2) Emporziehen der Energie zum C-7 ... 108
e. Die fünfte Station: Das Jade-Kissen, ein Minispeicher und Transformationspunkt für Sexualenergie ... 110
1) Sammeln der Energie im Ovar-Palast ... 110
2) Emporziehen der Energie zum Jade-Kissen ... 110
f. Die sechste Station: Der Scheitelpunkt, ein größerer Speicher für Sexualenergie ... 111
1) Sammeln der Energie im Ovar-Palast ... 112

2) Emporziehen der Energie zum Scheitelpunkt 112
3) Ausruhen und die Energie mit der Vorstellung zum Gehirn lenken 112
g. Das Kreisenlassen der Energie im Gehirn 113
1) Das Füllen der Schädelkapsel mit kreativer Sexualenergie . . . 113
2) Die Zunge an den Gaumen legen, um den Energiefluß bis zum Nabelspeicher zu ermöglichen 115
h. Das Sammeln und Kreisenlassen der Sexualenergie der Eierstöcke im Nabelzentrum 115
i. Das Sammeln und Kreisenlassen der Energie im Herzzentrum . . 116
j. Die Energie in einem Zug zum Gehirn emporlenken 117
k. Die Wirkweise der Ovar-Energie 118
4. Der Übungsablauf im Zusammenhang 120
5. Kurze Zusammenfassung für Fortgeschrittene 123
B. Die Ovar- und Vaginalkompression 125
1. Zur Steigerung der Sexualenergie erzeugen Sie Druck in den Eierstöcken 125
2. Ovar- und Vaginalkompression in Einzelschritten 126
3. Zusammenfassung 130
C. Umlenkungsübung bei hohem Blutdruck 130

6. Kapitel
Die geheime Technik des Großen Emporziehens 134
A. Das sexuelle Potential der Frau 134
B. Die Unterschiede zwischen der Ovar-Atmung und dem Großen Emporziehen 136
C. Wie soll die Frau üben: alleine oder mit einem Partner? 137
1. Vorteile der Einzelpraxis 138
2. Gedanken zur Partnerpraxis 138
D. Das Große Emporziehen im Überblick 139
1. Von der Anfängerin zur Fortgeschrittenen 140
a. Die erste Stufe 140
b. Die Mittelstufe 140
c. Die fortgeschrittene Stufe 140
d. Die Endstufe 140
2. Übungsablauf 141

E. Wie man Erregungsenergie in den Ganzkörperorgasmus umwandelt 142
1. Vorbereitende Übungen im nichterregten Zustand 142
a. Die Bauchatmung 142
1) Das Zwerchfell bewegen 142
2) Die Energiekugel 142
b. Die Aktivierung der Pumpen 143
1) Aktivierung der Schädelpumpe 143
a) Die Zähne 144
b) Die Zunge 144
c) Das Kinn 144
d) Die Augen 144
2) Aktivierung der Muskelpumpe 145
a) Die Arme 146
b) Die Beine 147
c) Das Gesäß 148
3) Die Kombination aller Einzelschritte 148
2. Vorbereitung auf die Praxis im erregten Zustand 149
a. Einführung 149
b. Die Bedeutung der tugendhaften Energien 150
c. Die Massage der Brüste macht das Chi der Organe und Drüsen bereit 151
1) Erregung des Drüsen-Chi 151
a) Das Chi der Zirbeldrüse 151
b) Das Chi der Hypophyse 153
c) Das Chi der Schild- und Nebenschilddrüse 154
d) Das Chi der Thymusdrüse 155
e) Das Chi der Bauchspeicheldrüse 155
f) Das Chi der Nebennieren 155
g) Das Chi der Geschlechtsdrüsen 155
2) Erregung des Organ-Chi 156
a) Das Chi von Lunge und Dickdarm 156
b) Das Chi von Herz und Dünndarm 157
c) Das Chi von Milz, Magen und Bauchspeicheldrüse 159
d) Das Chi von Blase und Nieren 160
e) Das Chi von Leber und Gallenblase 161
f) Das Knochen-Chi 162

g) Das Chi von Bändern und Sehnen 162
h) Das Blut-Chi 162
i) Das Chi des Fleisches 162
3. Die Technik der Brustmassage in Einzelschritten 162
a. Richtiges Sitzen 162
b. Leiten Sie das Chi die Wirbelsäule empor 162
c. Wärmen Sie die Hände 163
d. Massage für die Drüsen 163
e. Massage für die Organe 164
4. Das Große Emporziehen in Einzelschritten 166
a. Beginnen Sie mit der Massage der Brüste 166
b. Setzen Sie beim Beginn des Orgasmus
Muskelkontraktionen ein 167
c. Lenken Sie die Erregungsenergie zum Perineum (Hui-Yin) . . . 167
d. Die Erregungsenergie wird durch Kippen des Kreuzbeins und
durch Aktivierung der Schädelpumpe bis zum Kreuzbein gelenkt 168
e. Die Erregungsenergie wird durch Krümmung
der Wirbelsäule bis zum T-11 emporgezogen 169
f. Durch den Druck des Brustbeins wird die Energie
zum C-7 geleitet 169
g. Das Aufrichten der Wirbelsäule lenkt die Energie
bis zur Schädelbasis 170
h. Aktivieren Sie die Schädelpumpe und ziehen Sie
die Erregungsenergie zum Scheitelpunkt (Pai-Hui) 170
5. Auf der Fortgeschrittenenstufe erfolgt
das Große Emporziehen nur durch gedankliche Kraft 171
6. Der Goldene Nektar 172
7. Der Organ-Orgasmus 172
a. Die Eigenschaften der einzelnen Organe 173
1) Lunge 173
2) Nieren 174
3) Leber 174
4) Herz 174
5) Milz 174
b. Der Organ-Orgasmus in Einzelschritten 175
8. Tägliche Praxis 177
9. Massage nach dem Üben 178

F. Sicherheitsmaßnahmen für die Ovar-Atmung, die Ovar-Kompression und das Große Emporziehen 179
G. Reinigende Nebenwirkungen 181
H. Zusammenfassung des Großen Emporziehens 182
I. Das Große Emporziehen als Grundlage der Alchemie des Sexus 185

7. Kapitel
Übungen zur Steigerung der Sexualenergie und zur Kräftigung der Geschlechtsorgane 187
A. Einführung in die Eier-Übung und das Gewichtheben mit der Vagina 187
1. Das richtige Ei 188
2. Hinweise zur Hygiene 188
3. Vorsichtsmaßnahmen 189
4. Verwendung des Eis 189
a. Beginn der Übung 189
b. Die drei Abschnitte des Scheidenkanals 191
1) Der äußere Scheideneingang und der Vorderabschnitt 191
2) Der Vorhof zum Gebärmutterhals 191
3) Der mittlere Abschnitt 191
5. Technik mit zwei Eiern 193
B. Die Massage der Brüste vor der Eierübung 195
C. Die Eierübung in Einzelschritten 196
1. Einführen des Eis 196
2. Der Reiterstand 196
3. Kontraktion des ersten Abschnitts 196
4. Kontraktion des zweiten Abschnitts 196
5. Zusammenpressen im dritten Abschnitt 197
6. Links- und Rechtsbewegung im zweiten Abschnitt 197
7. Links- und Rechtsbewegung im ersten Abschnitt 198
8. Links- und Rechtsbewegung im vorderen und hinteren Abschnitt . . 198
9. Auf- und Abbewegung im vorderen und hinteren Abschnitt 199
10. Kombination aller Bewegungen 199
D. Die Eierübung in Kombination mit der Ovar-Atmung und dem Großen Emporziehen 199

1. Vorbereitung durch Brustmassage 200
2. Reiterstand 200
3. Verschließen der Scheidenmündung 200
4. Sammeln der Energie im Ovar-Palast 200
5. Fassen Sie das Ei und bewegen Sie es 200
6. Beginnen Sie die Ovar-Atmung oder das Große Emporziehen . . . 200
E. Gewichtheben mit der Vagina 201
1. Praktische Einzelschritte 202
a. Führen Sie das Ei ein, während Sie Schnur und Gewicht festhalten 202
b. Nehmen Sie den Reiterstand ein 202
c. Umfassen Sie das Ei mit den Scheidenmuskeln und lassen Sie Schnur und Gewicht los 202
d. Ziehen Sie vom Gebärmutterhals aus nach oben 202
e. Setzen Sie alle Muskeln des Vaginalkanals ein 203
f. Leiten Sie die Energie zum Kopf 203
g. Lenken Sie noch mehr Energie ins Gehirn 203
h. Halten Sie die Energie im Gehirn 203
i. Leiten Sie die Energie zum Nabel 203
j. Legen Sie das Gewicht auf den Stuhl und entfernen Sie das Ei . . . 203
k. Die Eierstöcke heben das Ei samt Gewicht hoch 203
l. Das Hochheben mit den Nieren 204
m. Gewichtheben mit Milz und Leber 204
n. Das Hochziehen mit der Lunge 204
o. Vorsicht beim Hochheben mit dem Herzen 205
p. Die Kontraktion der Thymusdrüse ist etwas schwieriger 205
q. Das Hochziehen des Gewichts mit Hilfe von Hypophyse und Zirbeldrüse 205
r. Reinigen Sie das Ei sorgfältig 206
s. Massieren Sie sich 206
t. Lenken Sie überschüssige Energie in den Kleinen Energiekreislauf 206
F. Kräuter zur Stärkung der Eierstöcke – Spezialrezepte von Maneewan Chia 207
1. Stärkungstonikum 207
2. Don Quai-Hühnersuppe 207
G. Das Aufnehmen von Sonnenenergie 208

8. Kapitel
Die Zweifache Höherentwicklung – die Praxis mit einem Partner

Die Zweifache Höherentwicklung – die Praxis mit einem Partner 210

A. Einführung in die Partnerpraxis 210

1. Öffnung des Meridians für die heilende Liebesenergie 210
2. Die Sexualorgane sind die Wurzeln des Lebens 211
3. Das Energetisieren der Organe und Drüsen 211
4. Energieaustausch mit dem Partner 212
5. Wie man den Tal-Orgasmus erreicht 213
6. Die neun Grundpositionen für den Liebesakt 213
   a. Einander zugewandt 214
   b. Mit dem Rücken zum Partner 216
7. Handstellungen verbinden die Meridiane der Finger und Zehen mit den zugeordneten Organen 217
   a. Die Finger und ihre zugeordneten Organe 218
   b. Die Zehen und ihre zugeordneten Organe 219

B. Die Positionen und Handstellungen für die «Heilende Liebe» 220

1. Die beiden beliebtesten Positionen beim Liebesakt 220
   a. Der Mann liegt oben 220
   b. Die Vorzüge der ersten Grundposition 222
   c. Die Frau liegt oben 223
   d. Die Vor- und Nachteile der zweiten Grundposition 224
2. Traditionelle Liebesstellungen und ihre Heilwirkung 226
   a. Die erste Heilposition 227
   b. Die zweite Heilposition dient der Energetisierung des Körpers und heilt die Geschlechtsorgane 228
   c. Position Nr. 3 dient zur Kräftigung aller inneren Organe 229
   d. Position Nr. 4 heilt und kräftigt die Knochen 230
   e. Position Nr. 5 heilt die Blutgefäße 231
   f. Position Nr. 6 fördert die Blutbildung 232
   g. Position Nr. 7 behebt Störungen im Lymphsystem 233
   h. Position Nr. 8 dient zur allgemeinen Tonisierung des Körpers 234
   i. Position Nr. 9 behebt Energiemangel 235
   j. Position Nr. 10 heilt die Geschlechtsorgane und -drüsen, die endokrinen Drüsen, Bauchspeicheldrüse und Leber 236

3. Die wichtigsten Handstellungen zur gegenseitigen Energetisierung des Körpers 237
a. Die Hände liegen auf dem Energiepunkt der Kreuzbeinpumpe . . 238
b. Die Hände liegen auf dem Energiepunkt der Nieren 239
c. Legen Sie die Hände auf den Nebennierenpunkt 241
d. Die Hände auf dem Leber- und Milzenergiepunkt 242
e. Unterstützen Sie den Herz- und Lungenpunkt 244
f. Die Handhaltung zur Öffnung des C-7 245
g. Energetisieren Sie den Nackenpunkt 246
h. Die Handhaltung zur Öffnung des Jade-Kissens 247
i. Legen Sie eine Hand auf den Scheitelpunkt 248
j. Die Bedeutung des dritten Auges 249
k. Die Funktion des Halszentrums 250
l. Die Bedeutung des Nabelzentrums 250
C. Zusammenfassung der Methode des Handauflegens beim Liebesakt 251
1. Lenken Sie die Erregungsenergie zum Nierenpunkt 252
2. Gehen Sie bis zum T-11 253
3. Der Leber- und Milzpunkt 254
4. Der Herzpunkt 254
5. Der C-7 255
6. Lenken Sie die sexuelle Energie bis zum Jade-Kissen 255
7. Die Energie strömt bis zum Scheitelpunkt 255
8. Der Energieaustausch über Augen, Nase und Zunge 255
9. Die Heilwirkung ist zu bestimmten Tageszeiten stärker 256
D. Der taoistische Liebesakt und der Tal-Orgasmus 260
1. Die Erhöhung der heilenden Sexualkraft durch die mehrmalige Wiederholung des Großen Emporziehens 261
a. Die Wirkung des ersten Emporziehens 262
b. Die zweite Stufe 262
c. Die dritte Stufe 262
d. Die vierte Stufe 262
e. Die fünfte Stufe 262
f. Die sechste Stufe 263
g. Die siebente Stufe 263
h. Die achte Stufe 263
i. Die neunte Stufe 263

j. Die zehnte Stufe 263
2. Einseitiger oder wechselseitiger Energieaustausch? 263
a. Einzelpraxis als Vorbereitung zur Begegnung mit einem Partner 263
b. Der gegenseitige Energieaustausch 264
c. Die Frage des sexuellen Vampirismus 264
3. Die Umwandlung von Sexualenergie in spirituelle Liebe durch den Austausch von Yin und Yang 265
4. Der taoistische Liebesakt in Einzelschritten 268
a. Das erste Emporziehen 268
1) Der richtige Zeitpunkt 268
2) Die Umarmung nach der aktiven Phase des Liebesaktes 271
3) Bringen Sie den Atem in Einklang 271
4) Atmen Sie die Kraft über die Wirbelsäule bis zum Kopf ein und atmen Sie über den G-Punkt bzw. Penis aus . . . 273
5) Helfen Sie dem Partner bei der Klärung und Behebung von Blockaden 274
6) Wiederholung des Liebesakts 276
b. Das zweite Emporziehen 276
1) Füllen Sie die Augen mit Sexualenergie 276
2) Lenken Sie die Heilenergie in die Ohren 277
3) Die Heilenergie strömt in die Zunge 277
4) Lenken Sie die Heilenergie zur Nase 277
c. Das dritte Emporziehen 278
1) Lenken Sie die Orgasmus-Energie über die Wirbelsäule zum Scheitelpunkt 278
2) Setzen Sie zur Bewegung der Energie die Augen und Ihre Vorstellungskraft ein 278
3) Der Nektar strömt zur Thymusdrüse 278
4) Die Rippen absorbieren den überströmenden Nektar 280
d. Das vierte Emporziehen ist für die inneren Organe 280
1) Lenken Sie die Sexualenergie und die Orgasmusschwingung zu Eierstöcken und Nieren 280
2) Lenken Sie die Sexualenergie und die Orgasmusschwingung zu Milz und Leber 281
3) Orgasmus und Sexualenergie strömen in die Lunge 282

e. Das fünfte Emporziehen kommt dem Blut zugute 282
1) Umhüllen und energetisieren Sie den Gebärmutterhals mit Orgasmus-Energie 282
2) Ziehen Sie die Energie zu Aorta und Hohlvene 282
3) Ziehen Sie die Orgasmus-Energie zum Herzen 282
f. Die Plateauphase, die Verbindung der beiden Energiekreisläufe . 283
5. Die Hinführung zum Tal-Orgasmus 288
a. Die Bedeutung der Tan-Tiens 288
b. Entspannung und Hingabe 291
c. Die Entwicklung eines starken Nervensystems 291
d. Das spiralförmige Kreisenlassen der Energie durch die Tan-Tiens 291
1) Das Nabelzentrum – das untere Tan-Tien 292
2) Der Solarplexus 292
3) Das Herzzentrum – das mittlere Tan-Tien 293
4) Das Halszentrum 293
5) Das dritte Auge (Yin-Tang) 293
6) Der Scheitelpunkt (Pai-Hui) – das obere Tan-Tien 293
6. Kurze Zusammenfassung des Tal-Orgasmus 293
E. Hilfreiche Hinweise 294
1. Für lesbische Paare 294
2. Wenn Sie Ihren Partner unterrichten 295
a. Die Hodenatmung 295
b. Das Große Emporziehen für den Mann 295
c. Das Zurückhalten der Ejakulation 296

9. Kapitel
Erfahrungen mit der Praxis des Ovar-Kung Fu 298

Anhang: Das System des Heilenden Tao 311

Dankeswort

Mein tiefempfundener Dank gilt jenen taoistischen Meistern, die so gütig waren, mir ihr Wissen anzuvertrauen und die sicher nie daran gedacht haben, daß es eines Tages auch im Westen Verbreitung finden würde.

Besonderer Dank gebührt Marcia Kerwit für ihren Beitrag am Schluß des Buches, der ihre Erfahrungen und ihre Ansichten über die Praxis des Tao Yoga der heilenden Liebe so anschaulich und offen schildert.

Ich bedanke mich bei Juan Li für seine hervorragenden Zeichnungen und bei Suzanne Gage, Illustratorin des Buches *A New View of a Woman's Body,* die mit ihrer bahnbrechend neuen Darstellung der weiblichen Anatomie auch die Abbildungen dieses Buches inspiriert hat.

Ich danke auch all jenen, die bei der Entstehung dieses Buches einen wichtigen Beitrag geleistet haben: Meinen Mitarbeitern Gunther Weil, Ph. D., und Rylin Malone, meinen zahlreichen Schülern, die mir ihr Feedback geliefert haben, Michael Winn und Juan Li, die mich mit ihren Anregungen unterstützt haben, Valerie Meszaros und Helen Stifes für die Bearbeitung des Manuskripts, unseren Computerfachleuten John-Robert Zielinski und Adam Sacks und schließlich David Miller und Felix Morrow für die herstellerische und verlegerische Betreuung.

Ohne meine Mutter, meine Frau Maneewan und meinen Sohn Max wäre dieses Buch ein rein akademisches Werk geworden – für ihre Gaben meinen Dank und meine Liebe.

Zur Beachtung

Dieses Buch erstellt weder medizinische Diagnosen noch liefert es Behandlungsmethoden. Es bietet Ihnen Möglichkeiten, Ihre Gesundheit zu verbessern, Ihre Energien ins Gleichgewicht zu bringen und ein erfüllendes Sexualleben zu führen. Personen mit hohem Blutdruck, Herzerkrankungen oder allgemein schwächerem Gesundheitszustand sollten beim Üben der hier beschriebenen Methoden, vor allem bei der Ovar-Atmung, langsam vorgehen. Beim Auftreten von Krankheitssymptomen sollte unbedingt ein Arzt zu Rate gezogen werden.

Über den Autor: Mantak Chia

Mantak Chia wurde am 4. April 1944 in Thailand geboren. Im Alter von sechs oder sieben Jahren lernte er in den Sommerferien von buddhistischen Mönchen die Technik des «Sitzens und der Geistesstille». Freilich war er alles andere als ein passives und stilles Kind. Auf der Mittelschule in Hongkong trat er mit sportlichen Leistungen hervor. In dieser Zeit erlernte er auch das traditionelle Thai Boxen und begegnete Meister Lu, der ihn in Tai Chi Chuan unterwies. Etwas später machte Meister Lu ihn mit Aikido, Yoga und fortgeschrittenem Tai Chi vertraut. Mit der esoterischen Praxis kam er jedoch erst im Alter von achtzehn Jahren nach seiner Rückkehr nach Thailand in Berührung. Dort unterrichtete ihn ein älterer Klassenkamerad, Cheng Sue Sue, ein Schüler des Yi-Eng, in der esoterischen Praxis des Tao bis zur Stufe der Vereinigung von Mensch und Himmel.

In seinen Zwanzigern studierte Meister Chia unter Meister Meugi in Singapur, wo er Kundalini Yoga und Buddhistische Boxtechnik lernte. Mit dieser Methode konnte er schon bald Energieblockaden in seinen inneren Organen beseitigen und bei Patienten, die seinen Meister aufsuchten, kalte, feuchte oder kranke Energie entfernen, wodurch sie gesund wurden. Der junge Mantak Chia spürte dagegen beim Kundalini Yoga, daß eine allzu große Hitze entsteht, die gefährlich werden kann. Später verband er diesen Yoga deshalb mit kühlenden Techniken aus der taoistischen Praxis.

Ende Zwanzig begegnete er Meister Pan Yu, der eine Synthese aus taoistischen, buddhistischen und Chan-Lehren entwikkelt hatte, und Meister Cheng Yao-Lung, der Thai Boxen und Kung Fu miteinander zu einem neuen System verschmolzen hatte. Von Meister Cheng Yao-Lung lernte er auch die geheime

Shaolin-Methode des Umgangs mit der inneren Kraft wie auch die Eisenhemd-Technik, die man als «Reinigen des Marks und Erneuerung der Sehne» bezeichnet. Meister Pan Yu unterwies ihn in einer Variante der Kundalini-Praxis und in der Technik des «Stählernen Körpers», die den Körper vor Verfall schützt. Meister Pan Yu praktiziert noch heute in Hong Kong. Er überträgt bei der Behandlung seinen Patienten seine eigene Lebensenergie. Um die Wirkungsmechanismen der Heilungsenergie besser zu verstehen, studierte Chia außerdem zwei Jahre lang westliche Medizin und Anatomie.

Bei all diesen Beschäftigungen arbeitete Meister Chia noch als Manager der thailändischen Niederlassung der Firma Gestetner; er war Verkaufsleiter für Offsetmaschinen und kannte sich genauestens in der Funktionsweise der Kopier- und Druckmaschinen seiner Firma aus. Er ist wohl der einzige taoistische Meister auf der Welt, der in seinem Wohnzimmer einen Computer stehen hat. Meister Chia ist verheiratet und hat einen Sohn. Seine Frau Maneewan ist als Medizinaltechnikerin tätig. Kurzum: Er selbst ist der lebende Beweis dafür, daß die Praktiken, die er lehrt, sehr erdverbunden sind, das Alltagsleben zu bereichern vermögen und keineswegs verlangen, daß man sich als Einsiedler aus der Gesellschaft zurückzieht.

Chias Hauptanliegen ist es, die Lehren von jedem Mystizismus zu entkleiden, wie den vermeintlich nur Gurus zueigenen «Kräften» oder der Abhängigkeit von jenseitigen und magischen Einflüssen. Statt dessen strebt er danach, ein berechenbares und zuverlässiges Arbeitsmodell vorzustellen, das man als wissenschaftlichen Umgang mit Energiesystemen bezeichnen könnte. Er hofft, daß dies mit der Zeit technologische Entwicklungen in Gang setzt, die den Fortschritt auf diesem Gebiet erleichtern oder beschleunigen können. Aus diesem Grunde fordert er auch die medizinische Fachwelt auf, zu untersuchen, was er anzubieten hat. Schon jetzt gibt es eine Reihe von Medizinern, Rechtsanwälten und Computerfachleuten, die an sich selbst die Vorzüge von Meister Chias Methoden erproben konnten. Ihnen und anderen Mitgliedern der wissenschaftlichen Welt obliegt es nun, sich Meister Chia anzuschließen, um die Kluft zwischen Verstand und Seele, zwischen Geist und Körper, zwischen Wissenschaft und Religion überbrücken zu helfen. Dieser Aufgabe hat er sein Leben verschrieben.

1. Kapitel

Die weibliche Chi-Energie aus taoistischer Sicht

A. Über den Energieverbrauch

Die taoistischen Weisen betrachteten ihre eigene Energie als eine ganzheitliche Einheit. Ein junger und gesunder Mensch bezieht z. B. hundert Prozent der benötigten Energie für einen Tag aus Nahrung, Schlaf und Bewegung und verbraucht ungefähr sechzig bis siebzig Prozent davon für sein tägliches Leben: arbeiten, essen, verdauen, atmen, gehen etc. Man könnte diese hundert Prozent an Energie als Bankguthaben ansehen. Aber mit zunehmendem Alter verdient der betreffende Mensch immer weniger, obwohl sein Körper die gleichen Ausgaben erfordert. So gerät er allmählich ins Minus, weil er seine Energie nun aus den lebenswichtigen Organen abziehen muß – aus Niere, Leber, Milz, Lunge, Herz und Bauchspeicheldrüse, dann aus den endokrinen Drüsen und schließlich vom Gehirn.

Die taoistische Anschauung erklärt, daß ein Mann hauptsächlich durch den Samenerguß Energie verliert, während die Frau den größten Energieverlust durch die Menstruation, nicht durch den Geschlechtsakt, erleidet. Für eine junge, gesunde Frau bedeutet dies bei ihrer täglichen Arbeit einen zusätzlichen Energieaufwand. Angenommen, eine Frau beginnt mit zwölf Jahren zu menstruieren, was sich dann bis zur Menopause mit etwa fünfzig fortsetzt, könnte sie in ihrem Leben zwischen dreihundert bis fünfhundert Menstruationszyklen erleben. Jeden Monat produzieren die Ovarien eine Eizelle, die mit hochwirksamer schöpferischer Energie versehen ist. Es wird ebenfalls viel Energie benötigt, um die nötigen Hormone und die Schleimschicht in der Gebärmutter zu bilden, die das Nest für eine befruchtete Eizelle darstellt. Wenn wir die heutigen Bevölkerungszahlen in Betracht ziehen, können wir uns zwar nicht mehr so viele Kinder leisten, aber immerhin eines oder zwei. Das bedeutet, daß nur ein oder zwei der Eizellen tatsächlich verwendet werden. Die übrigen dreihundert bis fünfhundert mit viel Energie aufgeladenen Eizellen werden abgestoßen. Das macht etwa dreißig bis vierzig Prozent des täglichen Energieverbrauchs einer Frau aus. Wenn diese Sexualenergie ständig ungehindert ausfließen darf, verliert die Frau damit dreißig bis vierzig Prozent ihrer Lebenskraft-Energie. Es gibt jedoch Möglichkeiten, diese Energie in Vitalenergie für die Organe, Drüsen, das Gehirn und das Knochenmark sowie in spirituelle Energie umzuwandeln.

B. Die Primärenergie «Jing»

Wir alle werden mit einer Fülle von Energie geboren, die von den Taoisten «Primärenergie» oder «Jing» genannt wird. Die Frau benötigt Jing, die Fortpflanzungs- oder schöpferische Energie, um Eizellen und Hormone zu produzieren, die Uterusschleimhaut aufzubauen und sexuell aktiv zu bleiben. Die Jing-Energie, ergänzt durch die Kraft des Atems und der Nahrung, gestattet es dem Körper, die Eizellen mit jener Lebenskraft-Energie zu versehen, die an die nächste Generation weitergegeben wird.

Die Jing-Energie wandelt sich außerdem in Lebenskraft-Energie für die Organe um, die «Chi» genannt wird. Als die taoistischen Weisen diese Primärenergie entdeckt hatten, beobachteten sie weiter, daß die Bewahrung bzw. Wiedergewinnung von Jing-Energie ein langes und gesundes Leben fördert.*

* **Jing:** Zeugungs- oder schöpferische Energie. Jing ist die feinstofflichste aller Energien, mit der ein Mensch geboren wird. Sie wird auch als «Primärenergie» bezeichnet, da sie zur Erfüllung aller körperlichen Funktionen notwendig ist. Alle anderen Energien im Körper sind von Jing abhängig. Jing wird durch das Zusammenwirken mit den lebenswichtigen Organen in Chi oder Lebenskraft umgewandelt. Das Bewahren und Nähren der Jing-Energie bildet die Grundlage des taoistischen Weges. Jing wird im Gewebe, vor allem aber in den Nieren, den Samen- und Eizellen gespeichert.

Ching: die sexuelle Essenz. Ching-Energie wird von den Sexualorganen produziert. Bei Frauen ist es die Energie der Eierstöcke, bei Männern die des Samens. Ching-Energie ist dichter als Chi und bewegt sich beim Zirkulieren im Körper langsamer. Durch das Kreisenlassen von Ching-Energie im Körper werden die Organe genährt und revitalisiert.

Sexualenergie ist die einzige Energie, die verdoppelt, verdreifacht oder sogar noch öfter vervielfacht werden kann. Um (verlorene) Primärenergie wiederzugewinnen oder zu bewahren, bietet die Sexualenergie die zusätzliche Kraft. Sie muß allerdings gespeichert, wieder in den Energiekreislauf eingebracht und dann in Primärenergie zurückverwandelt werden. So steht mehr Kraft zur Verfügung, die zu Chi transformiert werden kann, das wiederum in eine andere Art Energie, nämlich «Shien», gewandelt wird. «Shien» bedeutet spirituelle oder Geist-Energie (Abb. 1–1).

Abb. 1–1

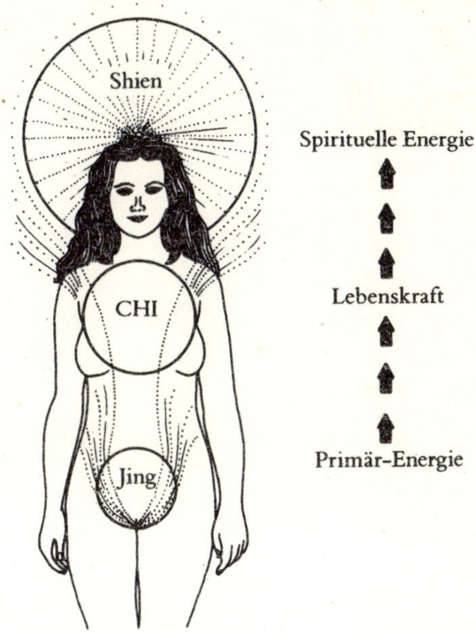

Die Transformation von Primär-Energie zu Lebenskraft und spiritueller Energie

C. Energieverlust durch negative Emotionen

Solange wir jung und gesund sind, geben wir die Primärenergie Jing meist sehr großzügig aus. Bis zum Alter von etwa vierundzwanzig ist das auch problemlos möglich. Obwohl man im taoistischen System davon ausgeht, daß jeder Mensch mit den Tugenden der Sanftheit, Güte (oder Freundlichkeit), des Respekts, der Ehrlichkeit, Fairneß und Rechtschaffenheit geboren wird, erlebt man doch, wie sich diese guten Eigenschaften beim Heranwachsenden durch kulturelle und gesellschaftliche Einflüsse allmählich verändern. Ständiger Streß kommt auf ihn zu, er spürt den Druck, der durch Gehetztheit, Zorn, Angst, Sorge und andere negative Gefühle entsteht. Diese zehren allmählich seine anfängliche Lebenskraft auf und vermindern die kreative Sexualenergie. Mit vierundzwanzig Jahren hat man bereits soviel Streß entwickelt bzw. in sich gespeichert, daß emotionelle Störungen und Probleme und eine Überanregung des Geschlechtstriebes die Folge sein können. Die Primärenergie, die in jungen Jahren so großzügig verbraucht wurde, wandelt sich allmählich in eine negative Energie um, die ihrerseits immer mehr Emotionsenergie hervorbringt und zu sexueller Aktivität anregt.

In dem Maße, wie die negativen Emotionen unsere Lebenskraft schwächen und uns der Sexualenergie berauben, verlieren wir auch Lebenskraft-Energie. Dieser Verlust liegt zwischen zehn und sechzig Prozent. Ein Zuviel an negativen Emotionen führt somit zu einem Mangel an verfügbarer Lebenskraft-Energie. Wir haben weniger Kraft, Hormone zu produzieren und die verlorene Sexualenergie zu ersetzen. Dadurch bleibt nicht genug Energie, mit der Seele und Geist genährt werden könnten.

Die meisten Menschen betrachten negative Emotionen als eine Art «Abfall-Energie», die man auf irgendeine Weise loswerden muß. Da negative Emotionsenergie und Sexualenergie aber immer noch unsere Lebenskraft-Energie ausmachen, bedeutet das Wegwerfen dieser «Abfall-Energie» auch das Wegwerfen unserer Lebenskraft. Um die Bedürfnisse des Körpers zu erfüllen, benützen wir also weiterhin unsere Primärenergie, und im Alter von vierzig haben wir bereits fünfzig bis sechzig Prozent davon verbraucht.

Mit fünfundsechzig haben die meisten von uns den Großteil dieser lebenswichtigen Kraft verbrannt, und sie schwindet weiterhin, bis sie sich schließlich ganz erschöpft hat.

Das Energiegesetz besagt, daß Energie nie zerstört, sondern nur umgewandelt werden kann. Wenn Sie sich Ihrer negativen oder «Abfall-Energie» entledigen, indem Sie sie einfach wie Müll abladen, muß sie jemand anderer wieder aufnehmen. Wenn Sie Ihren Zorn an jemandem auslassen, muß ihn derjenige wieder loswerden, und wenn er/sie das nicht an Ihnen kann, wird eine andere Person das Opfer. Der Zorn wird schließlich wieder zu Ihnen zurückkommen, und zwar stärker als vorher. Mit ihm sind Angst, Kummer, Gehetztheit und andere Belastungen verbunden. Das ist ebenso unangenehm, und so sucht man wieder nach einer Möglichkeit, all das irgendwo abzuladen. Das Abladen nimmt kein Ende und die negativen Emotionen vervielfachen sich weiterhin. Dieser ganze Vorgang mindert unsere sexuellen, unsere schöpferischen und Zeugungsenergien erheblich.

D. Die Lebenskraft-Energie «Chi»

1. Umwandlung von negativer Energie zu Lebenskraft-Energie

Man kann mit negativer Gefühlsenergie auch anders umgehen. Sie kann in positive Energien und Gefühle umgewandelt werden. Dieses Buch gibt Ihnen Anweisungen, wie Sie Schritt für Schritt verlorene sexuelle, schöpferische und Fortpflanzungsenergie zurückgewinnen können, indem Sie eine bestimmte Energiebahn öffnen, die in Ihrem Körper verläuft. Ist dieser Kanal mit Hilfe bestimmter Techniken wie der Ovar-Atmung geöffnet worden, können Sie negative Energie und Sexualenergie gemeinsam hindurchleiten. Wenn diese beiden Energien zusammengebracht worden sind und miteinander kreisen, setzt ein natürlicher Verbrennungsvorgang ein, der die negative Energie in Lebenskraft-Energie umwandelt. Ein positiver Energiekreislauf entsteht, der Ihnen mehr Kraft gibt, mit Ihren negativen Energien zurechtzukommen.

Es gibt noch eine weitere Möglichkeit, mit negativer Emotionsenergie umzugehen: Man verwandelt sie direkt wieder in positives Chi zurück. Auf der fortgeschrittenen Stufe des Tao Yoga erlernt man die «Verschmelzung der Fünf Elemente», den zweiten Teil der taoistischen Meditationstechnik. Sie hilft uns, die verschiedenen Arten von emotionaler Energie mit den jeweiligen Organen, denen sie zugeordnet werden, in Harmonie zu bringen. Zunächst lernen wir, die verschiedenen Zuordnungen zu unterscheiden: heiß/Herz/ungeduldig/hastig; kalt/Niere/ängstlich; warm/Leber/zornig; mild/warm/Milz/sorgenvoll; kühl/trocken/Lunge/traurig/bekümmert. Wir machen uns ihr Vorhandensein bewußt und erkennen die verschiedenen Arten negativer Energien, die in unseren Organen gespeichert sind, wo sie später Krankheiten verursachen können. Durch die Methode der Verschmelzung der Fünf Elemente können wir den negativen Energien entgegenwirken, sie harmonisieren und in positive Lebenskraft-Energie verwandeln.

2. Zusätzlicher Chi-Gewinn durch den Liebesakt

Die einzige Möglichkeit, zusätzliches Chi zu gewinnen, besteht in der Umwandlung von Sexualenergie, die normalerweise beim Liebesakt verlorengehen würde. Sie wird wieder in den Energiekreislauf eingebracht und zu Chi transformiert, wobei uns ein Mehr an Lebenskraft-Energie von etwa dreißig bis vierzig Prozent zur Verfügung steht. Dieses Buch vermittelt Ihnen die Methoden dazu: die Ovar-Atmung und das Große Emporziehen beim Orgasmus.

3. Chi – der Schlüssel zur Gesundheit

Aus der Sicht der taoistischen Meister stellt Chi den besten Schlüssel zur Erreichung guter Gesundheit dar. Gleichzeitig haben sie erkannt, daß durch gute Gesundheit mehr Chi verdichtet und auf eine höhere energetische Ebene transferiert werden kann. Nur so haben wir genügend Chi zur Verfügung, um den Energie- oder Seelenkörper aufzubauen und so das Wichtigste in unserem Leben hervorzubringen und zu nähren: unseren unsterblichen Geist-Körper. Bei unserem gegenwärtigen Energieverbrauch besitzen wir nicht genügend zusätzliche Energie, um dieses Ziel zu erreichen. Im Gesundheitsbereich gibt es heute vieles, das uns helfen kann, unsere Lebenskraft (Chi) zu steigern – Massage, Akupressur, Shiatsu, Jin Shin Do, Jin Shin Jyutsu, Tai Chi Chuan, Chi Kung, gesunde Ernährung, Kräuter, Meditation, Yoga etc. Die Tao Meister sind jedoch der Ansicht, daß die – im Überfluß vorhandene – Sexualenergie am leichtesten in Chi oder eine noch hochwertigere Energie umgewandelt werden kann. Sie zeigen uns Methoden, wie Sexualenergie wieder in den Energiekreislauf eingebracht und gespeichert werden kann, wobei die Umwandlung in Chi und schließlich in Geist-Energie besonders wichtig ist. Sonst entsteht allmählich zuviel Chi, was ernsthafte Probleme verursachen kann.

Junge Menschen besitzen z. B. sehr viel Lebenskraft-Energie, wissen aber nicht, wie man sie in die richtigen Bahnen lenkt. Sie reagieren häufig damit, daß sie sie auf schnellstmöglichem Wege wieder verbrauchen: durch Drogenkonsum, Sex, Alkohol, Rauchen oder andere Reizmittel. Solch ein Aufputschmittel verleiht dem Betreffenden anfänglich zehn- oder zwanzigmal so viel Energie wie im Normalzustand, aber diese Energie muß aus allen zugänglichen Reservoirs – nämlich den Organen, Drüsen und dem Gehirn – abgezogen werden. Anschließend bleibt nur ein energetisches Tief zurück. Wenn er/sie den gleichen Zustand nochmals erleben will, bedeutet das eine neuerliche Verwendung von Reizmitteln, aber diesmal ist die verfügbare Energie bereits gemindert, und das «High» wird nicht mehr so intensiv sein. In der Folge erhöht man die Dosis oder wechselt zu einem stärkeren Reizmittel über. Ein Mensch, der weniger Chi hat, wird die Wirkung der Droge nicht so deutlich spüren, denn das Energiereservoir an Lebenskraft, das die Droge aktivieren könnte, ist nicht besonders groß. Weil sie so viel überschüssige Energie haben, werden junge Menschen viel leichter von Drogen, Sex oder anderen Süchten abhängig. Die richtige Umwandlung des überschüssigen Chi behebt das Bedürfnis, die Energie durch Reizmittel oder exzessive sexuelle Aktivität zu verbrennen.

E. Die kreative Kraft: Sexualenergie

Die grundlegende Funktion der Sexualität liegt in der Fortpflanzung. Durch sexuelle Aktivität produzieren wir immer große Mengen an Lebenskraft-Energie. Bei einem gewöhnlichen Orgasmus ergießt sich diese Lebenskraft ins Universum hinaus. Wenn wir lernen, die Orgasmus-Energie nach innen bzw. oben zu lenken anstatt nach außen, kann die Energie in ein höheres Körperzentrum gelangen. Ein solcher Orgasmus, der auch «Ganzkörper-» oder «Organ-Drüsen-Orgasmus» genannt wird, ist weitaus intensiver als das, was man bei «gewöhnlichem Sex» verspürt. Darüber hinaus schaffen wir mehr Energie, die wir speichern und in Lebenskraft-Energie umwandeln, wodurch sich unser gesamtes Energiepotential steigert.

1. Positive Energie erhöht die kreative Sexualkraft

Wir haben nun bereits gelernt, die verschiedenen Arten der Körperenergien zu erkennen: positive und negative Energie, Sexual- und Lebenskraft-Energie etc. All diese Energien haben verschiedene Eigenschaften. Indem wir sie unterscheiden lernen, können wir sie auch kontrollieren, Negatives in Positives umwandeln und die guten, uns angenehmen Energien weiterentwickeln.

Im gleichen Maß wie negative Energien unsere Lebenskraft schwächen und die kreative Sexualenergie vermindern, kann sie durch die Entwicklung der tugendhaften Energien gestärkt werden. Wenn wir die in diesem Buch beschriebene Methode des Großen Emporziehens verwenden, verlieren wir die Sexualenergie nicht mehr durch Orgasmen, die nach außen gehen, sondern wir lenken die stark geladene kreative Energie nach oben, wo sie die Organe und Drüsen umhüllt, erfüllt und ihnen neue Kraft gibt. Nach dem taoistischen System werden unsere Emotionen oder Tugenden in den Organen gespeichert. Sobald ein Organ in seinem ursprünglichen gesunden Zustand ist, entstehen tugendhafte Energien. Sie können weiterentwickelt werden, um die anderen Organe und Drüsen durch ihre positive Kraft zu unterstützen. Auch geschwächte Organe, die positive Energien hervorbringen, beeinflussen allmählich die übrigen Organe, die dann ebenfalls gesunden.

2. Die tugendhaften Energien – das Herz des Tao-Yoga

Das Hervorbringen der tugendhaften Energien bildet den Kern des Tao-Yoga. Das gesamte System baut auf den Energien von Liebe, Freude, Güte, Sanftheit, Respekt und Ehrlichkeit auf. Im Tao Yoga gehen wir davon aus, daß der Mensch grundsätzlich gut ist, allerdings nicht, weil wir fürchten, in die Hölle der ewigen Verdammnis zu geraten oder als niedrigere Lebensform in einem Tierkörper zu inkarnieren oder in unserem nächsten Leben leiden zu müssen, sondern weil wir glauben, daß das Gute, das wir anderen tun, gleichermaßen und mit sofortiger Wirkung auch gut für uns selbst ist. Es ist ein einfaches Konzept. Wenn Sie anderen freundlich begegnen, sind Sie gleichzeitig zu Ihrer Leber freundlich (diesem Organ sind Freundlichkeit und Güte zugeordnet). Erhält Ihre Leber mehr Lebenskraft, wird sie stärker. Der Gedanke dabei ist, daß Sie anderen Gutes tun, indem Sie sich selbst gut behandeln, aber nicht aus Angst vor Bestrafung.

Im Tao Yoga der heilenden Liebe leiten wir den Fluß der schöpferischen Sexualenergie in unsere Organe und Drüsen um, was den geschwächten Körper stärkt und die Lebenskraft steigert. Die Entwicklung von mehr positiver Lebenskraft hilft uns bei der Umwandlung von Wut, Angst, Trauer und Depression.

3. Vergnügen – Energiegewinn oder -verlust

Einer Frau, die kein Kind haben möchte, dient die sexuelle Aktivität vor allem zum Vergnügen. Die Taoisten unterscheiden hier zwei Arten von Vergnügen: Vergnügen, das zum Energiegewinn oder zum Energieverlust gereichen kann. Die meisten von uns haben bereits ausreichend Erfahrungen im Energieverlieren gemacht.

Nicht nur Drogen, auch viele unserer täglichen Zerstreuungen können energieraubend sein, z. B. langes Fernsehen. Zur Aufrechterhaltung der Aufmerksamkeit ist Energie aus unseren Organen erforderlich, und so wird unsere Lebenskraft-Energie zu jenem Ereignis gelenkt, das wir außen sehen und hören. Wir glauben, wir würden uns dabei wohlfühlen, denn wir sind mehr oder weniger entspannt und ohne Streß. Eine bestimmte Erleichterung ist sicher fühlbar, aber gleichzeitig raubt diese übermäßige energetische Verausgabung unseren Organen ihre Lebenskraft. In den Organen entstehen negative Energien, und wenn wir keine Methode haben, sie wieder in positive Kräfte zurückzuverwandeln, häufen wir sie an und schließlich kommt es irgendwann zu einem negativen Gefühlsausbruch.

Obwohl z. B. ruhige Musik die Entspannung fördert und ein Gefühl der Harmonie im Körper hervorruft, bedeutet ein Zuviel, daß unsere Augen, Ohren und das Nervensystem Energie nach außen abgeben und verlieren.

Man sucht ständig nach etwas neuem, einer neuen Abwechslung, weil alle Zerstreuungen unser Bedürfnis nie wirklich befriedigen, sondern nur das Verlangen nach weiterer Stimulation hervorrufen. Je mehr wir uns bemühen, einen oder zwei unserer Sinne durch äußere Mittel zu befriedigen, um so größer wird das Verlangen nach Befriedigung aller Sinnesorgane. Wenn man versucht, Mund und Zunge zu befriedigen, möchten Augen, Ohren und Nase wie kleine Kinder ebenfalls etwas zur Anregung. So entwikkelt sich ein nie endendes, ständig wachsendes Bedürfnis aller Sinne. Mit der Befriedigung unserer Sinne werden viele Geschäfte gemacht und riesige Gewinne erzielt, denn in letzter Konsequenz bringt uns nichts von alldem wirkliche Erfüllung, echte Freude oder wahres Glück. Würden diese Unternehmen eine Form der Unterhaltung erfinden, die uns langfristig zufriedenstellen könnte, würden sie bankrott gehen.

Nach taoistischer Auffassung gelten im Körper die Organe als die Eltern, und die Sinne als ihre Kinder. Wenn sich Eltern und Kinder – Organe und Sinne – voneinander trennen, ergibt das anstelle von Harmonie Disharmonie und Verlangen. Anstatt sich nach innen zu wenden, versuchen viele Menschen, Glück, Zufriedenheit und Liebe in der Außenwelt zu finden. Sie horchen viel eher auf die Begierden des Körpers als auf die Sehnsucht von Geist und Seele. Je mehr sie suchen, um so intensiver wird ihr Verlangen, doch sie werden das Gesuchte auf diese Weise nie wirklich entdekken können. Statt dessen verursachen sie ihr eigenes Verderben. Wahres Glück, echte Freude und Zufriedenheit erlangt man durch inneren Frieden.

Wendet man sich nach innen, erfolgt kein äußerlicher Energieverlust mehr, und man kann sogar noch Energie gewinnen. Lenkt man die Sexualenergie und den Orgasmus nach innen, ist dies der erste Schritt zum Energiegewinn durch Vergnügen und zur Kontrolle über die Sinne. Sobald Sie in Ihrem Innern mehr Sexualenergie gespeichert haben, werden die Organe stärker und können dann die Sinne beherrschen, befriedigen und im Gleichgewicht halten.

4. Der Tal-Orgasmus

Der normale, nach außen gerichtete Orgasmus ist eine Form von Vergnügen, die Energieverlust bewirkt, d. h. wir lassen Lebenskraft-Energie austreten und empfinden dadurch Lust. Im Taoismus betrachtet man sexuelle Erregung als Verschmelzung aller Energien, die von den Organen und Drüsen erzeugt werden und die zusammen mit der verfeinerten Sexualenergie die Orgasmus-Energie ergeben. Anstatt die Energie wie beim üblichen Geschlechtsakt nach außen fließen zu lassen, lernen wir, sie nach innen in den Energiekreislauf einzubringen, zu vermehren und zu veredeln. (Durch die Praxis der Lebenskraft-Meditation – des «Kleinen Energiekreislaufs» – können wir die Energie der Eierstöcke gezielt lenken.) Am Anfang ist es schwierig, und Sie müssen genügend üben, um ihre Energie zu bewahren, aber sobald Sie die eigene Kraft fühlen und steuern können, werden Sie neue Freuden erleben, die nahezu unbeschreiblich sind. Diese Empfindung nennt man «jenseits des Orgasmus» oder «Tal-Orgasmus».

Die Vorstellung von einem Orgasmus, der sich noch «jenseits des Orgasmus» befindet, ist schwer zu erklären, da wir in der westlichen Sprache weder ein Wort noch einen kulturellen Begriff dafür haben. Für die meisten von uns ist das ein völlig neues Konzept. Bedenken Sie aber, daß bei der Erfindung des Automobils auch nur wenige Menschen glaubten, es könne das Pferd ersetzen. Später erkannten die Leute, welche Vorteile dieses Transportmittel ohne Pferd bietet.

Die Entwicklung bis zum Tal-Orgasmus könnte man mit der Besteigung eines dreitausend Meter hohen Berges vergleichen. Beim gewöhnlichen Orgasmus laufen wir etwa dreihundert Meter den Hang hinauf und dann wieder zurück, um am nächsten Tag zu versuchen, über diese dreihundert Meter hinauszugelangen. Die meisten Leute erklettern den Berg auf diese Weise, und an einem guten Tag kommen sie vielleicht bis auf achthundert Meter. Die Empfindungen sind auf die Genitalien oder ein rhythmisches Pulsieren beschränkt, und die Entspannung erfaßt den ganzen Körper, aber die Energie selbst fließt aus und ist für immer verloren. Der Tal-Orgasmus dagegen reicht mit jedem Mal weiter. Wenn Sie diesen Berg besteigen, klettern Sie auf dreihundert Meter Höhe, ruhen sich aus, errichten Ihr Lager und verbringen dort die Nacht. Am nächsten Tag klettern Sie weiter, übernachten in der Höhe, und so geht es allmählich immer weiter, bis Sie den Gipfel erreicht haben. Dort treten Sie in einen neuen Bereich der Ekstase ein.

F. Was ist Ovar-Kung Fu?

Ursprünglich wurden die weiblichen taoistischen Sexualpraktiken *Ovar-Kung Fu* genannt. Manche finden, das klinge zu gewalttätig oder erinnere zu sehr an Kampfsport. Der Begriff *Kung Fu* bedeutet jedoch *Disziplin* oder *intensive Arbeit* und bezeichnet jemanden, der viel Zeit auf seine Praxis verwendet. Ovar-Kung Fu weist auf den Ausdruck von Kraft und Beherrschung hin, auf die Fähigkeit, unseren Körper und unser Liebesleben in der Hand zu haben.

Das Ovar-Kung Fu des Tao Yoga wird praktiziert, um Ovar-(Sexual-)energie zu gewinnen, sie zu vermehren, zu speichern und schließlich zu transformieren. Bedenken Sie dabei immer, daß der Aufbau von zuviel Energie im Körper gefährlich sein kann, wenn man damit noch nicht umzugehen weiß. Andere taoistische Richtungen raten dazu, die Energie von Zeit zu Zeit wie bei einem Überdruckventil austreten zu lassen. Zu diesem Zweck empfehlen sie, gelegentlich einen normalen Orgasmus zu haben. Das Tao Yoga betont hingegen, wie wichtig das Üben des Kleinen Energiekreislaufs ist. Er gibt uns die Möglichkeit, die Energie im Körper zirkulieren zu lassen und sie für spätere Verwendung und Umwandlung in eine höhere Energieform gefahrlos im Nabel zu speichern.

Betrachten wir einen Computer als analoges Beispiel: Wenn Sie lernen, wie man auf einen Knopf drückt, heißt das noch nicht, daß Sie mit einem Computer umgehen können. Auch wenn der Knopfdruck ein Ergebnis zeitigt – bevor Sie nicht das System kennen und verstehen, haben Sie keine Kontrolle über das Ergebnis. Um sicherzugehen, daß Sie die Methoden des Tao Yoga der heilenden Liebe richtig verstehen und lernen, werden die jeweiligen Begriffe, die einzelnen Schritte, aber auch die Ekstase, die Sie dabei erwartet, detailliert beschrieben.

G. Die Sexualenergie der Frau

1. Die Eierstöcke enthalten Lebenskraft-Energie

Die Jing (oder Primär-)Energie einer Frau versorgt sie mit Lebenskraft-Energie. Lebenskraft-Energie ist in hohem Ausmaß in den Eierstöcken enthalten. Hier werden die Hormone erzeugt, die für die weiblichen Geschlechtsmerkmale und die weibliche Stimme verantwortlich sind. Die Eierstöcke erzeugen ständig Sexualenergie. Die Technik der Ovar-Atmung ermöglicht es, diese Kraft (die Yang ist, also aktive Qualitäten besitzt) im Körper zu speichern. Nach dem Eisprung und vor der Menstruation ist die Energie sanfter, da sich ihre Eigenschaften von Yang nach Yin (passiv) verändern. In diesem Abschnitt des Zyklus ist sie auch für die Aufnahme und Umwandlung am besten geeignet.

Tägliches Üben der Ovar-Atmung hilft auch, die Lebenskraft-Energie zu bewahren, die sonst durch die Menstruation verlorenginge. Als Ergebnis macht sich bei vielen Frauen eine deutliche Verkürzung der Menstruation bemerkbar, und auch Krämpfe und andere Beschwerden nehmen ab. Nach längerer Praxis kann die Menstruation sogar aussetzen, denn die gesamte Sexualenergie wird in höhere Lebenskraft-Energie umgewandelt.

Unter gewöhnlichen Umständen kann die Menstruation aus verschiedensten Gründen aussetzen, z. B. schlechte Ernährung, Depression, emotioneller Streß, Geburt oder Menopause. Ein funktionierender Körper bezieht seine Kraft aus allen verfügbaren Ressourcen. Bei zusätzlichem Energiebedarf schafft er einen Ausgleich, indem er die Kraft dorthin umleitet, wo sie gerade am meisten benötigt wird. Eine stillende Mutter menstruiert z. B. deshalb nicht, weil die Energie, die sonst in den Menstruationszyklus einfließt, jetzt in der Brust zur Milchbildung benötigt wird. Die Menstruation setzt normalerweise erst wieder ein, wenn die Stillperiode beendet ist. Bei Sportlerinnen, die sich auf einen Wettkampf vorbereiten, setzt die Menstruation oft aus, weil die gesamte Energie in körperliche Kondition umgesetzt wird. Es ist auch auffallend, daß viele Frauen nach den Wechseljahren ein sehr aktives, gesundes Leben führen und meist in ihrem Beruf erfolgreich sind. Ihrem Körper kommt nun jene Energie zugute, die früher zur Aufrechterhaltung des monatlichen Zyklus notwendig war.

Wir sollten uns bewußt machen, daß die Menstruation eigentlich der nächsten Generation dient. Energie, die nicht für diesen Zweck verwendet wird, sondern mit Hilfe der Ovar-Atmung gespeichert wird, geht in die Vitalenergie des Körpers über, verlängert die Jugend und versorgt uns mit ausreichend Kraft, die in eine höhere Energieform umgewandelt werden kann. So veredelte Energie hat kreative und heilende Eigenschaften, was für eine Frau eine Steigerung ihrer Lebenskraft und schließlich eine Vermehrung der spirituellen Energien bedeutet. Außerdem kann das Aussetzen der Menstruation jederzeit rückgängig gemacht werden. Der normale Fluß stellt sich wenige Monate nach Beendigung der Praxis wieder ein.

2. Durch Ovar-Energie entwickelt sich ein höheres Bewußtsein

Ovar-Energie ist jene Kraft, die zur Entwicklung eines höheren Bewußtseins eingesetzt wird. Die Methoden zur Umwandlung von sexueller Energie in Chi bilden die Grundlage für jene spirituellen Übungen, die Sexual- und Chi-Energie in Shien umsetzen, eine rein spirituelle Energie. Der bereits beschriebene Prozeß der Verschmelzung der fünf Elemente, bei dem die Organe von negativen Emotionen gereinigt werden, wird von den Taoisten «innere Alchemie» genannt. Durch diese innere Alchemie wird den Organen ihr Geburtsrecht auf Liebe, Freude, Sanftheit, Güte, Respekt, Ehrlichkeit, Fairneß und Rechtschaffenheit wiedergegeben. Sobald die Organe gereinigt und gesund sind und man die Fähigkeit erlangt hat, Sexualenergie in Lebenskraft-Energie umzuwandeln, kann die spirituelle Entwicklung beginnen. Auf dieser Stufe wird die Fortpflanzungsenergie der Eierstöcke zur, wie die Taoisten es nennen, «Geburt des Selbst» verwendet. Man beginnt, seinen Geist-Körper zu entwickeln, durch den man später Erleuchtung erlangen kann.

3. Ovar-Energie – das beste Kosmetikum

Bei sexueller Erregung kommt der Großteil der Energie aus den Eierstöcken. Viele andere Organe tragen aber ebenfalls dazu bei – Leber, Milz, Nieren, Herz, Lunge und Gehirn sowie Zirbeldrüse, Hypophyse, Thymusdrüse, Schilddrüse und Nebennieren. All diese Energien verschmelzen miteinander und bilden so die Sexualenergie, eine stark aufgeladene Kraft, die uns bis zum Orgasmus bringt. Genau an diesem Punkt gilt es, unseren gewohnheitsmäßigen Energieverlust zu überwinden. Durch die Praxis des Ovar-Kung Fu können wir diese kraftvolle Energie auf eine höhere Stufe bringen und veredeln, und zwar indem wir sie durch die Wirbelsäule zum Gehirn leiten. Weil die weibliche Sexualenergie ihrer Natur nach im Erregungszustand Yang (oder aktiv) ist, können Sie damit das Nervensystem neu beleben, die Gehirntätigkeit anregen, Ihr Gedächtnis verbessern und jung und gesund bleiben. Diese Methoden wurden von den taoistischen Weisen einst als Geheimlehren nur an die Kaiserinnen und die Konkubinen am chinesischen Hof weitergegeben; sie ermöglichten es diesen Frauen, ihre sexuelle Aktivität, Schönheit und Gesundheit lange Zeit zu bewahren. Auch viele Frauen, die heute dieses System praktizieren, betrachten die Ergebnisse dieser Übungen als die beste derzeit existierende Schönheitspflege.

4. Wie lange kann die Frau sexuell aktiv bleiben?

In den alten chinesischen Schriften gibt es kaum etwas über das Liebesleben von Frauen, allerdings kennen wir die Aufzeichnungen des Su Nu, des medizinischen und spirituellen Beraters des Gelben Kaisers: Er beschreibt in endlosen Aufzählungen die Wollust der Frauen, welche die Künste ihrer gewandten Liebhaber genossen. Weiter wissen wir, daß buddhistische Nonnen in den Klöstern eine Praxis lernen konnten, die zum endgültigen Aussetzen der Menstruation führte. (Sie hieß «Das Erschlagen des Roten Drachens».) Angaben über die Dauer der sexuellen Aktivität jener Frauen, die taoistische Praktiken anwendeten, variieren sehr, da sie uns von den taoistischen Weisen nur mündlich überliefert sind und sich je nach Anschauung und Übertragungslinie des Meisters unterscheiden. Einige Tao Meister raten z. B. Frauen über Vierzig von sexueller Aktivität ab, weil der Körper aufgrund von Geburten bereits erschöpft sei. Mit der in diesem Buch gelehrten Methode des Ovar-Kung Fu kann jedoch eine Frau ihre sexuelle Aktivität beliebig lange aufrechterhalten, weil sie dabei keine Energie verliert. Im Gegenteil, durch die Umwandlung ihrer Sexualenergie gewinnt sie sogar neue Energie.

5. Organ-Orgasmus – der wahre Orgasmus

a. Der äußere Orgasmus

Gewöhnlich empfindet man beim Orgasmus ein Pulsieren in der Scheide, den Eierstöcken und am Gebärmutterhals. Im Taoismus geht man davon aus, daß sich ein Genitalorgasmus, der ein Orgasmus in einem niederen Energiezentrum ist, nur auf den Bereich der Geschlechtsorgane beschränkt und nach außen fließt. Daher die Bezeichnung «äußerer Orgasmus». Er dauert nicht lange, doch der Mann benötigt viel Zeit, um die Frau zu diesem Orgasmus zu bringen.

b. Der innere Orgasmus

Den «inneren Orgasmus» oder «Organ-Drüsen-Orgasmus» erlebt die Frau wesentlich ausgedehnter. Ihr Partner muß sie stimulieren, um den Orgasmus Stufe für Stufe, Organ für Organ nach innen bzw. oben zu bringen. Dadurch kann der Orgasmus wesentlich intensiviert werden, aber wie sehr diese Intensität zunimmt, hängt davon ab, wie häufig die Frau übt. Sobald sie das Pulsieren in die Organe umleiten kann, eröffnet sich ihr ein neuer Orgasmusbereich, den sie nie zuvor erlebt hat.

Beim normalen Liebesakt sind die Muskeln angespannt und die Drüsensekrete fließen aus. Dabei geht auch die Sexualenergie der Drüsen verloren. Diese Art von Orgasmus ist vorübergehend, sehr kurzfristig und hält nicht weiter an. Im Taoismus sagt man, daß das Ende der Reise erreicht ist, sobald die Energie austritt.

Beim inneren oder Organ-Orgasmus fließt die orgasmische Kraft tatsächlich in alle Organe, Drüsen und das Nervensystem, durchbebt sie und erfüllt sie mit der ganzen Lebenskraft der sexuellen, schöpferischen und regenerierenden Energien.

6. Wer ist für Ihren Orgasmus verantwortlich?

Viele Frauen haben zwar sexuelle Begegnungen, sind aber nicht imstande, einen Orgasmus zu erleben. Oft gibt die Frau ihrem Partner die Schuld und meint, er wisse nicht, wie er sie zum Orgasmus bringen könne und ejakuliere zu schnell. Sexualität ist immer eine Sache beider Partner. Die Energien beider müssen die Hormone in beiden Körpern in Harmonie bringen.

H. Eine erfüllte sexuelle Beziehung – die drei Ebenen der Sexualenergie

Um eine gute sexuelle Beziehung zu schaffen und aufrechtzuerhalten, müssen bestimmte Voraussetzungen vorhanden sein: Die Energien beider Partner sollten auf derselben Stufe stehen, beide müssen physisch und emotional gesund sein, und beide sollten sich auf derselben spirituellen Ebene befinden. Wenn zwei Menschen dann zusammentreffen, vereinigen sich ihre Energien – physische, emotionelle und schließlich Geist-Energie – und werden eins.

1. Die physische Ebene

Vor einer Liebesbegegnung sollten Sie sich unbedingt einstimmen. Wieviel Vorbereitung Sie brauchen, ist von Frau zu Frau verschieden. Es hängt von Ihrem Energieniveau ab. Die Methoden der Ovar-Atmung und des Großen Emporziehens stärken die Vagina und lenken den Chi-Fluß zu Ihren Geschlechtsorganen. Viele Frauen sind in diesem Körperbereich völlig untrainiert – oft mangelt es den Eierstöcken, dem Gebärmutterhals und der Scheide an Chi und Muskeltonus. Die Energie kann wie durch ein Leck ausfließen und der Genitalbereich erkaltet. Als Folge davon tritt die Menstruation möglicherweise unregelmäßig ein. Oder es kommt zum sogenannten prämenstruellen Syndrom – Kopfschmerzen, Schmerzen im Unterleib und in den Brüsten oder unangenehme gefühlsmäßige Auswirkungen. Das beeinträchtigt wiederum den Energiehaushalt und mindert die Sexualenergie.

Die Frau benötigt grundsätzlich mehr Zeit als der Mann, bis sich ihre Erregung zum «Siedepunkt» oder Orgasmus gesteigert hat. Um Eiswasser zum Kochen zu bringen, braucht man noch mehr Hitze und Energie. Ebenso benötigt ein Mann mehr Zeit, eine Frau zu erregen, deren Genitalbereich erkaltet ist. Verfügt der Partner nur über wenig «Feuer-Energie» (männliche Sexual- oder Yang-Energie), wird das nicht ausreichen, um das «Eis» zu schmelzen, und er wird die Frau nicht bis zum «Siedepunkt» bringen können.

Für Männer ist die Wiederaufbereitung ihrer Sexualenergie besonders wichtig. Techniken wie die Hodenatmung, die Skrotumkompression und das Große Emporziehen leiten die Sexualenergie des Mannes wieder in seinen Energiekreislauf ein und steigern das Yang, sein Potential an heißer Sexualenergie.*

2. Die emotionale Ebene

Beim ersten Zusammentreffen empfinden Mann und Frau einander oft auf unerklärliche Weise anziehend. Ein Grund mag sein, daß

* Diese Techniken sind in dem Buch für den Mann *Tao Yoga der Liebe – der geheime Weg zur unvergänglichen Liebeskraft* beschrieben.

sie sich zu diesem Zeitpunkt energetisch, emotionell und spirituell auf einer hohen Ebene befinden. Es ist so, als hätte sie eine starke magnetische Kraft zusammengeführt. Im Zusammenleben mit seinen vielfältigen Problemen und Schwierigkeiten, durch Kinder u. a. m. werden die Energien der Partner geschwächt. Allmählich verbraucht sich die magnetische Kraft, bis kaum mehr Anziehung besteht. In solch einer Zeit scheinen Mann und Frau weit voneinander entfernt und einsam. Bei vielen meiner Schülerinnen, die mit der Praxis des Kleinen Energiekreislaufs und des Tao Yoga der Liebe begannen, konnte man beobachten, wie sie bewußter wurden, z. B. ihre Ernährung umstellten. Durch regelmäßiges Üben wurde auch ihre Anziehungskraft wieder stärker, die Nähe zum Partner fühlbarer und ihr Liebesleben wurde wieder interessant.

3. Die spirituelle Ebene

Partner sollten sich zur gemeinsamen Meditation Zeit nehmen, einander gegenübersitzen und die Handflächen gegeneinander legen. Sie werden dann ganz ruhig werden und können die Energie des anderen wahrnehmen. Der Energieaustausch mit Ihrem Partner ist immer möglich, auch wenn er gerade ein energetisches Tief hat. Sie können Ihren Kleinen Energiekreislauf in den seinen ausdehnen (oder umgekehrt), so daß sie einander beim Zirkulieren der Energie unterstützen. Wenn er bedrückt ist, senden Sie ihm die Kraft Ihres Inneren Lächelns und muntern Sie ihn dadurch auf. Sobald Sie die Verschmelzung der fünf Elemente beherrschen, können Sie tatsächlich seine negativen Emotionen absorbieren, umwandeln und dann als positive Lebenskraft zurückgeben. Dasselbe gilt natürlich auch umgekehrt für den Mann.

Eine erfüllte sexuelle Beziehung erfordert noch zahlreiche andere Faktoren, aber sie braucht eine gute Ausgangsbasis, wie guter Wein.

I. Das Ziel der taoistischen Meditation

1. Die Entdeckung des Chi

Vor langer Zeit entdeckte man, daß sich das subtile Wirken des Tao und der inneren Natur von Mann und Frau am besten beobachten ließ, indem man den Geist durch Meditation im Sitzen zur Ruhe brachte. Die Praxis des «Sitzens in der Geistesstille» enthüllte die Existenz des Chi, das als feine, elektromagnetische Kraft innerhalb des Körpers fließt. Die Kanäle, durch die das Chi strömt, führten zur Entdeckung des Meridiansystems im menschlichen Körper.

2. Der Körper besteht aus drei Teilen

Durch diese Art von Meditation entwickelten die frühen Taoisten eine verfeinerte Wahrnehmungsfähigkeit und ein klareres Bewußtsein, das sie den Körper als Dreiheit erkennen ließ: Er besteht aus dem physischen Körper, dem Seelenkörper und dem Geistkörper (Abb.1–2). Diese Körper wurden bis ins Detail studiert, um ihre Natur und ihren Zweck genau unterscheiden zu können.

Im Gegensatz zu vielen anderen asiatischen Meditationspraktiken, die Seele und Geist auf Kosten des physischen Körpers ausbilden, betrachteten die Taoisten alle drei Körper als bedeutsam. Sie fanden einen Weg, bewußt in die spirituellen Bereiche zu gelangen, und, was ebenso wichtig ist, auch wieder in die physische Welt zurückzukehren, um hier kreativ wirken zu können.

3. Die Entwicklung des physischen Körpers

Der «Novize» im System des Tao Yoga beginnt mit einer großen Anzahl verschiedener Übungen, die den physischen Körper zu einem leistungsfähigen, gesunden Organismus heranbilden, der imstande ist, mit der Welt in Frieden zu leben und trotzdem frei von den Spannungen und dem Streß des täglichen Lebens bleibt. Das Ziel der ersten Stufe ist es, ein Selbstgewahrsein des physischen Körpers und seiner energetischen Beziehung zur Umwelt und anderen Menschen hervorzubringen. Man lernt, sich selbst zu heilen, indem man das Kreisen des Chi im Meridiansystem des Körpers (dem Kleinen Energiekreislauf) fühlt und lenkt.

Abb. 1–2

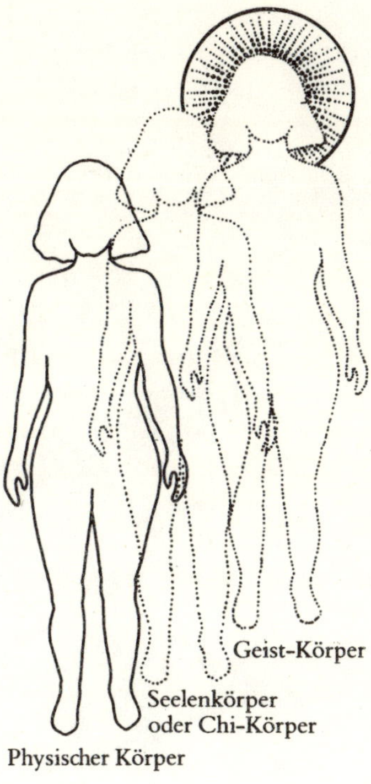

Die drei Körper

Die Praxis des liebevollen Selbstgewahrseins erzeugt einen positiven energetischen Zustand, durch den man auch anderen ohne Anstrengung mit Achtung und Liebe begegnet. Je gesünder der Körper, um so mehr Chi kann er erzeugen und in spirituelle Energie umwandeln. Wenn wir in diesem Leben diese Praxis ausüben und Chi zu spiritueller Energie umwandeln, kann unser Selbst geboren werden, Geist und Seele werden entwickelt und können in höhere Bereiche aufsteigen.

Zur ersten Stufe der taoistischen Praxis gehören die Meditation des Kleinen Energiekreislaufs, die Sechs heilenden Laute, das Innere Lächeln, die Verschmelzung der Fünf Elemente, Tai Chi Chi Kung, die Ernährung nach der Fünf-Elemente-Lehre und Eisenhemd-Chi Kung. Wenn sich das Körperbewußtsein entwikkelt hat, werden durch die Kontrolle und Umwandlung von Sexualenergie mittels Samen- und Ovar-Kung Fu höhere energetische Ebenen zugänglich.

4. Die Geburt des Selbst – der Seelenkörper

Die Geburt des Selbst, das Ziel der taoistischen Meditation, erweckt jenen Teil in uns, der frei von allen Einschränkungen durch umweltbedingte Erziehung oder karmische Konditionierung wahrnimmt und handelt. Die Geburt des Selbst ist weder ein symbolisches Bild noch eine poetische Metapher, sondern ein realer, energetischer Umwandlungsprozeß, der zur Bildung eines feinstofflichen Körpers führt, welcher wiederum selbständig Vernunft, Gefühle und Willen hervorbringen kann.

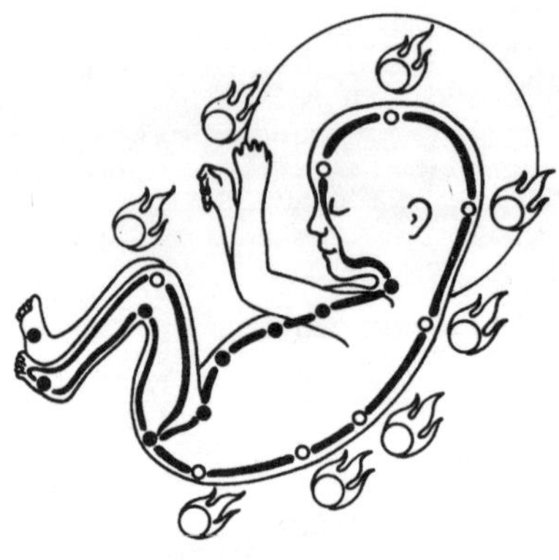

2. Kapitel

Die geschlechtliche Anatomie der Frau

Die Veröffentlichung des Buches *Die sexuelle Reaktion* von Masters und Johnson im Jahr 1966 öffnete die Schleusen für eine Flut von Büchern, Abhandlungen und Seminaren in Zusammenhang mit der sexuellen Revolution der sechziger und siebziger Jahre. Der kaum bekannte Beruf des Sexualforschers gelangte zur Blüte.

Mit der Zeit begannen die Sexualforscher sich den besonderen sexuellen Bedürfnissen der Frau zuzuwenden. Man stellte fest, daß es wohl kaum einen Mann gab, der sein Leben beendete, ohne jemals einen Orgasmus erlebt zu haben, während die Zahl der Frauen, die nur selten oder nie den sexuellen Höhepunkt erreichten, ziemlich hoch war. Lonnie Barbach wandte sich in ihrem Buch *For Yourself* an die «prä-orgasmische» Frau. Im *Hite-Report* enthüllte Shere Hite, wie sich Frauen selbst zum Orgasmus bringen, was sie den Erzählungen von Hunderten von Frauen entnahm, die ihren umfangreichen Fragebogen ausgefüllt hatten. Die Federation of Feminist Women's Health Centers stellte unter dem Titel *A New View of a Woman's Body* ein Buch zusammen, das die Geschlechtsorgane der Frau aus einer neuen Sicht beschreibt und auch eine neue Definition der Klitoris gibt.

Es ist eine gesellschaftliche Tatsache, daß die meisten Frauen noch nie einen genaueren Blick auf die Geschlechtsorgane einer anderen Frau geworfen haben. Und bei den Frauen, die einen Spiegel zur Hand genommen haben, blieb vielfach der Eindruck zurück, daß sie irgendwie nicht ganz richtig «gebaut» wären. Die sexuelle Isolation der Frau rührt daher, daß es kein einziges gesellschaftlich akzeptables Wort in unserer Sprache gibt, das die Gesamtheit dessen umfaßt, was wir in einem Spiegel da unten sehen können. Mit der Bezeichnung «da unten» haben wir uns noch am ehesten an den Bereich herangewagt, den wir als unsere Geschlechtsorgane kennen (Abb. 2–1).

Abb. 2–1

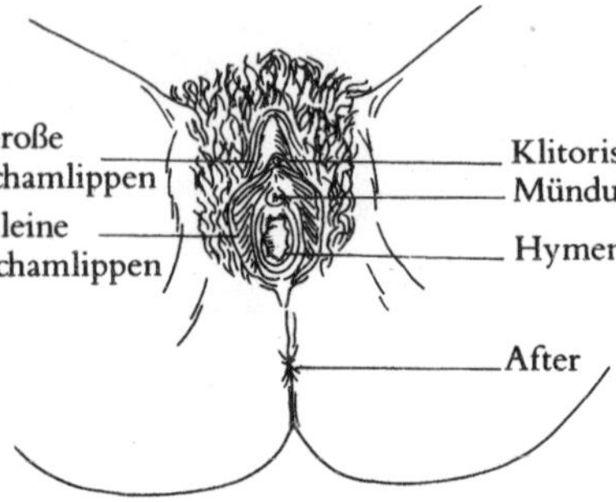

Die weiblichen Genitalien

Abb. 2–2

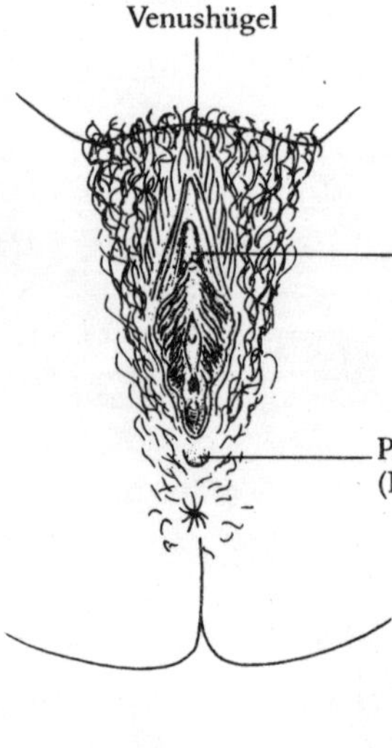

Der Venushügel

A. Der Venushügel (Mons veneris)

Die weiblichen Geschlechtsorgane beginnen vorne bzw. oben am Venushügel (Abb. 2–2). Die Farbe, Menge, Dichte und Verteilung der Behaarung hängt größtenteils vom Alter und ererbten Merkmalen ab. Die Schambehaarung kann variieren, von wenigen glatten Haaren bis zu einem buschigen Bewuchs, der sich den Unterleib empor oder entlang der Oberschenkel hinabzieht. Der Venushügel ist ein Fettpolster, das die darunterliegenden Schambeinknochen schützt. Am Schambein sind die Beckenknochen durch ein Band verbunden, das während der Schwangerschaft an Straffheit verliert, damit sich die Schambeinknochen beim Geburtsvorgang öffnen können. Der Venushügel teilt sich unten in die großen Schamlippen (Labia majora), deren Haut und Behaarung der des Venushügels gleichen.

B. Die kleinen Schamlippen

Innerhalb der großen befinden sich die kleinen Schamlippen, die Labia minora. Diese sind von ganz anderer Farbe und Gewebebeschaffenheit. Im nichterregten Zustand variiert ihre Farbe zwischen Rosa bis Grau oder dunklem Rotbraun bis Violett. Manchmal sind die kleinen Schamlippen kurz und gefurcht, und manchmal sind sie lang und gewellt. Bei einigen Frauen sind die kleinen Schamlippen länger als die großen und im Stehen sieht man sie unter den großen herausragen. Bei sexueller Erregung füllen sich die an Gefäßen reichen kleinen Schamlippen mit Blut und schwellen auf das Zwei- bis Dreifache ihrer ursprünglichen Größe an. Kurz vor dem Orgasmus kann ein drastischer Farbwandel erfolgen, der von Scharlachrot bis zu dunklem Weinrot reicht.

C. Die Klitoris

Folgen wir nun den kleinen Schamlippen nach oben, wo sie sich miteinander vereinen, um die Haube zu bilden, welche die Eichel

(Glans) der Klitoris (Kitzler) schützt. Meist ruht die Eichel im unerigierten Zustand unter der Haube (Abb. 2–3a) und wird nur sichtbar, wenn man dieses Häutchen zurückzieht. Die Eichel der Klitoris ist reich mit Nerven versehen und stellt für die meisten Frauen auch den empfindlichsten Teil ihrer geschlechtlichen Anatomie dar. Bei manchen Frauen ist sie so sensibel, daß direkte Reizung beinahe als schmerzhaft empfunden wird. Der Schaft der Klitoris fühlt sich wie ein kräftiges Gummiband unter der Oberfläche zwischen Eichel und Venushügel an. Mit steigender sexueller Erregung verdickt sich der Schaft und wird kürzer, während Eichel, Schaft und Stützgewebe erigieren. Wie beim Mann kommt es dabei oft zu beachtlichen Veränderungen von Größe und Form (Abb. 2–3b). Manche Frauen berichten, daß bei intensiver, länger andauernder Erregung die angeschwollenen kleinen Schamlippen die Eichel fast ganz verdecken.

D. Scheideneingang und Harnröhre

Unterhalb der Eichel befindet sich die Harnröhrenmündung. Darunter liegt der Scheideneingang. Die Länge der weiblichen Harnröhre beträgt vom äußeren Ende bis zum Blaseneingang etwa sechs Zentimeter. Dieser kurze Abstand vom Eingang zum Inneren erklärt auch die Anfälligkeit vieler Frauen für Blasenentzündungen.

E. Der G-Punkt

Die Harnröhre ist von einem dichten Venennetz umgeben. Da diese Ansammlung von Blutgefäßen in keinem medizinischen Werk benannt ist, hat ihr eine Gruppe von Frauen den Namen «Harnröhrenschwamm» gegeben (siehe *A New View of a Woman's Body*). Bei sexueller Erregung füllen sich die Blutgefäße, sie schwellen an und können durch die Scheidenwand hindurch gefühlt werden. Diese Schwellung wurde G-Punkt getauft, nach Grafenberg, einem der ersten Sexualforscher. Man kann den G-

Abb. 2–3a

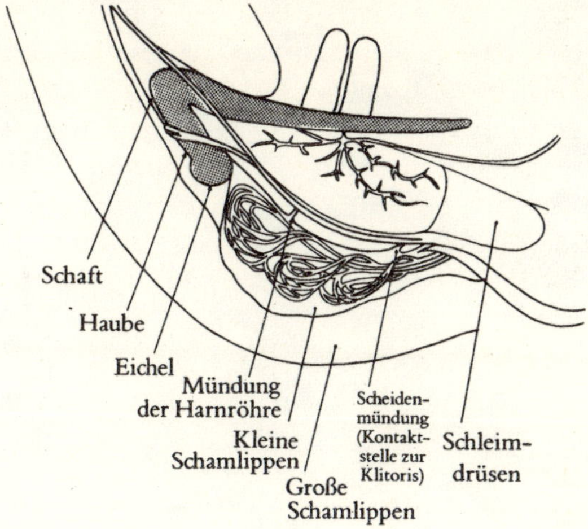

Querschnitt durch die Klitoris in entspanntem Zustand

Abb. 2–3b

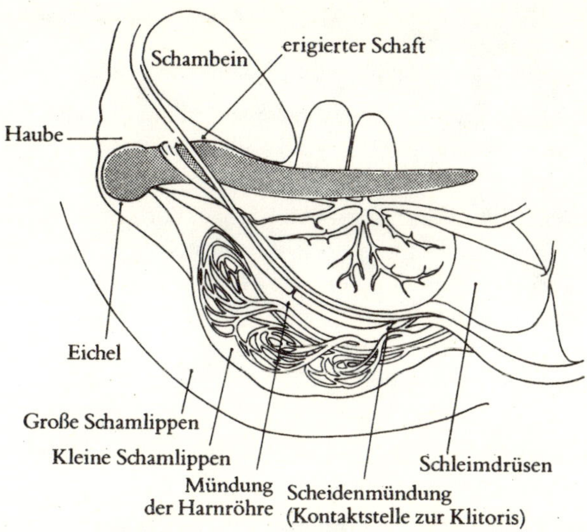

Querschnitt durch die Klitoris in erregtem Zustand

Punkt erkunden, indem man den vorderen und oberen Teil der Scheide abtastet. (Es wird auch behauptet, der G-Punkt befinde sich etwa einen guten Zentimeter tiefer als der längste Finger der Frau in die Scheide hineinreicht.)

Liegt man beim Liebesakt aufeinander, ist es manchmal schwierig, den G-Punkt direkt zu erreichen, mit Ausnahme jener Männer, deren Glied in erigiertem Zustand gegen ihren Bauch drückt. Eine Veränderung der Stellung ist unter Umständen nötig, wenn die Frau mehr direkte Stimulierung wünscht. Eine Möglichkeit besteht im Eindringen von hinten. Finger finden oft den wirkungsvollsten und direktesten Zugang.

Stimuliert sich die Frau selbst, kann sie dabei eine Hockstellung einnehmen oder sich auf den Rücken legen und die Beine anziehen, um ihn besser zu erreichen. Ihr Partner wird ihn möglicherweise leichter stimulieren können, wenn sie auf dem Bauch liegt. Liegt die Frau beim Koitus oben, kann sie relativ leicht die richtige Stellung finden (Abb. 2–4a und b).

Manche Frauen genießen es, wenn sie ihren Partner fest umarmen und spüren, wie der erigierte Penis ihren Unterleib knapp oberhalb des Schambeines und damit den G-Punkt von der anderen Seite aus stimuliert.

Wird der G-Punkt massiert, fühlt es sich im ersten Augenblick für die Frau oft so an, als müsse sie Harn lassen. Doch versichern die Sexualforscher, daß sich diese Empfindung in sexuelle Erregung umwandelt, wenn der Druck fortgesetzt wird.

Einer meiner Schüler erzählte: «Als ich in einer von Frauen geleiteten Klinik arbeitete, gab es immer hitzige Diskussionen über die Vorteile des Pessars. Von Zeit zu Zeit erklärten einige Frauen, daß sie es nicht mochten, weil es ihre sexuelle Lust beeinträchtige, es verdecke irgend etwas. Das war noch, bevor der G-Punkt allgemein bekannt wurde, und ich glaube, daß diese Frauen eigentlich davon gesprochen haben.»

Manche Frauen haben festgestellt, daß die Stimulierung des G-Punktes Auslöser für ihren Orgasmus ist, während viele andere diese Stimulierung als einen Teil der gesamten Palette sexueller Lust genießen.

Abb. 2–4a

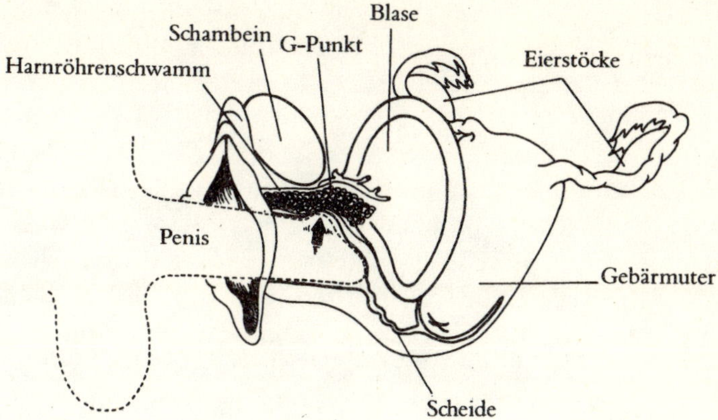

Flache Stöße massieren den G-Punkt

Abb. 2–4b

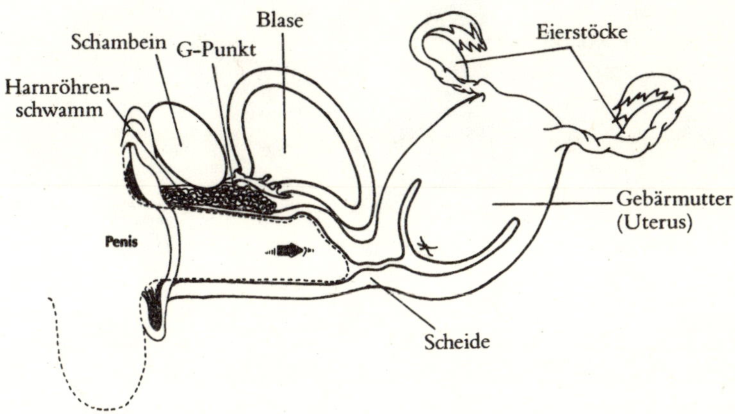

Tiefe Stöße massieren die inneren Bereiche der Scheide und gehen dabei am G-Punkt vorbei

F. Die Ejakulation der Frau

Taoistische Meister entdeckten, daß die Frau, sobald sie eine höhere Orgasmusstufe erreicht hat, verschiedene Reaktionen zeigt, die zur Ejakulation verschiedener «Wasser» führt. Gemäß dieser Beschreibung gibt es in Zusammenhang mit dem weiblichen Orgasmus drei «Wasser» oder Arten von Flüssigkeiten. Die Gleitflüssigkeit, die bei sexueller Erregung austritt, gilt als das erste Wasser. Die Sekrete, die beim gewöhnlichen Orgasmus erzeugt werden, sind das zweite. Das dritte Wasser, das der weiblichen Ejakulation, die viele Frauen nie erleben, kommt aus dem G-Punkt. Ob mit oder ohne Stimulierung des G-Punktes, es gibt Frauen, die beim Orgasmus ejakulieren. Dieses Ejakulat, das in relativ großen Mengen ausgestoßen werden kann, gleicht in hohem Maße der Samenflüssigkeit. Es ist eindeutig kein Urin. Allerdings berichten viele Frauen, die eine Ejakulation erlebt hatten, daß sie erschrocken und bestürzt gewesen waren, weil sie glaubten, uriniert zu haben. Aus diesem Grund gewöhnten sie sich an, diese Reaktion zurückzuhalten. Jetzt, da sich die Ejakulationsfähigkeit der Frau herumgesprochen hat, werden diese Frauen wahrscheinlich sehr erleichtert sein und den Vorgang genießen. Bisher konnte noch in keiner Forschungsarbeit festgestellt werden, wo diese Flüssigkeit im Körper erzeugt oder gespeichert wird.

G. Die Scheide

Die Wände im Inneren der Scheide sind zusammengefaltet, können aber auch nachgeben und so einen Innenraum schaffen. Mit einem Plastikspekulum, einer Taschenlampe und einem Spiegel können Sie selbst in die Scheide sehen. Als erstes wird die rosafarbene, gefurchte Scheidenwand sichtbar. Die Faltung der Scheide erklärt auch ihre hohe Elastizität. Bei sexueller Erregung tritt Gleitflüssigkeit aus den Wänden, ähnlich wie beim Schwitzen. Am Ende des Scheidenkanals befindet sich der Muttermund, der einzige Teil des Uterus (Gebärmutter), der in der Scheide sichtbar ist. Der Muttermund ist rund und ist mit einer kleinen, schmalen Öffnung versehen. Diese Öffnung führt in den Gebärmutterhals, der wiederum in den Uterus übergeht. Die meisten Sexualforscher sind sich darüber einig, daß die Frau jenseits des ersten (äußeren) Drittels der Scheide nur wenige Reize wahrnimmt. Doch es gibt viele Frauen, die dem heftig widersprechen und davon berichten, daß sie durch tiefe Stöße oder Stimulierung mit dem Finger im hintersten Teil der Vagina starke Lust empfinden, und viele Frauen erleben beim Orgasmus lustvolle Kontraktionen des Uterus.

H. Der PC-(Pubococcygeal-)Muskel und der Chi-Muskel

Wenn Sie den Rand der Scheide etwa einen Fingerknöchel tief abtasten, können Sie vermutlich die Enden des Pubococcygealmuskels spüren, der auch «Liebesmuskel» genannt wird.

Abb. 2–5

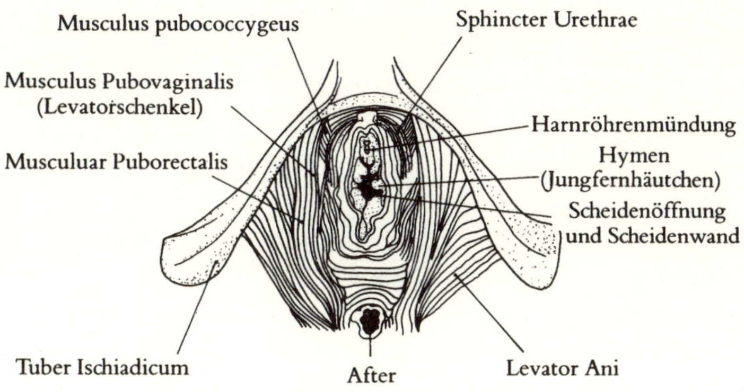

Der Liebesmuskel umfaßt den Musculus pubococcygeus (PC-Muskel), den Musculus pubovaginalis und den Musculus puborectalis

Beim Zusammenziehen der Scheide erfolgt die Kontraktion durch den PC-Muskel. Wenn Sie einen Finger in die Vagina schieben und sie anspannen, fühlen Sie genau diesen Muskel. Der PC-Muskel ist

Teil einer Gruppe von Muskeln, die wir als den Chi-Muskel bezeichnen. Der Chi-Muskel umgibt After, Vagina und Harnröhre und stützt die Geschlechtsorgane.

Abb. 2–6

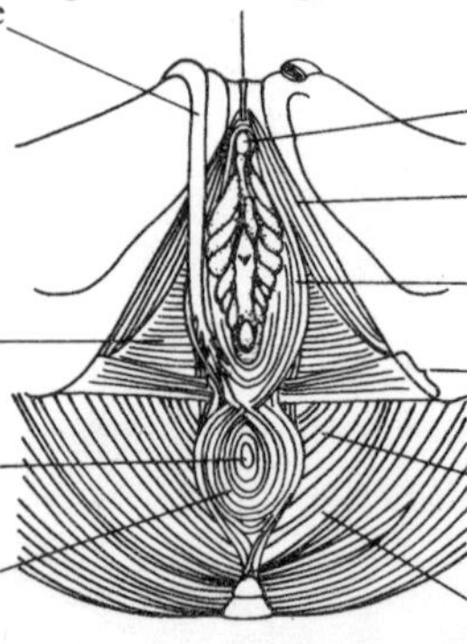

Der Chi-Muskel umfaßt das Diaphragma urogenitale, den Beckenboden, den Afterschließmuskel und den PC-Muskel (Musculus pubococcygeus)

Dieser Muskel bestimmt die Kraft des Perineums (Damm) und nach taoistischer Ansicht hängt er mit zahlreichen Organen im Körper eng zusammen.

Ein starker PC-Muskel gilt vielen Sexualforschern als Schlüssel zu gesunder, intakter Sexualität bei Frauen und Männern. Schlechter Muskeltonus führt zu sexuellen und physiologischen Beschwerden, wie Komplikationen bei der Geburt und Schwierigkeiten beim Einbehalten des Harns. Der erste Forscher, der die Bedeutung eines guten PC-Tonus erkannte, war übrigens ein Mann, der Frauen in Schwangerschaftsgymnastik unterwies. Noch heute wird sein Name, Kegel, mit diesen Übungen in Verbindung gebracht. Der PC-Muskel ist für die Übungen des Ovar-Kung Fu von größter Wichtigkeit.

Sie können Ihren PC-Muskel überprüfen, indem Sie beim Harnlassen versuchen, den Harnstrahl zu unterbrechen und wieder einsetzen zu lassen. Diese Fähigkeit beruht einzig und allein auf den PC-Muskeltonus. Viele Frauen sind im Umgang mit diesem Muskel bereits sehr geschickt, weil sie entdeckt haben, daß sie dadurch ihre sexuelle Lust steigern können.

Die Sexualforscherin Bryce Britton beschreibt in ihrem Buch *The Love Muscle: Everywoman's Guide to Intensifying Sexual Pleasure* sehr detailliert, wie der PC-Muskel eingesetzt wird und bietet ein ganzes Übungsprogramm für «sexuelle Fitness» an.

I. Der Dammschwamm

Im hinteren Abschnitt der Scheidenmündung befindet sich ein weiterer Venenplexus, der sogenannte Dammschwamm (Abb. 2–7). Bei sexueller Erregung verdickt sich der Dammschwamm und verengt so den Scheideneingang.

Abb. 2–7

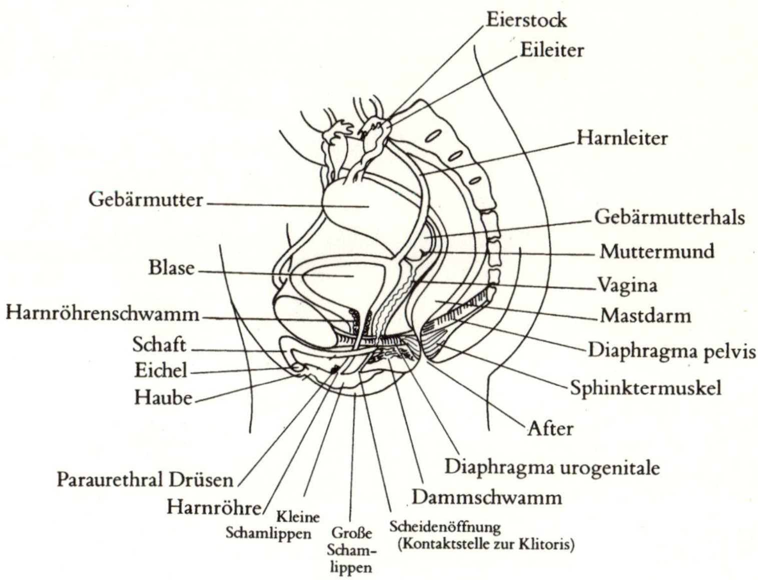

Der Dammschwamm

J. Das Perineum (Damm)

Der Perineumbereich umfaßt den After und die Geschlechtsorgane, aber der Energiepunkt des Perineums (Hui-yin) liegt zwischen dem Scheideneingang und dem After (Abb. 2–8). Für manche Frauen stellt der After eine sexuell erregende Öffnung dar, für andere ist er beim Liebesakt streng tabu. Um Vaginal- und Blaseninfektionen zu vermeiden, sollten Finger oder Penis nach dem analen Kontakt gewaschen werden.

Abb. 2–8

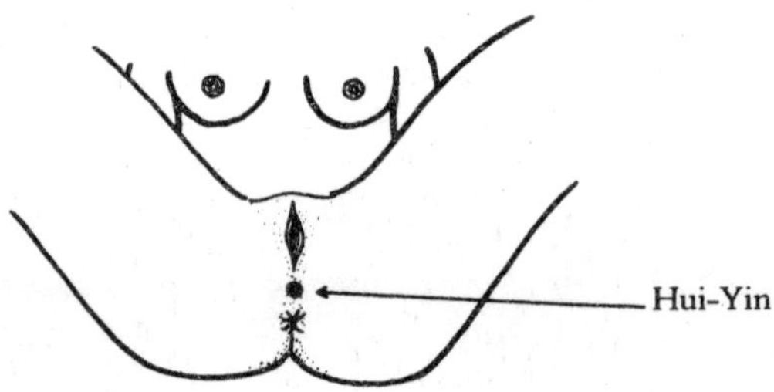

Das Perineum (Hui-Yin)

3. Kapitel

Der Zyklus der sexuellen Reaktion und die Wiederherstellung der Sexualenergie

Masters und Johnson haben den sexuellen Reaktionszyklus der Frau in vier Phasen unterteilt: Erregung, Plateauphase, Orgasmus und Auflösung. Diese Phasen gehen mit physiologischen Veränderungen einher: In der Erregungsphase erfolgt eine Schwellung bei gleichzeitiger Absonderung von Gleitflüssigkeit in der Scheide; das breite Führungsband, welches die Gebärmutter hält, wird emporgezogen, was wiederum den hinteren Teil der Vagina während der Plateauphase vergrößert. Beim Orgasmus erfolgen zahllose Veränderungen. So verfärbt sich bei manchen Frauen die Haut auf Rücken und Brust, Hände und Füße prickeln oder ziehen sich zusammen. In der letzten Phase erfolgt allmählich die Rückkehr zum Ruhezustand (Abb. 3–1).

Abb. 3–1

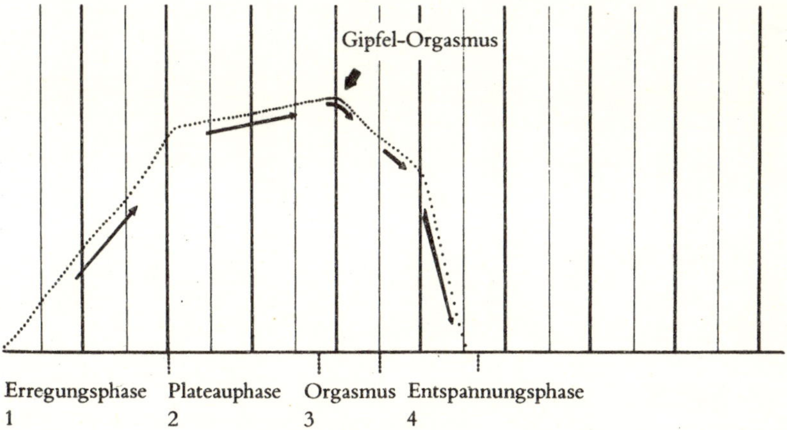

Der gewöhnliche Gipfel-Orgasmus

Die meisten Dokumentationen über den sexuellen Reaktionszyklus der Frau berichten, daß die Erregungsphase sehr lang ist. Shere Hite verweist in ihrer Arbeit jedoch darauf, daß die meisten Frauen von sich behaupten, sehr schnell zum Orgasmus zu gelangen, sobald sie masturbieren. Ob dies nun daran liegt, daß die Frau ihre sexuelle Lust ausdehnen kann, oder daran, daß ihre Liebhaber unfähig sind oder die Frau zu zurückhaltend ist, um sie zu unterweisen, bleibt unklar.

A. Klitoraler oder Vaginalorgasmus?

Die Definition der Klitoris wird meist auf die Eichel beschränkt. Die Scheide und die kleinen Schamlippen werden als getrennte, andersartige Teile betrachtet, wobei die kleinen Schamlippen ausschließlich dem Schutz des Scheideneingangs und der Harnröhrenmündung zu dienen scheinen. Obwohl Masters und Johnson deutliche Veränderungen der kleinen Schamlippen bei sexueller Erregung beschrieben haben, betrachteten auch sie sie nicht als Teil der weiblichen Geschlechtsorgane.

Über ein halbes Jahrhundert wurde (von Männern) erbittert darüber diskutiert, wo der weibliche Orgasmus zu lokalisieren sei. Freud und viele seiner Schüler behaupteten, daß Mädchen den klitoralen Orgasmus erleben, während erwachsene Frauen ihre sexuelle Reaktion in die Vagina verlagerten. Masters und Johnson kamen durch ihre Studien zu dem Schluß, daß alle Orgasmen ihren Anfang in der Klitoris nehmen.

Die Feministinnen, die sich mit den Auswirkungen dieser Frage auf die weibliche Psyche und das Sexualleben der Frau beschäftigt haben, sind anderer Ansicht. Aufgrund ihrer intensiven Forschungsarbeit in medizinischen Bibliotheken und untereinander in Selbsthilfegruppen und aufgrund ihrer zahllosen Gesprächen mit anderen Frauen über ihre sexuellen Erfahrungen gelangen sie zu dem Schluß, daß die Frau *ein* Sexualorgan als Gesamtheit besitzt, bei dem alle einzelnen Teile bei sexueller Erregung reagieren, gleichgültig, welcher Bereich stimuliert wird.

Wenn wir dieses Sexualorgan in seiner Gesamtheit betrachten, sehen wir die Schwellkörper der kleinen Schamlippen, die von Eichel und Schaft und Harnröhren- und Dammschwamm. Addiert man all das Zentimeter für Zentimeter, scheint die Frau mengenmäßig ebensoviel Schwellgewebe zu besitzen wie der Mann. Diese strukturelle Ähnlichkeit deutet auch auf eine ähnliche Funktion hin und scheint auf die mögliche Gleichartigkeit des männlichen und weiblichen Geschlechtstriebes und der sexuellen Reaktionen hinzuweisen. Es erhebt sich nun die Frage, wieviel tatsächlich von der Anatomie abhängt, und wieviel auf unseren gesellschaftlichen Erziehungsprozeß zurückgeht.

B. Die Erschöpfung der Sexualenergie

Die meisten Männer sind sich der Erschöpfung ihrer Energie als Folge des Liebesaktes bewußt und viele Frauen haben ähnliche Empfindungen. Die Taoisten haben festgestellt, daß der Mann seine Energie durch den Samenerguß verliert, während dieser Verlust bei der Frau vor allem durch die monatliche Blutung erfolgt.

Viele Frauen nehmen in dieser Zeit zwar keinen Energieverlust wahr. Aber die Schwächung durch die Menstruation ist wenigstens für jene Frauen deutlich spürbar, deren Brüste ein oder zwei Wochen vor der Periode spannen und schmerzen, bei denen sich Wasseransammlungen im Gewebe bilden, die an Verstopfung leiden oder deren Zyklus von heftigen Krämpfen, starken Blutungen, Rückenschmerzen, Übelkeit, Durchfall oder sogar Ausbruch von Herpes begleitet wird.

C. Ovar-Kung Fu als Mittel zur Energiebewahrung

Die Praxis des Ovar-Kung Fu erfolgt in zwei Stufen:

Die erste Stufe, die Ovar-Atmung, dient zur Wiederherstellung der biologischen Energie, die zum Aufbau der Eizellen, der Uterusschleimhaut, des Zervikalschleims und der Begleithormone in Eierstöcken, Nebennieren und Hypophyse aufgewendet wird.

Die zweite Stufe, das Große Emporziehen (bzw. Nach-Innen-Ziehen) des Orgasmus, beinhaltet die Umwandlung der Sexualenergie, das heißt, die Erregungsenergie wird wieder in den Energiekreislauf des Körpers eingebracht, anstatt sie ins Universum hinaus zu entladen (Abb. 3–2).

Abb. 3–2

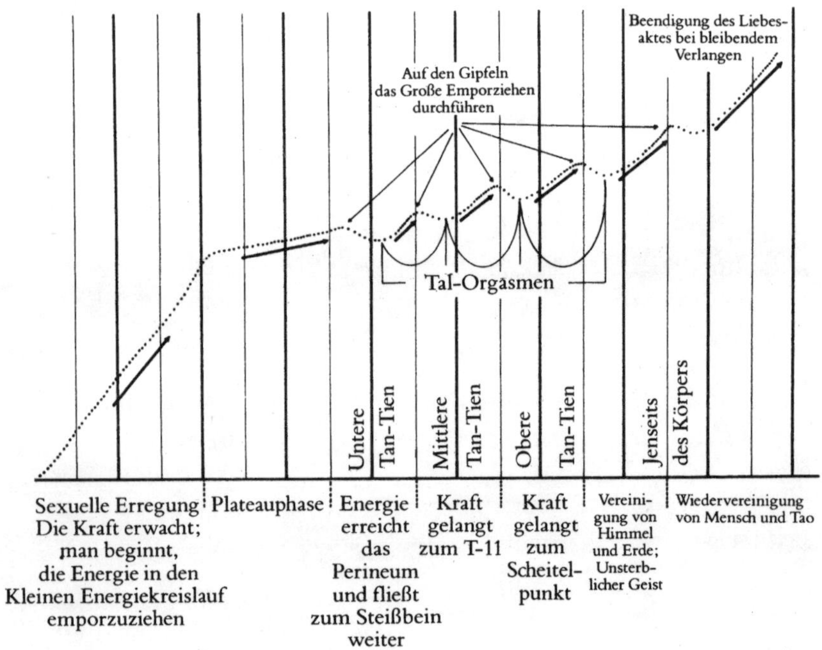

Beide Übungen erfordern, daß die Energie von den Fortpflanzungs- und Sexualorganen durch die Wirbelsäule ins Gehirn geleitet wird. Sobald das Gehirn mit Energie gefüllt ist, fließt sie an der Vorderseite des Körpers hinab bis zum Herzen und schließlich bis zum Nabel, wo sie gespeichert wird. Die erste Übung hilft, den Energieverlust während der Menstruation zu reduzieren. Sie führt dazu, daß sich die Periode verkürzt und weniger unangenehm verläuft. Die zweite Übung bewahrt die biologische Energie, die sonst durch den Orgasmus verloren geht. Sie verlängert und intensiviert den Orgasmus und leitet ihn in die Organe und höheren Energiezentren empor, um einen erweiterten Bewußtseinszustand zu erreichen. Außerdem wird das Lustempfinden wesentlich verstärkt.

Beim Lernen dieser Übungen erfährt die Frau viel über ihren eigenen Zyklus. Sie beginnt, feine Unterscheidungen in ihren Muskelbewegungen und im Energiefluß wahrzunehmen und lernt, ihre Lust zu steigern, zu vertiefen und zu verlängern. Das eigentliche Ziel dieser Übungen ist jedoch die Transformation, die Verbindung zwischen Sexualität und Spiritualität zu erkennen und zu schaffen.

4. Kapitel

Der kleine Energiekreislauf

«Verwerft alle Streitgespräche über die Geschlechtlichkeit; übt Euch vielmehr in besonderen Praktiken. Das Geheimnis der Zurückführung des Samens besteht darin, sich zu lieben, ohne den Samen zu verlieren. Den Samen zu mehren und zu kräftigen, ist der Pfad der Lebenskraft.»

Rat der Einfachen Frau an den Gelben Kaiser, 2. Jh. v. Chr.

In früheren Jahrhunderten pflegte der Kaiser von China Weise an seinen Hof zu berufen, meist taoistische Lehrer, um sich Rat für sein Liebesleben zu holen. Man erzählt sich, daß jeder zukünftige Berater zuerst einen Beweis seiner sexuellen Beherrschung erbringen mußte. Dazu wurde ihm ein volles Glas Wein gereicht, in das er sein Glied einzutauchen hatte. War er ein wahrer Meister, konnte er den Wein mit seinem Penis aufnehmen und wieder ins Glas zurückfließen lassen. Dies galt als sicherer Beweis, daß der Weise auch die «Wasser» der Frau, also ihre Yin-Essenz, aufnehmen konnte und somit die Geheimnisse der Unsterblichkeit kannte.

Heute können auch Frauen die Geheimnisse der taoistischen Unsterblichen lernen, damit ihr Liebesleben selbständig führen und beherrschen und sich mit ihrem Partner auf eine Reise begeben, die beide bereichern wird. Wenn Sie die Techniken zur Bewahrung ihrer sexuellen Kraft meistern und dann bereitwillig miteinander teilen, werden Sie sich selbst und den Partner anders erleben.

A. Lernen Sie, das Chi im Körper zirkulieren zu lassen

Der bei weitem intensivste Austausch zwischen den Partnern erfolgt auf der Ebene der feinstofflichen Energien. Die Taoisten haben den Kreislauf der feinstofflichen Energie durch bestimmte

Punkte des Körpers über Tausende von Jahren studiert und die Bedeutung dieser Punkte bis ins Detail bewiesen. Diese Energiepunkte bilden die Grundlage der Akupunktur. Obwohl die moderne Forschung in der westlichen Medizin anerkannt hat, daß Akupunktur klinisch wirksam ist, gestehen die Wissenschaftler ein, daß sie die Funktionsweise des Systems nicht vollständig erklären können. Das Zirkulieren der Energie durch diese Energiepunkte nennt man den Kleinen Energiekreislauf.

Alle Schülerinnen des Tao Yoga-Systems lernen als erstes, ihr Chi im Kleinen Energiekreislauf fließen zu lassen. Dieser Schritt ist notwendig, um das Ching der grobstofflich physischen Eizelle in die veredelte, feinstoffliche Energie eines Shien oder spirituellen Wesens umzuwandeln. Sobald Sie den Kleinen Energiekreislauf geöffnet haben, bedeutet dies schon eine kleine «Erleuchtung». Der Geist hat erkannt, daß er die Kontrolle über die eigene feinstoffliche Energie besitzt. Allmählich spürt man, daß man diese Energie nur durch Geisteskraft bewegen kann.

Abb. 4–1

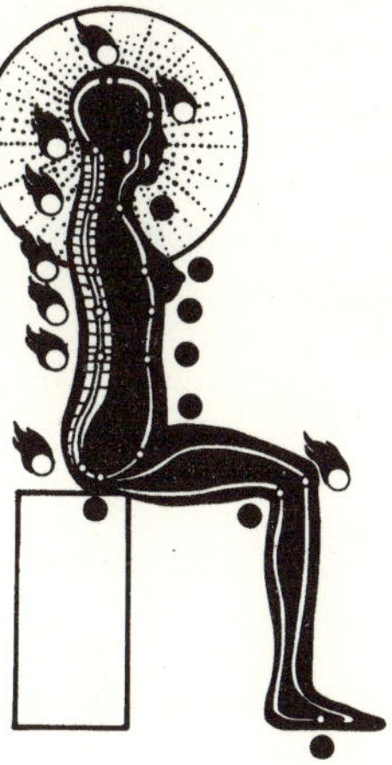

Der Kleine Energiekreislauf

B. Die Entdeckung des Kleinen Energiekreislaufs

Die Entdeckung des Kleinen Energiekreislaufs könnte man sich vielleicht folgendermaßen vorstellen:

Vor einigen tausend Jahren war alles auf der Welt so einfach. Es gab weder Fernsehen noch Radio, noch Theater oder Nachtclubs zur Unterhaltung, es gab keine materiellen Besitztümer, die man erlangen und unterhalten mußte. Nichts von all dem, was die Energie auslaugt und den Geist in Unruhe versetzt. Die Luft war rein, und den Menschenwesen stand eine Fülle natürlicher Energien zur Verfügung. Nach Sonnenuntergang wagten die Menschen nicht mehr, im Dunkeln in den Wäldern umherzustreifen, aber sie konnten auch nicht gleich einschlafen. Eine Möglichkeit des Zeitvertreibs bestand darin, sich hinzusetzen und zur Ruhe zu kommen. In dem Maße, wie der Geist ruhiger wurde, beruhigten sich auch die körperlichen Funktionen. Allmählich bemerkten die Menschen, daß irgend etwas durch ihren Körper floß. Dieser Fluß begann am Nabel, glitt zum Perineum hinab und die Wirbelsäule entlang bis zum Kopf, setzte sich an der Vorderseite fort, durch die Zunge, den Hals und wieder hinab zum Nabel. Der Energiefluß entlang dieser Bahn wurde später als Kleiner Energiekreislauf bekannt.

Je mehr sich Körper und Geist in Ruhe versetzten, um so intensiver wurde dieses Fließen. Als sie diese Praxis der Geistesstille fortsetzten, entdeckten sie weitere Bahnen, die sich öffneten, und fühlten die Energie geradlinig nach oben und unten strömen. Auf dem Weg vom Damm zum Kopf konnte man spüren, daß die Energie über drei Kanäle (die Aufsteigenden Kanäle) durch die wichtigsten Organe hindurchfloß. Bei fortgesetzter Praxis machte sich auch ein kreisender Energiewirbel, ähnlich einem Gürtel, bemerkbar, und zwar um ein Hauptenergiezentrum, das man im Nabel entdeckt hatte (Gürtelmeridian).

Im Laufe der Zeit entdeckte man, daß es im Körper zweiunddreißig Energiekanäle gibt, wobei jeder einem bestimmten Organ entspricht. Dieses Wissen wurde von Generation zu Generation weitergegeben, bis immer mehr Leute es anwandten. Die so entdeckten Meridiane bilden die Grundlage des taoistischen Systems.

Jeder Mensch hat auch heute noch den gleichen Körper mit den gleichen Kanälen und besitzt eine Seele und einen Geist. Nach vielen Hunderten von Jahren an Praxis – Versuch und Irrtum und wieder Verbesserung und Weitergabe an die Schüler – ist schließlich das esoterische Tao Yoga-System entstanden.

C. Die zwei Haupt-Energiebahnen: Diener- und Lenker-Gefäß

Die Aufgabe, Ihre Energie zu verfeinern, wird Ihnen wesentlich leichter fallen, wenn Sie die wichtigsten Energiekanäle im Körper kennen. Das Nervensystem des Menschen ist sehr komplex und kann überall dorthin Energie lenken, wo sie gerade benötigt wird. Die alten Tao Meister entdeckten jedoch, daß es zwei Bahnen gibt, in denen ein besonders starker Strom fließt.

Der eine Kanal, der «Yin-Kanal» oder das «Diener-Gefäß», beginnt unten am Rumpf, am Perineum-Punkt in der Mitte zwischen Vagina und After. Das Diener-Gefäß erstreckt sich entlang der vorderen Körperseite über das Schambein, die Bauchorgane, das Herz, den Hals und endet an der Zungenspitze. Der zweite Kanal, der «Yang-Kanal» oder das «Lenker-Gefäß», hat denselben Ausgangspunkt. Das Lenker-Gefäß verläuft vom Perineum über das Steißbein, die Wirbelsäule hinauf, bis ins Gehirn und wieder nach unten bis zum Gaumen (Abb. 4–2).

Die Zunge wirkt als Schalter, um diese beiden Ströme zu verbinden. Legt man sie dicht hinter den Zähnen an den Gaumen, kann die Energie wie in einem geschlossenen Stromkreis – die Wirbelsäule hoch und an der Vorderseite des Körpers wieder hinab – fließen. Die lebenswichtige Energie strömt durch die Hauptorgane und das Nervensystem und versorgt die Zellen mit der Kraft, die sie für Wachstum, Heilung und gute Funktion benötigen.

D. Die Sexualenergie im Kleinen Kreislauf

Die Sexualenergie, die man beim Ovar-Kung Fu in den Kleinen

Energiekreislauf bringt, ist eine Urenergie. Menschliches Leben beginnt mit der Vereinigung von Ei- und Samenzelle. Dieses Geschehen ist der Ursprung des Kung Fu: Yin und Yang treten ins Gleichgewicht. Ovar-Kung Fu bedeutet die Wiederholung dieses Vorganges auf einer anderen Ebene. Anstatt ein Ei zu befruchten und einen Fötus zu formen, der im Mutterleib heranwächst, steigt die Ovar-Energie in die höheren Zentren im Körper empor und wir gebären uns selbst auf geistiger Ebene. Die Sexualenergie wird durch den Kleinen Energiekreislauf emporgezogen, wo sie tatsächlich eine «Wiedergeburt» – ein neues Leben – herbeiführt. Wir gewinnen Vertrauen in den machtvollen Strom schöpferischer Energie und erfahren ein tiefes Gefühl des Gleichgewichts und der Harmonie mit der Welt.

Alle hier beschriebenen Methoden zur Höherentwicklung unseres Chi, von der Ovar-Atmung über das Große Emporziehen bis zum Tal-Orgasmus, haben ein gemeinsames Element. Sie erfordern, daß die in den Eierstöcken gespeicherte Energie in die Wirbelsäule bis zum Gehirn emporgezogen wird. Ist das Gehirn gefüllt, fließt die Energie über und gleitet an der Vorderseite in den Hals, das Herz und den Nabel hinab. Gehirn und Zirbeldrüse helfen, diese mächtige Energie dorthin zu verteilen, wo sie gerade benötigt wird. Diese Eigenschaft der Sexualenergie (Ching) ist einzigartig im Vergleich zu anderen Arten von Chi. (Leber-Chi z. B. wirkt nur im Bereich der Leber.) Die Sexualenergie ist dagegen äußerst vielseitig. Sie kann für zahlreiche andere Zwecke umgewandelt werden. Aus diesem Grunde kann sie auch auf unser spirituelles Wesen so nährend wirken. Unser inneres spirituelles Wesen kann sie leicht verdauen, wie der Körper Babynahrung.

Die im Kleinen Kreislauf zirkulierende Sexualenergie, die ihren Ursprung in den Eierstöcken hat und in alle anderen Körperteile Vitalität verströmt, wirkt sich tiefgreifend und in besonderer Weise auf die Gesundheit aus. Es ist jene Energie, die in den Drüsen die Ausschüttung geschlechtlich stimulierender Hormone auslöst, die wiederum die Körperchemie regulieren und letztlich unsere Handlungsfähigkeit bestimmen. Unsere Qualität als Sexualpartner hängt stark davon ab, denn auf biologischer Ebene ist Sexualität hauptsächlich eine Frage des hormonellen Gleichgewichts.

Abb. 4–2

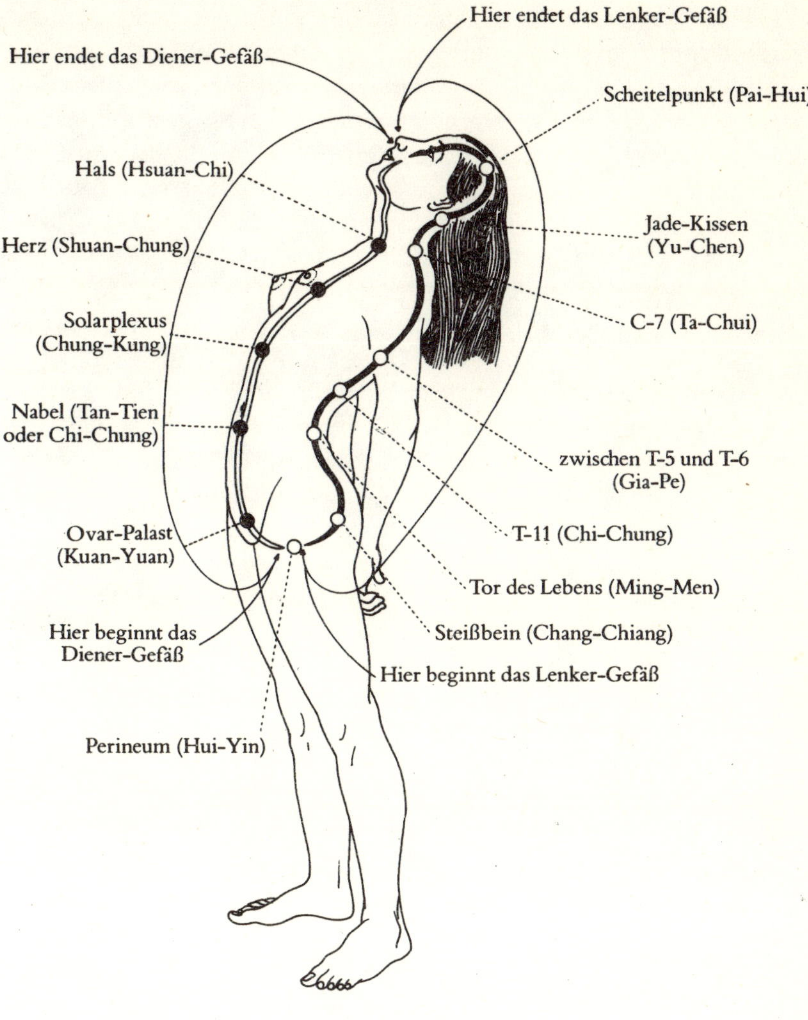

Diener- und Lenker-Gefäß

Die Vorteile des Kleinen Energiekreislaufs gehen noch weiter. Sie umfassen die Verzögerung des Alterungsprozesses und die Heilung zahlreicher Krankheiten, von Bluthochdruck und Schlaflosigkeit über Kopfschmerzen bis hin zur Arthritis. Ob wir nun eine Krankheit heilen, die Fragen unserer Kinder beantworten, malen oder unsere Sexualität genießen wollen, die Kraft des Kleinen Energiekreislaufs ist zugänglich, wann und wozu wir sie brauchen.

E. Das Versiegeln der Energie im Körper

Ist der Kleine Energiekreislauf einmal geöffnet, sollten die Kanäle von physischen oder mentalen Blockierungen freigehalten werden. Nur dann kann eine größere Menge Sexualenergie die Wirbelsäule hinaufgepumpt werden. Wird beim Liebesakt dieser Kanal durch Anspannung während der sexuellen Erregung blockiert, kann die Ovar-Energie nicht ins Gehirn aufsteigen. Die sexuelle Kraft ist dann verloren, bis der Körper wieder in einem langen mühevollen Prozeß neue Ovar-Energie erzeugt hat. Der Kleine Energiekreislauf ist ein wichtiger Schritt zum Versiegeln der Energie im Körper, so daß sie ständig zirkulieren und alle Teile des Körpers und des Geistes revitalisieren kann. Kann die Sexualenergie nicht kreisen, baut sich im Kopf häufig intensiver Druck auf, der durch Augen, Ohren, Nase und Mund wieder abgeleitet wird.

F. Das Öffnen des Kleinen Energiekreislaufs

Die einfachste Methode zur Öffnung des Kleinen Energiekreislaufs besteht darin, sich jeden Morgen einige Minuten zur Meditation hinzusetzen und sich zu entspannen. Erlauben Sie Ihrer Energie, automatisch den Kreis zu bilden, indem Sie ihr im Geist folgen. Beginnen Sie bei den Augen und lassen Sie Ihre innere Aufmerksamkeit mit der Energie kreisen, während diese an der Vorderseite hinabgleitet, durch Zunge, Hals, Brustkorb und Nabel zum Damm und dann hinauf zum Steißbein, in die Wirbelsäule und zum Kopf strömt.

Zuerst scheint dieser Vorgang nichts zu bewirken, aber allmählich wird sich der Strom an manchen Stellen warm anfühlen. Entspannen Sie sich einfach und versuchen Sie, mit Ihrem Geist direkt auf jenen Teil der Energieschleife zu wirken, auf den Sie sich gerade konzentrieren – das ist der Schlüssel. Diese Methode unterscheidet sich deutlich von einer Visualisation, einem Bild, das Sie im Kopf vom Aussehen oder Gefühl eines bestimmten Körperteils erzeugen. Erleben Sie den realen Chi-Fluß. Entspannen Sie sich und lassen Sie ihre Wahrnehmung zusammen mit dem Chi dem natürlichen Kreislauf folgen, an jede beliebige Stelle wie den Nabel, das Perineum usw.

Selbst wenn Sie die tägliche Meditation des Kleinen Energiekreislaufs nicht praktizieren, allein Bewußtsein, daß er in Ihrem Körper existiert und während der Übungen automatisch funktioniert, sollte Ihnen dabei helfen, die Methoden des Tao Yoga der heilenden Liebe rasch zu meistern. Vielleicht lernen sie vieles sogar direkt durch den Liebesakt, es kommt nur auf die Aufmerksamkeit an. Die beste Geliebte ist eine völlig entspannte Frau, die weiß, was in ihr vorgeht.

Möchten Sie Ihre Energie deutlicher spüren, dann schmiegen Sie sich eng an Ihren Partner, wobei Sie ein Ohr oder die Nase nahe an seine legen. Atmen Sie nun im selben Rhythmus und fühlen Sie, wie sich Ihr Atem und Ihre Energien vermischen. Sie können sich auch längere Zeit umarmen und mit jedem Atemzug die Energie im Bauchbereich fühlen. Für die Frau, die den mühelosen Strom des Kleinen Energiekreislaufs in ihrem Körper gemeistert hat, ist die Erschließung ihrer sexuellen Kräfte ein einfacher, natürlicher Schritt.

Je mehr Ihnen das Wirken der feinstofflichen Chi-Energie im Körper, in der Gedanken- und Geisteswelt bewußt wird, um so größer wird Ihre Freiheit, Kreativität und die Fähigkeit, sich selbst zu lieben.

Die Beherrschung des Kleinen Energiekreislaufs wird allen, die das Ovar-Kung Fu lernen wollen, sehr empfohlen, wenn Sie die hier beschriebenen Techniken wirklich meistern wollen. Es ist äußerst schwierig, auf die höheren Ebenen der Transformation von Sexualenergie zu gelangen, ohne zuerst den Kleinen Energiekreislauf zu beherrschen. Bei vielen Menschen sind die Meridiane vielleicht schon geöffnet und sie müssen sich dessen nur bewußt werden.*

* In meinem ersten Buch *Tao Yoga – Die Erweckung der heilenden Urkraft Chi* (Ansata-Verlag) wird das Öffnen des Kleinen Energiekreislaufes in detaillierten Einzelschritten erklärt.

5. Kapitel

Die Verfeinerung der Ovar-Kraft

I. Die Aktivierung und Lenkung der Ovar-Energie

A. Die Folgen blockierter Sexualenergie

Obwohl alle möglichen Arten von Körpertraining gegenwärtig in Mode sind, wird kaum Wert auf Übungen zur Stärkung der Muskeln des Beckenbereichs gelegt. Es gibt jedoch Übungen, die das Chi in diesem Bereich steigern können, damit die Fortpflanzungsorgane und das komplizierte Sehnengeflecht, das sie umgibt, gekräftigt werden.

Ein gekräftigter Beckenbereich ohne Blockierungen ist von unschätzbarer Bedeutung. Zahlreiche Nerven, Blutgefäße und Lymphdrüsen befinden sich hier, außerdem Muskelgeflechte, die mit jedem Quadratzentimeter des Körpers in Verbindung stehen. Alle Hauptmeridiane, die das Chi zu den inneren Organen transportieren, laufen durch diesen Bereich. Ist er blockiert oder geschwächt, verschwindet oder staut sich die Energie. Darunter leiden wiederum die Organe und das Gehirn. Das geschieht bei vielen Menschen, wenn sie altern. Da der Tonus des Schließmuskels und der Beckenmuskulatur nachläßt und erschlafft, kann ihre lebenswichtige Chi-Energie langsam aussickern und sie werden schwach und gebrechlich.

Gleichgültig ob Sie enthaltsam leben oder sich sexuell betätigen, in Ihrem Sexualbereich wird ständig sexuelle kreative Energie erzeugt und angesammelt, die wirken möchte. Bei Untersuchungen zölibatär lebender Menschen (Priestern und Nonnen), die ausschließlich Willenskraft zur Unterdrückung des inneren Feuers einsetzten, zeigten sich gesundheitlich negative Auswirkungen ihrer Lebensweise. Bei vielen der zölibatär lebenden Frauen z. B. wurden Degenerationen der Geschlechtsorgane festgestellt. Sie waren verursacht durch langfristige Stauungen in den Eierstöcken und Brüsten, die auch die anderen Organe mitbeeinträchtigten.

Manche enthaltsam lebenden Menschen besitzen von sich aus die Fähigkeit, ihre Sexualenergie auf natürliche Weise umzuwandeln. Dann verursacht der Zustand des Zölibats keinerlei Probleme. Eine Frau, der diese Fähigkeit jedoch nicht von vornherein gegeben ist, wird feststellen, daß sich in ihrem Körper und den Geschlechtsorganen zuviel Sexualenergie ansammelt. Diese Energie neigt dazu, sich zu entladen. Kennt die Frau keine Möglichkeit, mit diesem Problem auf richtige Weise umzugehen, kann ihr diese Energie schaden, weil sie ihre negativen Emotionen noch vervielfacht. Ohne den richtigen Umgang mit der Sexualenergie und ohne die Öffnung der Energiebahnen zur unteren und oberen Körperhälfte wird diese Kraft blockiert. Dadurch stauen sich Blut und Hormone in den Genitalien, Eierstöcken und dem Gebärmutterhals. Derartige Probleme lassen sich durch die Ovar-Atmung und das Große Emporziehen vermeiden.

B. Ovar-Kraft und Menstruationszyklus

1. Die weibliche Regel und ihre Probleme

Es wird behauptet, Anatomie sei Schicksal – Frauen würden geboren, um Mutter zu werden. Bei einem Mädchen im Kleinkindalter sind die Eierstöcke noch weich, klein und nicht voll ausgereift. Sie besitzen aber bereits die nötige Kraft, dreihundert bis fünfhundert Eizellen zu produzieren, die während der fruchtbaren Jahre der Frau heranreifen, sowie ein Reservepotential von weiteren vierhundertfünfzigtausend Eibläschen.

Jede Frau ist mit ihrem Menstruationszyklus tief verbunden. Schülerinnen des Tao Yoga haben erzählt, wie sensibel sie für geringfügige Veränderungen in ihrem Zyklus sind. Sie registrieren sofort, ob die Periode einen Tag zu früh oder zu spät einsetzt, ob sie einen Tag länger oder kürzer dauert und ob die Konsistenz und

Farbe des Blutes dem entspricht, was sie gewöhnlich erwarten können.

Viele Frauen erinnern sich offensichtlich auch an ein Ereignis, das an dem Tag eintrat, an dem sie ihre erste Blutung hatten. Diese Erinnerungen mögen angenehm oder unangenehm sein, aber sie bleiben unauslöschlich. Eine Frau erinnerte sich z. B., daß sie zum ersten Mal von einem Mann angesprochen wurde, eine andere daran, daß ihr ihre Mutter eine Ohrfeige gab (eine Geste, um sie in der Welt des Frauseins willkommen zu heißen), und einer weiteren Frau ist in Erinnerung geblieben, daß sie mit ihrer Mannschaft ein Heimspiel im Handball gewonnen hatte.

Für viele Frauen wird ihre Regel zur Ursache großer Verwirrung und Unsicherheit. Sie wissen über ihre fruchtbaren Tage nicht genau Bescheid, schämen sich des ausgeschiedenen Blutes und dessen Geruchs, sind mit den Möglichkeiten der Empfängnisverhütung unzufrieden, betrachten die allgemein üblichen Geburtspraktiken als empörend und empfinden Frauenärzten gegenüber gleichzeitig Abhängigkeit und Mißtrauen.

Manche Frauen haben ihr ganzes Leben lang kaum Menstruationsbeschwerden, die Geburten verlaufen unkompliziert, und der Übergang in die Menopause erfolgt ebenfalls problemlos. Andere wiederum leiden unter starken Regelbeschwerden, häufigen Scheideninfektionen, abnormalem Ausfluß, haben schwierige Geburten, benötigen zur Dämpfung unangenehmer Wallungen in den Wechseljahren synthetische Hormone und vielfach muß ihnen die Gebärmutter entfernt werden. Dabei könnten allein aufgrund der Ovar-Atmung bei vielen Frauen grundlegende Veränderungen im Menstruationszyklus und in anderen Aspekten ihres Lebens stattfinden. Der Körper der Frau, auch wenn sie schon zwei oder drei Kinder hat und keine weiteren mehr möchte, erzeugt in regelmäßigen Zyklen Ovar-Energie. Anstatt diese Energie zu verschwenden, kann man sie durch Transformation in eine andere Art von Energie für späteren Gebrauch speichern. Die entsprechenden Übungen bieten allen Frauen die Möglichkeit, diese Ovar-Kraft einzusetzen.

2. Yang-Energie im Menstruationszyklus

Der Menstruationszyklus setzt sich aus drei verschiedenen Phasen zusammen. Die erste Phase besteht in der Periode selbst. Nach der Blutung aktiviert einer der Eierstöcke einige noch unausgereifte Eizellen und gewöhnlich gelangt eine von ihnen zur vollen Reife. Von einer geleeähnlichen Substanz umgeben wird sie nun aus dem Eierstock ausgestoßen. In diesem Zeitraum, vom Ende der Blutung bis zur Ovulation (Eisprung), ist die Ovar-Kraft am stärksten. Nach Ansicht der Taoisten ist die Ovar-Energie während dieser Phase am stärksten Yang, also am heißesten.

Nach der Ovulation vernarbt der aufgebrochene Teil des Eierstocks wieder und bildet den Corpus luteum oder Gelbkörper. Der Gelbkörper produziert das Hormon Progesteron. Dieses Hormon verhindert, daß sich die Schleimschicht der Gebärmutter ablöst. Wenn das Ei durch eine Samenzelle befruchtet wird, also eine Schwangerschaft eintritt, setzt sich die Produktion von Progesteron während der gesamten Schwangerschaft fort. Erfolgt jedoch keine Befruchtung, schüttet der Eierstock Östrogen aus und der Menstruationszyklus beginnt wieder.

Die Taoisten meinen, und diese Ansicht wird heute von Frauen bestätigt, daß die Zeit zwischen Menstruation und Eisprung jene Phase ist, in der die Ovar-Atmung die besten Ergebnisse zeigt, wobei eine Fortsetzung dieser Praxis bis zum nächsten Zyklus dann nicht unbedingt notwendig ist. Durch die Ovar-Atmung wird dem Ei die Energie entzogen. Bedenken Sie, Sie haben Zugang zu einer Kraft, die so stark ist, daß sie Leben schenken kann!

C. Das Zwerchfell und andere Diaphragmen sind wichtig für die Ovar-Atmung

Der Körper besitzt nicht nur ein Zwerchfell (Diaphragma), sondern mehrere, zwerchfellähnliche Muskelplatten. Jeder von uns kennt das Zwerchfell unten im Brustraum, das Herz und Lunge von den Bauchorganen trennt und unsere Atmung unterstützt.

Beim Einatmen senkt sich das Zwerchfell und vergrößert so den Brustraum, wodurch sich die Lunge mit Luft füllen kann. Je tiefer der Atemzug, um so tiefer senkt sich das Zwerchfell.

Weniger bekannt sind hingegen das Diaphragma pelvis und das Diaphragma urogenitale, die das Becken vom Perineum trennen. Zur richtigen Beherrschung der Ovar-Atmung muß man außer dem Zwerchfell auch die beiden anderen Diaphragmen einsetzen.

Sie wirken wie Schleusentore, die sich öffnen, um Energie in die Organe zu pressen, oder wie Kolben, die Energie in höhere Zentren emporpumpen. Richtige Atmung erfolgt mit Hilfe dieser Diaphragmen. Sie ist ein äußerst wichtiger Bestandteil der taoistischen Praxis, um die von den Sexualorganen erzeugte Energie in eine höhere Energieform umzusetzen (Abb. 5–1).

Abb. 5–1

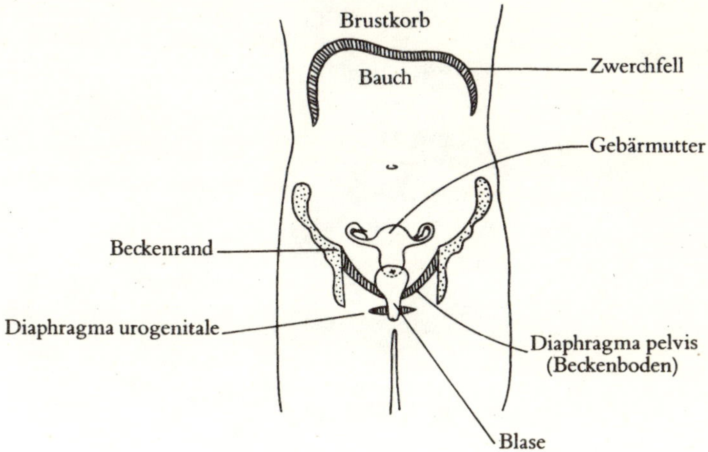

Richtige Tiefatmung geht vom Diaphragma pelvis und vom Diaphragma urogenitale aus

1. Das Diaphragma pelvis

Das Diaphragma pelvis (Beckenboden) ist eine Muskelwand, die sich über den unteren Teil des Rumpfes erstreckt. Es ist vorne zwischen den Schambeinknochen und hinten am Steißbein (am unteren Ende der Wirbelsäule) befestigt (Abb. 5–2). Es gibt mehrere Organe, die von diesen Muskelsträngen umgeben sind, da das Diaphragma pelvis den Bauchraum vom Perineum trennt. Dabei handelt es sich um die Harnröhre, die Scheide und das Rektum (Mastdarm). Eine Funktion des Diaphragma pelvis besteht darin, diese Organe zu stützen. Daher ermöglicht uns die Beherrschung dieser Muskelpartien auch mehr Kontrolle über die genannten Organe. Das Diaphragma pelvis bildet ebenfalls den Boden der Bauchhöhle, die den Magen, Dick- und Dünndarm, Leber, Blase und Nieren enthält. Es hilft diese lebenswichtigen Organe anzuheben und in Form zu halten.

Abb. 5–2

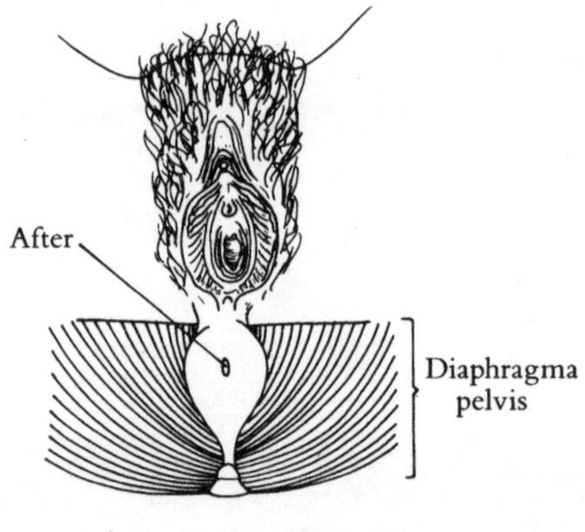

Das Diaphragma pelvis

2. Das Diaphragma urogenitale

Am Perineum, zwischen After und Scheide unterhalb des Beckenbodens, liegt eine weitere Muskelplatte, das Diaphragma urogenitale. Durch diese Muskelschicht hindurch verläuft die Harnröhre. An der Unterseite ist es mit dem Schaft der Klitoris verbunden (Abb. 5–3).

Abb. 5–3

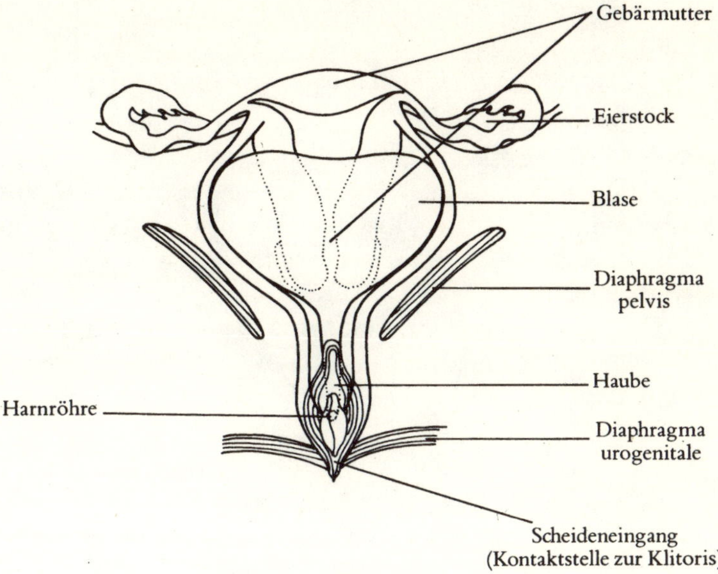

Das Diaphragma urogenitale

Diese beiden Diaphragmen versiegeln und bewahren die Lebenskraft oder Chi-Energie und verhindern, daß sie durch die unteren Körperöffnungen austritt. Sind die Öffnungen, die durch diese Muskelschichten verlaufen, fest geschlossen, steigert sich der Chi-Druck, die inneren Organe werden gekräftigt, und der Zustrom von Blut und Chi dorthin verbessert sich.

Warum wir diese anatomischen Strukturen so ausführlich beschreiben, werden sie später verstehen. Um diesen Körperbereich zu kräftigen, sind Übungen aus dem Eisenhemd-Chi Kung besonders geeignet. Sie bilden außerdem eine ausgezeichnete Ergänzung zu den Techniken des Ovar-Kung Fu.

D. Die Kreuzbein- und Schädelpumpe erleichtern den Fluß der Ovar-Energie

In der Wirbelsäule und im Schädel eingeschlossen (und dadurch geschützt) befindet sich das Herzstück des menschlichen Nervensystems. Es ist eingebettet in die cerebrospinale Flüssigkeit (Hirn-Rückenmarksflüssigkeit). Diese Flüssigkeit wird, den Taoisten schon seit langem bekannt, von zwei Pumpen zum Zirkulieren gebracht. Eine davon, die «Kreuzbeinpumpe», befindet sich im Sacrum (Kreuzbein-/Steißbeinbereich), während die andere im oberen Nackenbereich bzw. im Kopf liegt (Abb. 5–4). Viele Frauen, die diese Pumpen aktiviert haben, berichten, daß sie bei der Ovar-Atmung eine große «Energieblase» die Wirbelsäule emporsteigen fühlen.

1. Die Kreuzbeinpumpe

Im taoistischen System betrachtet man das Kreuzbein, in dem die Kreuzbeinpumpe liegt, als Transformationspunkt für die aus den Eierstöcken und dem Perineum kommende Sexualenergie, die dort bewahrt und gleichzeitig nach oben befördert werden kann. Man könnte dies mit einer Zwischenstation vergleichen, in der sich die Ovar-Energie oder das Ching Chi beim Zirkulieren durch den Körper verfeinert. Ist der Hiatus, der Kreuzbeinspalt, der in die Wirbelsäule überleitet, blockiert, kann die Lebenskraft nicht weiter empordringen und in die höheren Energiezentren fließen.

2. Die Schädelpumpe

Die Schädelkapsel gilt im taoistischen System schon seit langem als die Hauptpumpe, die die Energie aus den unteren Zentren in die höheren hinaufholt. Jüngste medizinische Untersuchungen haben ergeben, daß es beim Atmen zu winzigen Bewegungen der acht Schädelknochen kommt. Diese Schädelbewegungen sind für die Produktion und Wirkweise der cerebrospinalen Flüssigkeit verantwortlich, die Hirn und Rückenmark umgibt.

Abb. 5–4a **Abb. 5–4b**

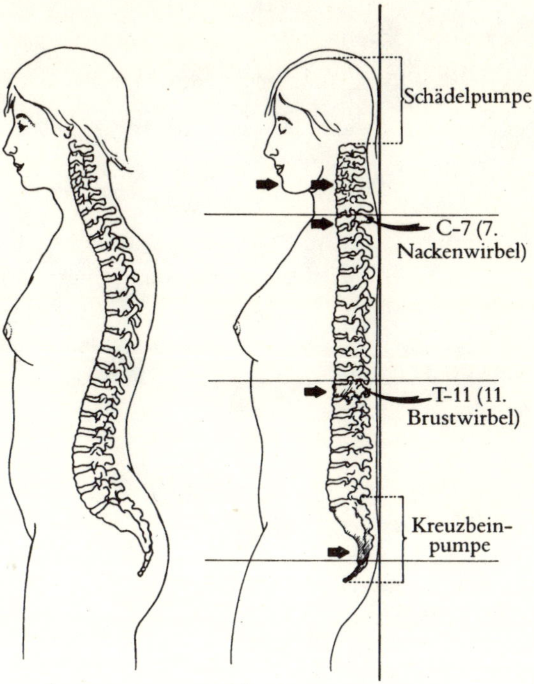

(a) Natürliche Krümmung der Wirbelsäule

(b) Kreuzbein- und Schädelpumpe

Hirn und Rückenmark sind wiederum für das Funktionieren des Nerven- und Energiesystems zuständig. Indem man die «Schädelknochen-Gelenke» kräftigt, erhöht man den Energiepegel und lindert auch Symptome wie Kopfschmerzen, Stirn- und Nebenhöhlenbeschwerden, Sehstörungen und Nackenverspannungen.

In der taoistischen Praxis ist die Beweglichkeit von Becken, Perineum, Diaphragma urogenitale und After sowie von Kreuzbein- und Schädelpumpe von größter Wichtigkeit für das Emporlenken der Sexualenergie in die höheren Zentren.

Um Kreuzbein- und Schädelpumpe bei der Ovar-Atmung in Gang zu setzen, gebraucht man gedankliche Kraft und ein leichtes

Anspannen der Nacken- und Kiefermuskulatur. Beim Großen Emporziehen verwenden wir eine stärkere Sperre, die durch Anspannen des Nackens, Zusammenpressen der Zähne, tiefes Einatmen mit Anhalten des Atems und Augenbewegungen zustande kommt, was eine noch stärkere Aktivierung dieser Pumpen ermöglicht.

E. Der Chi-Muskel wirkt beim Lenken des Energieflusses unterstützend

Wir wir bereits wissen, besteht eines der Hauptziele der taoistischen Praktiken darin, den Fluß des Chi, unserer Lebenskraft, in den Organen und Drüsen zu verstärken. Lenkt man die heilende Sexualenergie nicht in die Organe, wird der Liebesakt zu einer Form gewöhnlicher sozialer Kommunikation und endet damit, daß Drüsen und Organe ausgelaugt und ihrer Energien beraubt werden. Zur Kontrolle über den Fluß der Sexualenergie ist ein gut ausgebildeter Chi-Muskel äußerst wichtig. Der Chi-Muskel umfaßt die im Perineumsbereich liegenden Muskeln.

1. Die Kraft des Perineums (Damm)

Der Perineumbereich, zu dem der After und die Sexualorgane gehören, ist der Sitz der Yin-Energie (kalte Energie). Er steht mit allen Drüsen und Organen in enger Verbindung (Abb. 5–5). Die chinesische Bezeichnung für das Perineum, Hui Yin, bedeutet soviel wie «Sammelpunkt aller Yin-Energie» oder «zuunterst liegender Energiesammelpunkt». Er wird auch als das «Tor von Leben und Tod» bezeichnet. Dieser Punkt liegt zwischen den beiden Hauptausgängen: After und Sexualorgane. Das vordere Tor der Scheide bildet einen großen Ausgang für die Lebenskraft. Hier kann das Chi wie durch ein Leck leicht ausfließen und die Organe in ihrer Funktion schwächen. Die Scheidenwände, die in der Jugend oder nach erholsamem Schlaf fest sind, erschlaffen bei Ermüdung und mit zunehmendem Alter. Daher sollten die Scheidenwände, die den PC-Muskel beherbergen, gekräftigt werden, um den Fluß der Lebenskraft-Energie zu gewährleisten. Das hintere Tor ist der After. Auch hier kann viel Energie aussickern, wenn die Gesäßmuskulatur und der Schließmuskel erschlafft sind.

Abb. 5–5

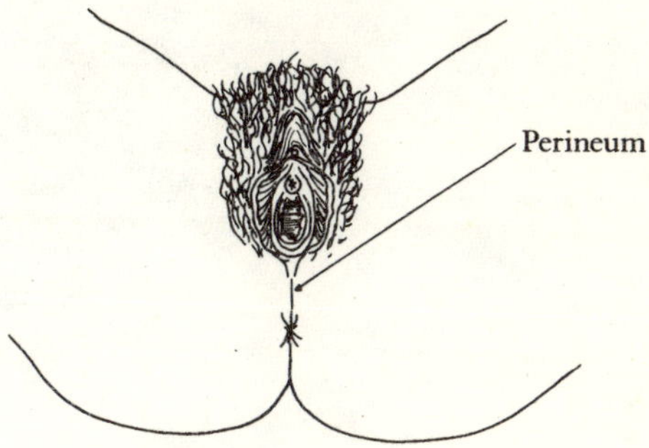

Das Perineum (Hui-Yin): Sitz der Yin-Energie

Auch der Perineumbereich wirkt als Pumpe. Der Chi-Muskel, bestehend aus dem PC-Muskel, den Muskeln des Diaphragma pelvis und Diaphragma urogenitale, dem Afterschließmuskel und vielen anderen unwillkürlichen Muskeln, beeinflußt den Vorgang des Emporpumpens. Wenn die Energie der Ovar-Atmung in diesen Bereich strömt, ziehen sich Perineum, Vagina und After beinahe automatisch zusammen, versiegeln die Lebenskraft und lassen sie in der Wirbelsäule hochsteigen.

2. Die Verbindung der einzelnen Abschnitte des Afters mit den Organ-Energien

Die verschiedenen Abschnitte des Afters sind eng mit dem Organ- und Drüsen-Chi verbunden. Ist der After nicht versiegelt, d. h. fest zusammengezogen, können wir die für unsere Lebenskraft und Sexualenergie benötigte Nahrung durch einen «Fluß ohne Wiederkehr» leicht verlieren. Diese Kräfte treten dann unwiederbringlich aus.

Abb. 5–6

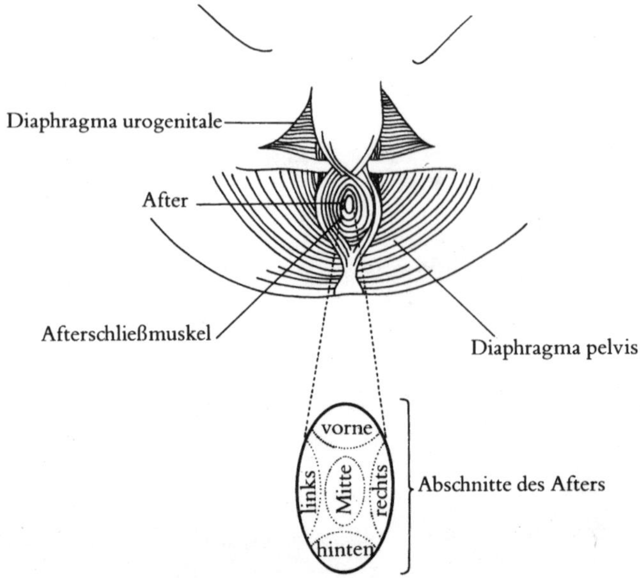

Der After wird in fünf Abschnitte unterteilt

Der After wird in fünf Abschnitte unterteilt: Mitte, vorne, hinten, links und rechts (Abb. 5–6). Durch Zusammen- und Hochziehen der einzelnen Abschnitte des Afters zieht man gleichzeitig den Perineumbereich empor, dem auch der After zugeordnet ist.

Abb. 5–7

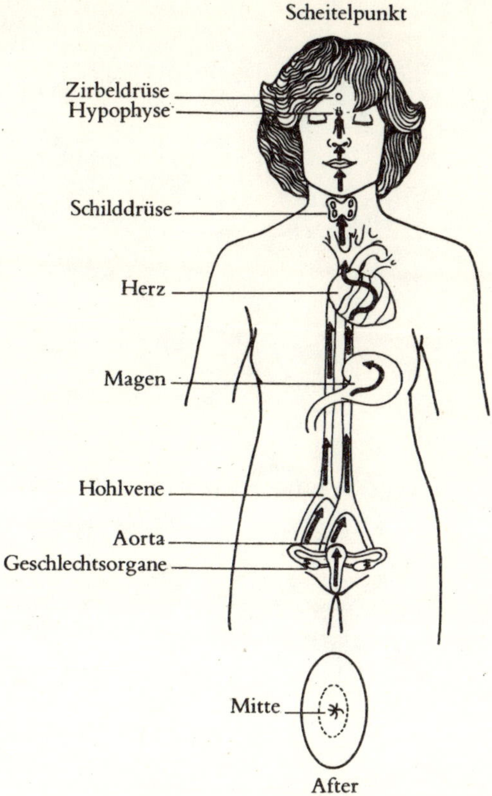

Den mittleren Abschnitt des Afters hochziehen

a. Der mittlere Abschnitt

Das Chi des mittleren Abschnittes ist folgendermaßen mit den Organen und Drüsen verbunden: Scheide-Gebärmutter, Aorta, Vena cava inferior (untere Hohlvene), Magen, Herz, Schilddrüse und Nebenschilddrüse, Hypophyse, Zirbeldrüse und Scheitelpunkt (Abb. 5–7).

Abb. 5–8

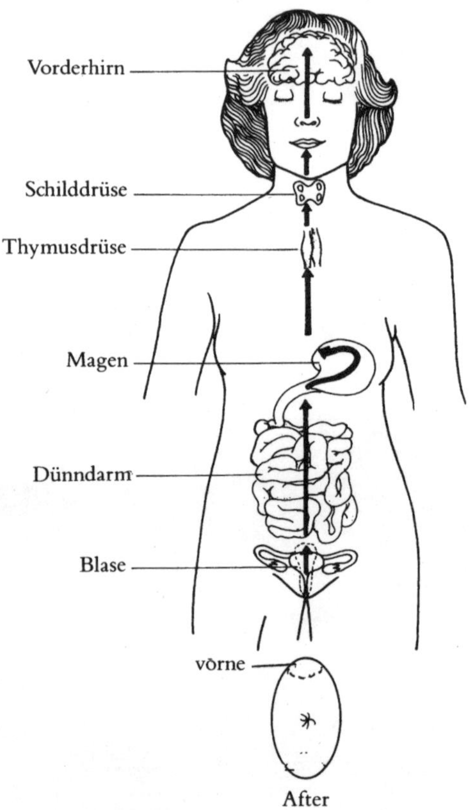

Den Vorderabschnitt des Afters hochziehen

b. Der vordere Abschnitt

Das Chi des vorderen Abschnittes steht mit folgenden Organen und Drüsen in Verbindung: Blase, Gebärmutterhals, Dünndarm, Magen, Thymusdrüse, Schild- und Nebenschilddrüse und Vorderhirn (Abb. 5–8).

Abb. 5–9

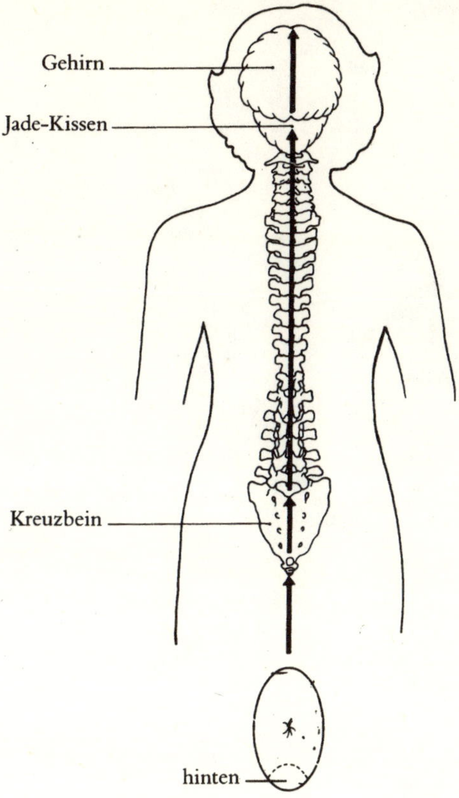

Der hintere Abschnitt des Afters wird hochgezogen

c. Der hintere Abschnitt

Das Chi dieses Bereiches ist folgenden Körperteilen zugeordnet: Sakrum (fünf Wirbel, die zum Kreuzbein verwachsen sind), (fünf) Lendenwirbel, (zwölf) Brustwirbel, (sieben) Halswirbel und Kleinhirn (Abb. 5–9).

Abb. 5–10

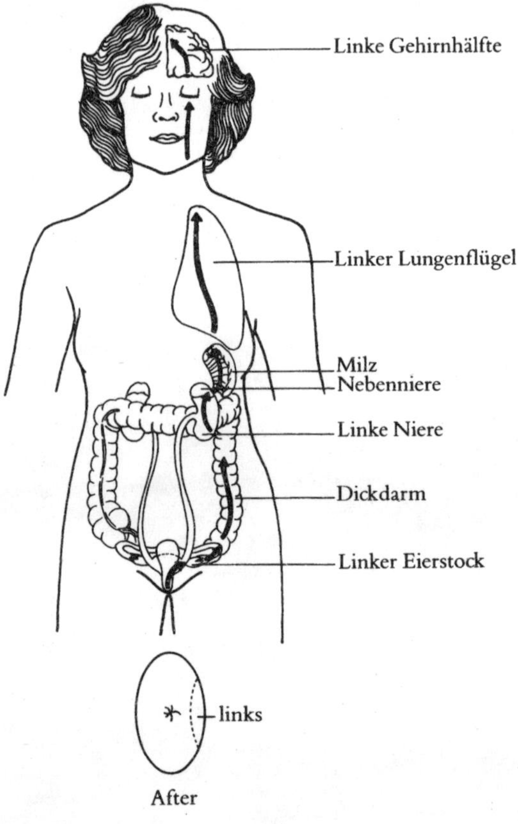

Der linke Abschnitt des Afters wird hochgezogen

d. Der linke Abschnitt

Das Chi des linken Abschnittes hängt mit folgenden Organen und Drüsen zusammen: linker Eierstock, Dickdarm, linke Niere, linke Nebenniere, Milz, linker Lungenflügel und linke Gehirnhälfte (Abb. 5–10).

Abb. 5–11

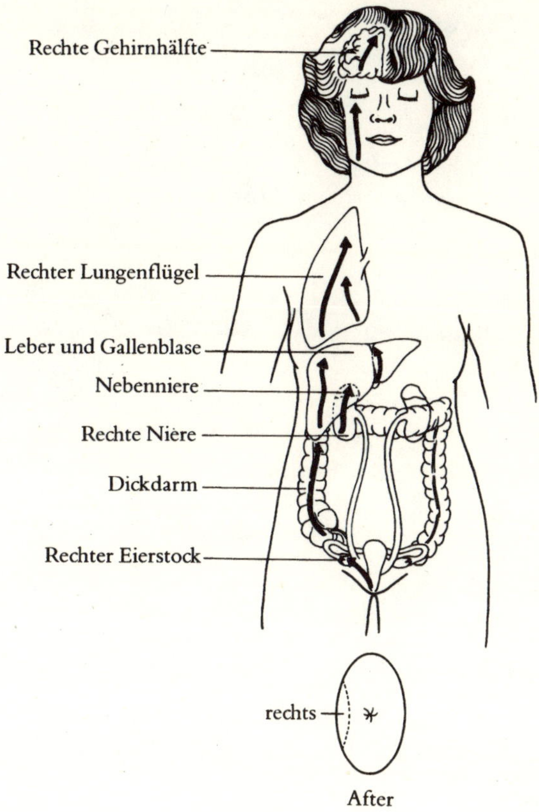

Der rechte Abschnitt des Afters wird hochgezogen

e. Der rechte Abschnitt

Das Chi des rechten Abschnittes steht mit folgenden Organen und Drüsen in Verbindung: rechter Eierstock, Dickdarm, rechte Niere, rechte Nebenniere, Leber, Gallenblase, rechter Lungenflügel und rechte Gehirnhälfte (Abb. 5–11).

Sobald Sie Ihren Chi-Muskel so gut unter Kontrolle haben, daß Sie ihn bewegen können, wie Sie wollen, werden Sie Ihre heilende Sexualkraft zu den Organen und Körperteilen lenken können, die Heilung brauchen, und Sie werden auch fähig, während des Liebesaktes Ihre Energie zu Ihrem Partner zu lenken, um ihm zu helfen.

F. Die Yang-Energie der Eierstöcke – eine schöpferische und heilende Kraft

Die Tao Meister besaßen eine außergewöhnliche Beobachtungsgabe. Ihre Entdeckungen auf dem Gebiet der Sexualität sind über lange Zeiträume hindurch erhalten geblieben – was in China nicht nur Jahrhunderte, sondern Jahrtausende umfaßt – und haben erstaunlicherweise übereingestimmt, obwohl viele taoistische Gruppen nichts über das Wissen anderer Gemeinschaften, deren Aufenthaltsort oder überhaupt deren Existenz wußten, da diese esoterischen Praktiken streng geheim gehalten wurden.

Die alten Meister stellten fest, daß die Eierstöcke – jene «Fabrik», die Sexualenergie in Form von Eizellen und weiblichen Hormonen herstellt – von größter Wichtigkeit sind. Alle lebenswichtigen Organe, z. B. auch das Gehirn, müssen ihren Teil zur Erhaltung der Eierstockfunktionen beitragen. Weiter weisen die alten Berichte darauf hin, daß in der ersten Phase des weiblichen Zyklus große Mengen heißer Lebenskraft-Energie, die sie Yang Ching Chi (Ovar-Chi) nannten, dort gespeichert werden.

Die Yang-Energie aktiviert das Ei während des Eisprungs, d. h. sie lädt es mit dem vollen Potential der Lebenskraft auf. Yang-Energie ist eine starke, verjüngende Energie, die vor allem schöpferische Kraft, aber auch Heilkraft besitzt.

Wenn sich der Menstruationszyklus fortsetzt und das unbefruchtete Ei vom Körper abgestoßen wird, wandelt sich – nach taoistischer Beschreibung – die Energie von heiß nach mild-warm (Abb. 5–12). Sämtliche Sexualenergie, ob männlich oder weiblich, ist im latenten bzw. nichterregten Zustand Yin. In dieser Phase des Zyklus ist die Sexualenergie nun (auch bei sexueller Erregung) in ihrer Qualität eher Yin, und daher wirkt sie jetzt eher heilend als schöpferisch. Man sollte diese Kraft unbedingt nützen und ihre Vitalität nicht einfach ausfließen lassen.

Das Ovar- oder Ching Chi ist dichter als die Lebenskraft-Energie, die gewöhnlich im Kleinen Energiekreislauf zirkuliert. Aufgrund ihrer Dichte bewegt sich diese Kraft langsamer, und sie benötigt viel Hilfe, um in ein höheres Energiezentrum zu gelangen. Bevor man mit der Praxis der Ovar-Atmung und des Großen Emporziehens beginnt, sollte man deshalb sichergehen, daß der Kleine Energiekreislauf geöffnet ist und das Chi richtig fließt. Je weiter der Orgasmus dann nach innen gerichtet ist und je höher Sie ihn emporziehen können, um so mehr Heilung und Revitalisierung werden Sie durch das Ching Chi (die Sexualenergie) erfahren. Diese Energie kann auch zur Heilung und Revitalisierung Ihres Partners eingesetzt werden.

Abb. 5–12

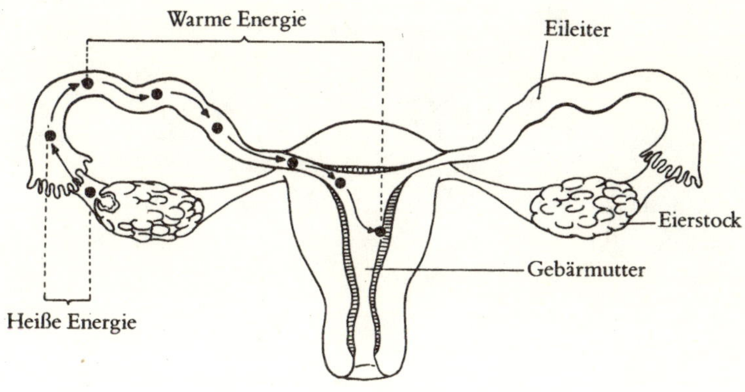

Während der ersten Phase des Eisprungs ist die Energie heiß. Auf dem Weg vom Eileiter zur Gebärmutter ändert sich die Temperatur.
Die Energie ist nun warm.

Die Energie in der Ovulationsphase

II. Methoden der Einzelpraxis: Die Ovar-Atmung und die Ovar- und Vaginalkompression

Die Übung der Ovar-Atmung wird Ihnen dabei helfen, den Kleinen Energiekreislauf zu öffnen und zu nützen. Sie setzen Ihre geistige Kraft ein, um die warme, lebensvolle Yang-Energie der Eizelle in die Wirbelsäule bis zum Kopf emporzuziehen. Anschließend fließt sie zum dritten Auge (zwischen den Augenbrauen), durch die Zunge zum Herzen hinab, zum Solarplexus und zuletzt zum Nabel, wo sie gespeichert wird. Das heißt, Sie verwenden jene Energie, die von Eierstöcken, Eizellen und Hormonen selbst erzeugt wird. Zuerst läuft dieser Vorgang langsam ab, aber später genügt schon ein einziger Gedankenimpuls, um angenehme Energiewellen über den Rücken bis zum Kopf zu senden.

Die zweite Übung, die Ovarkompression, ermöglicht Ihnen eine bessere Beherrschung des Chi-Muskels, um warme Ching-Energie in den Eierstöcken aufzubauen und sie gefahrlos emporzulenken.

Die dritte Technik, das Große Emporziehen, wird im sechsten Kapitel behandelt. Dabei lernen Sie, die Ching-Energie auch im Erregungszustand in den Griff zu bekommen und den Orgasmus nach innen bzw. oben auszudehnen. Das ist der kraftvollste Weg, Organe, Drüsen und Gehirn zu energetisieren und zu revitalisieren. Diese Energie ist, ähnlich einem wilden Pferd, am schwierigsten zu kontrollieren. Es empfiehlt sich, diese Praxis anfangs allein mittels Selbsterregung zu üben, bevor Sie versuchen, Ihre Sexualenergie zum explosivsten Zeitpunkt, das heißt mit einem Partner beim Liebesakt, zu zähmen.

A. Die Ovar-Atmung

1. Einführung in die Ovar-Atmung

Die Ovar-Atmung erfordert eine sehr sanfte Kontraktion des Chi-Muskels, so fein wie Blütenblätter, die sich schließen, und so minimal, daß jede Verringerung der Kontraktion keinerlei Bewegung mehr auslösen würde. Die verschiedenen Stellungen für diese Übung werden weiter unten beschrieben.

Zuerst richten Sie Ihre Aufmerksamkeit auf beide Eierstöcke. Dann sammeln Sie in dem Bereich, der «Ovar-Palast» genannt wird, Energie an und leiten sie durch die Gebärmutter hindurch zum Damm (Perineum). Von dort wird sie über den Rücken bis zum Gehirn gelenkt, und über die Zunge als Verbindungsstück fließt die Energie wieder zum Nabel, wo sie gespeichert werden kann.

Ovar-Energie gilt als «heiße» Energie und kann als solche im Herz- oder Nabelzentrum angesammelt werden. Manche Übenden speichern im Herzen zuviel Energie an. Sie stellen fest, daß sie Herzstechen und Atembeschwerden bekommen. Das weist auf überschüssige Energie hin, die nicht genügend zirkuliert. Daher empfehlen wir, im Anfangsstadium die Sexualenergie im Nabel zu sammeln und sie erst nach fortgesetzter Praxis im Herzen zu speichern, um Liebe, Freude und Mitgefühl zu mehren.

2. Stellungen

Die Ovar-Atmung kann in drei verschiedenen Positionen ausgeführt werden: Im Sitzen, Stehen oder Liegen.

a. Im Sitzen
Ziehen Sie Einfachheit und Bequemlichkeit vor, verwenden Sie diese Position (Abb. 5–13). Das Sitzen auf einem Stuhl vereinfacht die Praxis, was wiederum Entspannung und Konzentration fördert.

Sie sitzen auf der Stuhlkante, wobei Ihr Gewicht auf beiden Beinen und dem Gesäß ruhen sollte. Verlagern Sie dabei nicht das gesamte Gewicht auf die Sitzknochen, weil das nach einiger Zeit zu Schmerzen im Ischiasnerv führen kann. Scheide und Damm sollten nicht eingeengt sein. Es empfiehlt sich, bequeme Unterwäsche oder lose Kleidung zu tragen, um die Genitalien vor Zugluft zu schützen. Als gute, seit altersher benutzte Hilfe kann man einen harten, runden Gegenstand, z. B. einen Ball, so auf die Sitzfläche legen, daß er direkt auf Scheide und Klitoris drückt. Oder man setzt sich auf eine Ferse und preßt sie fest gegen die Klitoris, um das Chi leichter zu aktivieren. Wenn Sie den Kleinen Energiekreislauf und Eisenhemd-Chi Kung praktizieren, sollten Sie im Emporlenken der Energie schon geübt sein. Sie können diesen Schritt dann auslassen. Legen Sie die Zunge an den Gaumen. Das ist unbedingt nötig, um die Verbindung zwischen dem Lenker- und Diener-Gefäß herzustellen (Abb. 5–14). Die Füße sind fest mit dem Boden verwurzelt, und die Hände ruhen mit den Handflächen nach unten auf den Knien. Halten Sie den Rücken vor allem im Taillenabschnitt möglichst gerade, im Hals- und Nackenbereich hingegen ein wenig gerundet. Diese minimale Vorwärtskrümmung im oberen Rücken entspannt den Brustkorb und erleichtert den Kraftfluß durch Nacken, Brustkorb und Unterleib. Halten Sie auch das Kinn leicht gesenkt. Eine militärische Haltung mit hocherhobenem Kopf und zurückgezogenen Schultern führt eher zu einem Energiestau im oberen Körperbereich und verhindert, daß die Kraft auch durch die unteren Zentren strömt.

Eine Variante der Sitzposition besteht im Kreuzen der Beine, entweder im Lotussitz oder im Schneidersitz. Natürlich sind uns die esoterischen Vorzüge der Lotusposition bekannt, aber die chinesische Praxis schreibt diesem Sitz auch einige Nachteile zu. Manche Mönche litten unter starken Ischiasbeschwerden oder wurden durch ausgedehnte tage- und wochenlange ununterbrochene Meditationen im Lotussitz verkrüppelt. Wenn die Fußsohlen außerdem den Boden nicht direkt berühren, verhindert dies die Aufnahme der Yin-Kraft der Erde durch die Füße. Der menschliche Körper ist so gestaltet, daß er die Erdenergie durch den Nierenpunkt (N1) und andere Meridiane in den Füßen aufnimmt, sie filtert und erst dann zum Steißbein und Gehirn weiterfließen läßt. Bei manchen Leuten können Schwierigkeiten auftraten, wenn sie

Abb. 5–13

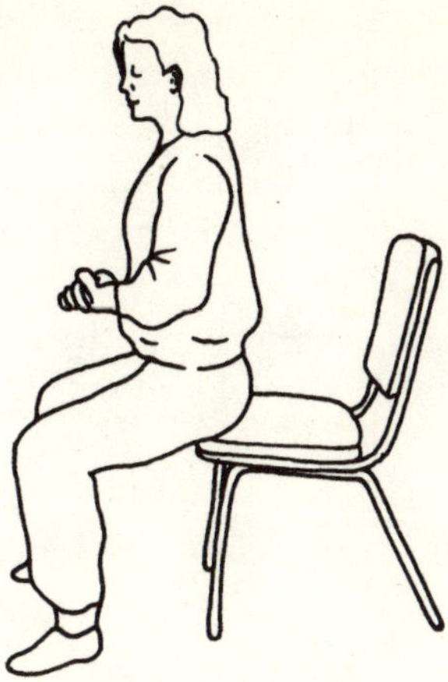

Die richtige Sitzhaltung

Abb. 5–14

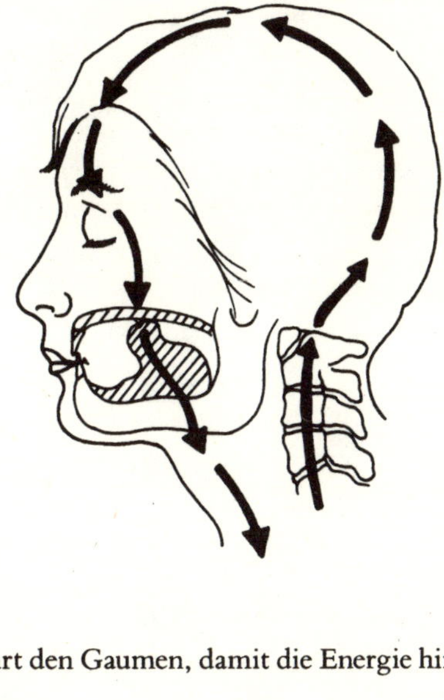

Die Zunge berührt den Gaumen, damit die Energie hinabfließen kann.

zuviel «rohes» Erd-Chi direkt durch Perineum und Kreuzbein absorbieren, wie das bei der Lotusposition der Fall ist. Sie reagieren schließlich allergisch auf diese unverdaute Energie, was sich durch zahlreiche unangenehme Symptome bemerkbar macht. Der Lotussitz kann aber von all jenen angewendet werden, die daran gewöhnt sind und ihn für gut befinden, solange diese Stellung wirklich bequem ist und Sie all Ihre Aufmerksamkeit auf die Übung verwenden können. Nur bieten die Positionen mit gekreuzten Beinen kaum die Entspannung im Perineum, die durch das Sitzen auf einer Stuhlkante möglich ist.

b. Im Stehen

Eine weitere geeignete Position ist das Stehen. Die obige Anweisung, die Zungenspitze an den Gaumen zu legen und eine gerade Haltung zu haben (mit leichter Rundung des oberen Rückens), gilt auch hier.

Stehen eignet sich besonders gut für die Ovar-Atmung, da sich Kreuzbein und Becken dabei entspannen können. Entspanntes aufrechtes Stehen gibt außerdem eine gute Haltung. Man steht mit den Füßen in Schulterbreite gespreizt, die Arme lose an der Seite herabhängend. Achten Sie darauf, sich wirklich zu entspannen, denn sonst kann sich das Chi in der Herzgegend stauen und Reizbarkeit verursachen.

c. Im Liegen

Zu Beginn, wenn Sie den Energiefluß noch nicht ganz kontrollieren können, sollten Sie bei den Übungen nicht flach auf dem Rükken liegen. In dieser Position liegt der Brustkorb höher als der Unterleib und erhält dann zuviel Energie. Sie sollten auch nicht auf der linken Seite liegen. Diese beiden Stellungen belasten das Herz unnötigerweise. Wenn Sie beim Praktizieren liegen möchten, dann auf der rechten Seite. Legen Sie ein Kissen unter den Kopf, so daß er etwa neun bis zwölf Zentimeter angehoben wird und genau in der Mitte zwischen den Schultern ruht. Vier Finger der rechten Hand werden direkt vor das rechte Ohr gelegt, während man mit dem Daumen das Ohr leicht nach vorne drückt, um es offen zu halten. Das Ohr muß offen bleiben, damit Luft durch die Eustachische

Röhre strömen und so den Druck zwischen rechtem und linkem Ohr ausgleichen kann. Das ist sehr wichtig, da bei dieser Übung starker Chi-Druck erzeugt werden kann. Die linke Hand ruht an der Außenseite des linken Oberschenkels, das rechte Bein ist ausgestreckt. Das linke Bein, das auf dem rechten ruht, wird leicht angewinkelt (Abb. 5–15).

Abb. 5–15

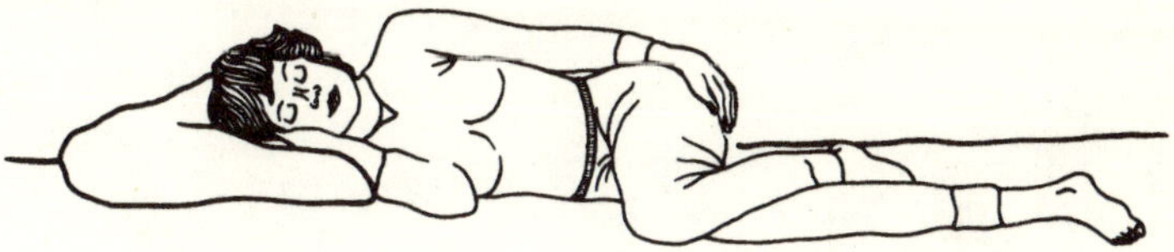

Die beste Liegeposition für die Ovar-Atmung: Man liegt auf der rechten Seite, ein Kissen unter dem Kopf. Das rechte Bein ist gestreckt, das linke ruht auf dem rechten Oberschenkel, und die rechte Hand stützt den Kopf.

Tiere schlafen oft in einer ähnlichen Position. Sie folgen dabei einem weisen Instinkt, denn diese Stellung befreit die Wirbelsäule vom Druck der Schwerkraft und erlaubt ihr, ihre natürliche Krümmung anzunehmen. Auf der rechten Seite zu liegen, kann eine Erleichterung für das Rückgrat bedeuten und Spannungen und Verkrampfungen mildern.

Wie schon erwähnt, können Sie auch auf dem Rücken liegen, sobald Sie den Umgang mit der Energie gut beherrschen, aber achten Sie darauf, daß sich die Energie nicht im Brustkorb oder in der Herzgegend staut.

3. Schritt für Schritt vorgehen

In diesem Abschnitt wird jeder Schritt in allen Einzelheiten erklärt. Der nächste Abschnitt führt Sie dann im Zusammenhang durch die Übung und abschließend bietet der fünfte Abschnitt eine Zusammenfassung der Praxis, die Sie später als Richtlinie verwenden können, wenn Sie sich bereits auf einer fortgeschrittenen Stufe befinden.

Wenn nicht anders angegeben, wird immer durch die Nase geatmet. Nasenatmung ermöglicht eine bessere Kontrolle über die eingeatmete Luft. Die Luft ist schon gefiltert und vorgewärmt, und die Lebenskraft ist in ihr als angenehme, ausgewogene Kraft spürbar.

Sie sitzen oder stehen aufrecht, die Füße etwa in Schulterbreite flach auf den Boden gedrückt. Vergessen Sie nicht, leichte bequeme Kleidung zu tragen, um die Geschlechtsorgane vor Zugluft zu schützen und das Austreten von Energie zu verhindern. Üben Sie keinesfalls unbekleidet in einem kalten Raum, da Sie sonst sehr viel Chi verlieren.

Achten Sie darauf, sich wirklich zu entspannen. Wenn Sie angespannt sind, machen Sie ein paar Dehnübungen oder gehen Sie zuerst ein wenig spazieren, um die Praxis dann gelöst durchführen zu können.

a. Die Energie wird in den Ovar-Palast und anschließend zum ersten Punkt – dem Perineum – geleitet

1) Das Ansammeln der Energie im Ovar-Palast: Beginnen Sie die Übung, indem Sie den Ovar-Palast genau lokalisieren. Legen Sie beide Daumen waagerecht auf den Bauch, die Daumenspitzen berühren sich im Nabel und bilden Sie dann mit Hilfe der Zeigefinger ein Dreieck. Der Punkt, an dem sich die Zeigefinger berühren, ist der Ovar-Palast. Indem Sie die kleinen Finger abspreizen, finden Sie die Stelle, an der die Eierstöcke liegen (Abb. 5–16). Erfühlen Sie die Eierstöcke durch die kleinen Finger. Reiben Sie den Bereich, bis er sich erwärmt. Konzentrieren Sie sich, um mehr Energie in den Ovarien und Eizellen zu erzeugen. Gleichzeitig setzen Sie Ihre geistige Kraft ein, um mit Hilfe des PC-Muskels die Scheide so sanft wie Blütenblätter zu öffnen und zu schließen. Die Energie manifestiert sich möglicherweise durch Empfindungen wie Wärme, Straffung, Anschwellen, Prickeln usw. Jede Person kann auf diese Energie anders reagieren. Sobald diese Empfindung wahrnehmbar ist, atmen Sie ein und bringen die Energie zum Ovar-Palast (wo die Zeigefinger einander berühren). Durch das sanfte Öffnen und

Schließen der Scheide sowie Ihre Konzentration können Sie allmählich die Energie der Eierstöcke sammeln und im Ovar-Palast speichern.

Abb. 5–16

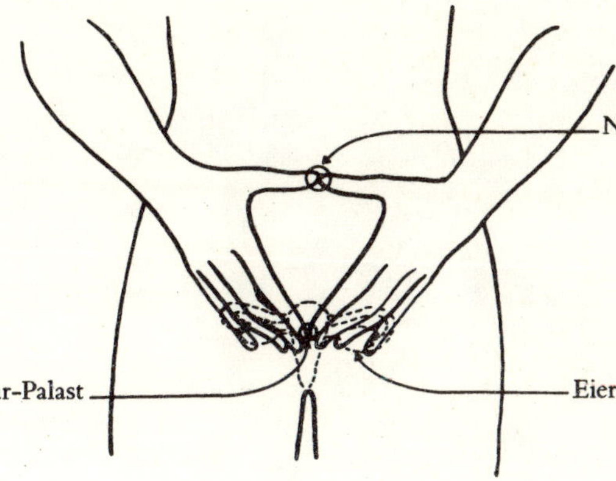

Das Auffinden der Eierstöcke und des Ovar-Palastes

2) Der erste Haltepunkt: das Perineum: Atmen Sie nur ganz kurz ein (das gilt immer beim Hinweis «einatmen»). Beim Einatmen ziehen Sie die Energie der Eierstöcke vom Ovar-Palast hinab zum Damm (Perineum), indem Sie große und kleine Schamlippen kontrahieren, zum Perineum hinziehen und dann den vorderen Abschnitt des Afters (Perineum) kontrahieren und nach oben ziehen. Bedenken Sie dabei, daß die Kontraktion der Scheide durch den PC- Muskel erfolgt, eine Gruppierung von Muskeln, die wir als Chi-Muskeln bezeichnen. Bei diesem Vorgang wird der gesamte Komplex des Chi-Muskels kontrahiert, was sich im Zusammen- und Hochziehen des Afters fortsetzt. Da dieser Bereich auch zum Perineum gehört, können wir davon ausgehen, daß «After zusammen- und hochziehen» soviel wie «Perineum zusammen- und hochziehen» bedeutet. Um bei der weiteren Beschreibung der Muskelkontraktionen, die bei der Ovar-Atmung eingesetzt werden, Verwirrung zu vermeiden, wird eine Kontraktion des Chi-

Muskels im weiteren Text als «Zusammen- und Hochziehen des Perineums» bezeichnet. Möglicherweise fühlen Sie schon, welcher Bahn die Energie folgt, das heißt, sie fließt von oben durch die ganze Gebärmutter, den Gebärmutterhals und die Scheide bis zum Perineum. Die Energie nimmt vielleicht auch den Umweg über Schaft und Eichel der Klitoris, bevor sie das Perineum erreicht. Sie sollten in jedem Fall spüren, wie die Kraft vom Ovar-Palast zum Damm strömt, gleichgültig, ob Sie nun den genauen Verlauf feststellen können oder nicht. Atmen Sie in ganz kurzen Zügen ein, ohne dazwischen auszuatmen, verschließen Sie die Vagina fest und halten Sie die Ovar-Energie einige Zeit im Vorderabschnitt des Perineums (Abb. 5–17).

Abb. 5–17

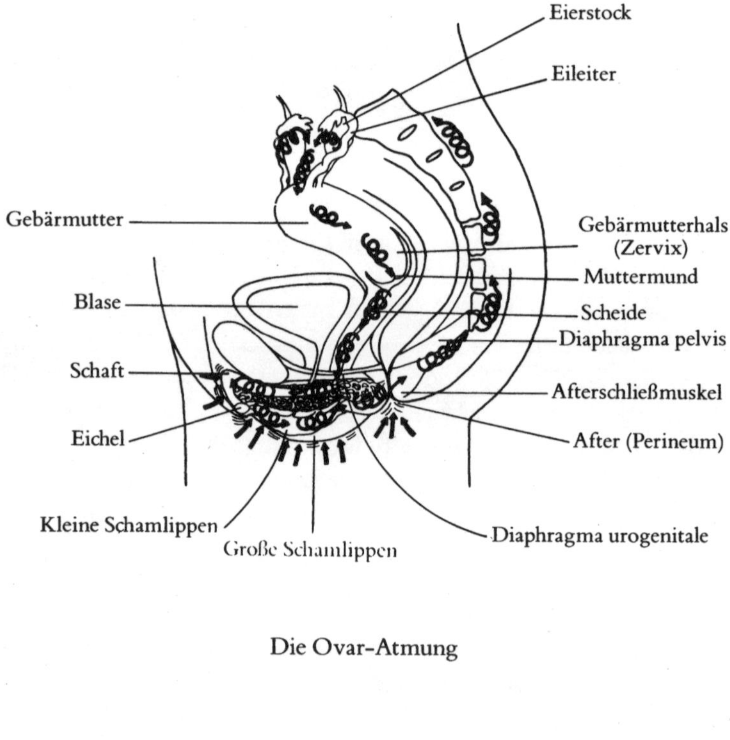

Die Ovar-Atmung

Dann atmen Sie aus. Kommen Sie wieder zu den Eierstöcken zurück und konzentrieren Sie sich auf die Wärmeempfindung. Lenken Sie sie geistig von den Eierstöcken bis zum Vorderabschnitt des Perineums, wobei der Energiefluß über die Gebärmutter, durch den Zervikalkanal und an der Scheidenrückwand bis zum Perineum verläuft. Spüren Sie den Strom, während er die wenigen Zentimeter zum Perineum hinabfließt, was Sie diesmal durch konzentrierte Aufmerksamkeit auf das Perineum bewirken, um die Kraft dort festzuhalten. Es ist wichtig, daß Sie die Konzentration an diesem Punkt aufrechterhalten, denn sobald sie nachläßt, tritt die warme Sexualenergie dort aus. Achten Sie jetzt auf den Kraftfluß, der vom Ovar-Palast zum Damm strömt. Der Verlauf vom Einatmen bis zum Ausatmen gilt als ein Schritt. Diese Stufe wird bei jeder Sitzung neunmal wiederholt. Sie gehen jedesmal wieder zu den Eierstöcken zurück und atmen dort mehrmals ein und aus, um mehr Energie aufzubauen, bevor Sie das Ganze wiederholen.

3) Das Bewahren der Sexualenergie im Perineum-Punkt: Stellen Sie sich vor, daß Sie ein Glas voll Wasser durch einen Strohhalm austrinken wollen. Sie werden das Glas nicht in einem Zug leeren können. Sie müssen absetzen, um zu atmen, und wenn Sie das bereits im Halm befindliche Wasser nicht halten oder bewahren können, wird es wieder ausfließen. Beim nächsten Schluck müssen Sie also wieder von vorne beginnen und am Strohhalm ziehen. Legen Sie jedoch einen Finger auf das obere Ende des Halms, kann das Wasser nicht zurückfließen. So ähnlich ist es mit dem Festhalten des Ching-Chi im Perineum, denn sobald Sie Ihre Konzentration lokkern, sinkt die warme Energie in die Sexualorgane zurück und sikkert durch die Vagina aus. Durch regelmäßige Praxis lernen Sie, die Energie mit der Kraft des Geistes dort festzuhalten. Üben Sie so lange, bis Ihnen dies gelingt, vielleicht schon beim ersten Mal oder erst nach einiger Zeit.

4) Rückkehr zum Ovar-Palast: Welchen Energie-Transformationspunkt es auch zu erreichen gilt, man geht jedesmal vom Ovar-Palast aus und kehrt wieder dorthin zurück. Üben Sie die Ovar-

Atmung, indem Sie die Vagina immer leicht öffnen und schließen, um die Energie im Ovar-Palast zu sammeln. Sobald Sie dort genügend Ovar-Energie spüren, wiederholen Sie den Vorgang, bei dem Sie die Energie zum Perineum lenken: Dabei atmen Sie jedesmal kurz ein und schließen die Scheide durch eine ganz geringe Kontraktion des Chi-Muskels. Gleichzeitig ziehen Sie die Energie bis zum Perineum und ziehen anschließend den Vorderabschnitt zusammen und hoch. Holen Sie mehrmals ganz kurz Luft, ohne auszuatmen (der Atem wird angehalten) und verschließen Sie die Scheide fest. Lenken Sie Ihre Wahrnehmung auf den Perineum-Punkt, so daß die Ovar-Energie dorthin strömen kann. Bewahren Sie die Energie nun im Vorderabschnitt. Während des Ausatmens gehen Sie zum Ovar-Palast zurück, machen eine kleine Ruhepause und lenken dann wieder Ching-Chi vom Ovar-Palast zur Vagina, über die Klitoris bis zum Perineum. Ein Teil Ihrer Aufmerksamkeit bleibt dabei gleichzeitig auf den Perineum-Punkt gerichtet und hält die dort angesammelte Energie fest. Wenn Sie lediglich Ihre Muskeln üben, ohne sich des Flusses der Lebenskraft- und Sexualenergie bewußt zu sein, werden die Ergebnisse auch nur sehr gering sein. Üben Sie etwa ein bis zwei Wochen, aber mindestens solange, bis Sie den Energiefluß von den Eierstöcken zum Ovar-Palast und bis zum Perineum-Punkt eindeutig fühlen können. Man spürt dabei, wie die Energie bis zur Vagina hinabströmt und die Empfindung intensiviert sich, wenn sie bis zur Klitoris gelangt.

Vergessen Sie nicht, immer durch die Nase zu atmen (wenn nicht anders angegeben), denn die Nasenatmung ermöglicht eine bessere Kontrolle über die eingeatmete Luft. Außerdem sollte nur in ganz kurzen Zügen eingeatmet werden.

Der gesamte Körper muß entspannt sein. Lassen Sie sämtliche Spannungen los. Betrachten Sie die Ovar-Atmung eher als Meditation. Versuchen Sie, nur mit Ihrer Geisteskraft die Sexualenergie zu bewegen. Bei fortgesetzter Praxis werden Sie lernen, das heiße, in den Eierstöcken gespeicherte Ching Chi zu identifizieren. Beginnen Sie die Ovar-Atmung und das Energiesammeln immer zuerst an den Eierstöcken, bis Sie die Energie deutlich spüren.

b. Der Energiefluß entlang der Wirbelsäule: das Kreuzbein, der erste Energietransformationspunkt

Im Kreuzbein kann zum einen Energie gespeichert werden, zum anderen dient es als Umwandlungsstelle, die das Ching Chi auf die erste Stufe der Lebenskraft-Energie transformiert.

1) Der zweite Haltepunkt – der Energiefluß bis zum Kreuzbein: Lenken Sie die warme Ovarenergie vom Ovarpalast hinab über das Perineum und zum Kreuzbein empor, indem Sie zuerst kurz einatmen, große und kleine Schamlippen leicht zusammenziehen, dann zum Perineum hinunterziehen und schließlich den Vorderabschnitt des Perineums kontrahieren und hochziehen. Verharren Sie einen Augenblick, atmen Sie mehrmals kurz ein ohne auszuatmen, dann verschließen Sie die Vagina und halten die Energie im Vorderabschnitt fest. Fühlen Sie das Ching Chi, wie es bis zu diesem Punkt fließt. Atmen Sie aus und kehren Sie zu den Eierstöcken zurück, wobei ein Teil der Aufmerksamkeit auf das Perineum gerichtet bleibt, um die bereits dorthin gelangte Energie zu bewahren. Durch leichtes Öffnen und Schließen der Scheide üben Sie nun die Ovar-Atmung und sammeln die Energie im Ovar-Palast. Sobald genügend Energie spürbar ist, atmen Sie ein, verschließen die Vagina, lenken den Fluß zum Perineum hinab, ziehen wieder den vorderen Abschnitt zusammen und hoch und halten dann einen Augenblick inne. Fühlen Sie die Energie von den Eierstöcken zu Scheide, Klitoris und Perineum hinabgleiten. Atmen Sie kurz ein und ziehen Sie dann Mittel- und Hinterabschnitt des Perineums zum Steißbein (am unteren Ende der Wirbelsäule) empor.

2) Die Aktivierung der Kreuzbeinpumpe: Krümmen Sie den unteren Teil der Wirbelsäule ein wenig nach außen, indem Sie das Kreuzbein nach unten kippen. Dadurch strömt die Energie in diesen Bereich. Während Sie die Ovar-Energie über die drei Abschnitte des Perineums zum Steißbein und dann zum Kreuzbein emporziehen, halten Sie zur Aktivierung der Kreuzbeinpumpe das Kreuzbein nach unten gekippt (Abb. 5–18). Die Aktivierung kann noch verstärkt werden, indem man Nacken und Schädelknochen leicht anspannt. Am besten drücken Sie am Anfang das Kreuzbein gegen eine Wand, um ein Gefühl für das Kippen zu bekommen. Halten Sie die Energie einige Zeit im Kreuzbein fest, atmen Sie dann aus, verweilen Sie aber mit Ihrer Aufmerksamkeit weiterhin an diesem Punkt.

Abb. 5–18

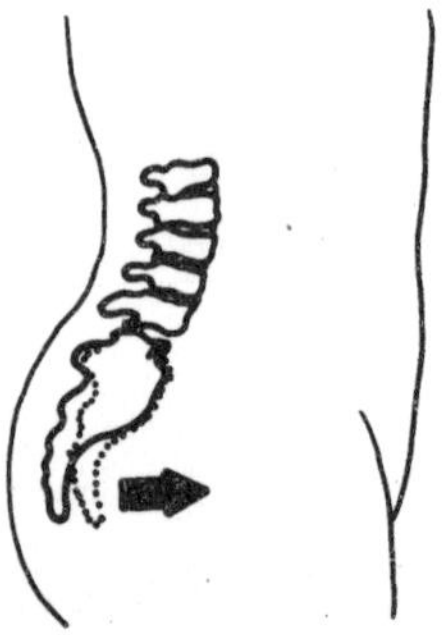

Zur Aktivierung der Kreuzbeinpumpe kippt man das Kreuzbein, ohne die Hüften dabei zu bewegen

3) Das Öffnen des Kreuzbeinspaltes: Dieser Spalt ist eine leichte Vertiefung im Kreuzbeinknochen, knapp über dem auslaufenden Ende der Wirbelsäule. Erst wenn er geöffnet ist, kann die warme Ovar-Energie in die Wirbelsäule fließen (Abb. 5–19).

Das ist meist etwas schwieriger, denn Ovar-Energie ist dichter als Chi und muß deshalb hindurchgepumpt werden. Manche Leute empfinden einen leichten Schmerz, ein Kribbeln oder etwas wie Nadelstechen, wenn die Energie durch diesen Spalt strömt. Seien Sie unbesorgt, falls diese Empfindungen bei Ihnen auftreten. Sollten Sie Schwierigkeiten haben, können Sie den Energiefluß erleichtern, indem Sie diese Stelle öfter mit einem Seidentuch massieren.

4) Ruhen und fühlen, wie die Energie selbständig fließt: Jetzt entspannen Sie und lassen Kreuzbein und Nacken wieder in die Normalstellung zurückkommen. Während dieser Entspannungsphase können Sie die Energie selbständig fließen spüren. Gleichzeitig praktizieren Sie wieder die Ovar-Atmung. Leiten Sie die Energie

Abb. 5–19

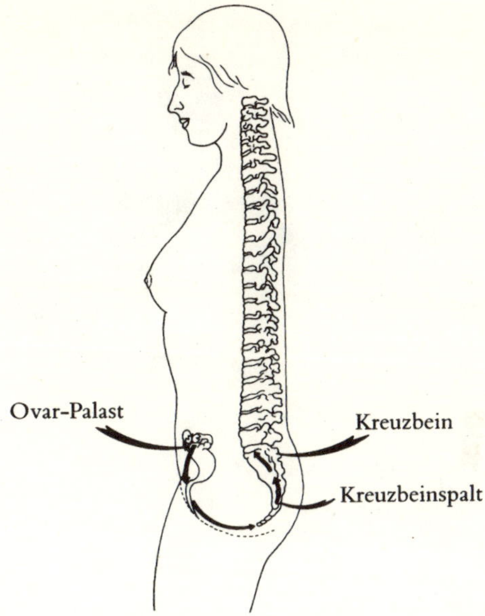

Die Energie wird durch den Kreuzbeinspalt ins Kreuzbein emporgelenkt

zum Kreuzbein empor und halten Sie sie dort fest, bis sich der Spalt öffnet und die Kraft allmählich nach oben steigt. Sie werden den warmen Strom tatsächlich Schritt für Schritt empordringen fühlen. Wiederholen Sie dies neunmal und ruhen Sie dann aus. Diese Ruhephase ist sehr wichtig. Oft wird die Energie dann durch den Punkt emporsteigen, auf den Sie sich zuvor konzentriert haben. Lassen Sie Ihr Denken zur Ruhe kommen und lassen Sie Ihren Geist die Energie durch die Punkte leiten, an denen Sie schon eine Weile gearbeitet haben. Nun verharren Sie ganz ruhig und lassen die Energie selbsttätig, ohne jegliche Hilfe, fließen; sie wird automatisch dieser Bahn folgen.

5) Übung zur Öffnung des Kreuzbeins: Wenn es Ihnen schwerfällt, die Energie im Kreuzbein zu spüren, kann Ihnen die folgende Übung helfen, den Spalt zu öffnen. Versuchen Sie, das Kreuzbein vor- und zurückzubewegen, wobei Sie die Hüften selbst aber möglichst ruhig halten und nur das Kreuzbein bewegen. Das Kreuzbein und die Hüftknochen sind an sich drei getrennte Knochen, die aber nach und nach miteinander verwachsen, weil wir Sie nie trainieren (Abb. 5–20). Halten Sie die Hüften mit beiden Händen fest und versuchen Sie, das Kreuzbein alleine zu bewegen. Anfangs ist es etwas schwierig, aber nach einiger Zeit lösen sich Hüften und Kreuzbein voneinander. Sie können auch einen Partner bitten, mit der einen Hand das Kreuzbein und mit der anderen die Hüfte zu halten, um Ihnen zu zeigen, ob Sie die Hüfte oder das Kreuzbein bewegen. Nach dieser Übung verharren Sie wieder und beobachten den Pumpeffekt.

Abb. 5–20

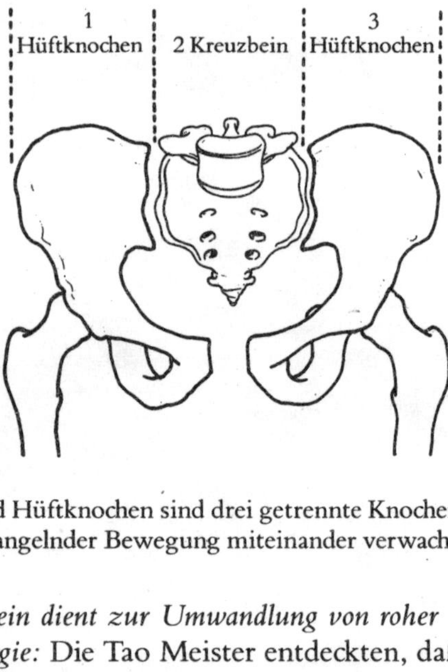

Kreuzbein und Hüftknochen sind drei getrennte Knochen, die aufgrund mangelnder Bewegung miteinander verwachsen

6) Das Kreuzbein dient zur Umwandlung von roher Sexualenergie in Lebenkraft-Energie: Die Tao Meister entdeckten, daß im Kreuzbein Sexualenergie in eine Lebenskraft-Energie umgewandelt wird, die von den Organen und Drüsen leichter aufgenommen werden kann. Der Übende sollte deutlich spüren, welche Art von Energie in seine mittlere Körperlinie strömt. Denn manche ziehen beim Praktizieren nur den mittleren Perineumabschnitt hoch, wodurch die rohe Ovarenergie in der mittleren Körperlinie hochschießt und in die Organe und Drüsen gelangt. Da Organe und Drüsen nicht an die Verarbeitung roher Sexualenergie gewöhnt sind, können unangenehme Störungen auftreten wie Verdauungsprobleme, Überhitzung (vor allem in der Leber), Schmerzen in Nieren und Rücken und, was am schlimmsten ist, Stauungen im Herzen. Diese und andere Symptome sind mittlerweile als das «Kundalini-Syndrom» bekannt.

In den Büchern *Auf der Suche nach dem wilden Pendel* von Itzhak Bentov und *Kwantida-Psychotic or Transcendental* von Lee Sanella werden solche Fälle beschrieben – Personen, die darunter leiden, daß sie die aufsteigende Energie nicht kontrollieren können. Die Energie, die sich im Herzen oder im Kopf anstaute, war entweder zu roh oder zu heiß für die Organe, die mit regelrechten Allergien reagierten. Die Symptome verschwanden jedoch, als die Betroffenen lernten, die Zunge an den Gaumen zu legen und so einen Kreislauf herzustellen, wie das beim Kleinen Energiekreislauf geschieht.

Die Technik der Ovar-Atmung hilft Ihrem Organismus, sich an die rohe Sexualkraft der Eierstöcke zu gewöhnen. Später kann diese Energie jederzeit direkt umgewandelt werden, wenn sie vom Körper benötigt wird, ohne dabei Probleme zu verursachen.

c. Der dritte Haltepunkt: der T-11, Transformationspunkt für Sexualenergie

Wenn es Ihnen gelungen ist, die Energie zum Kreuzbein emporzuziehen, verwenden Sie die nächste Woche darauf, die Ovarkraft bis zum T-11 (dem elften Brustwirbel) hinaufzulenken. Er liegt im mittleren Teil der Wirbelsäule, dem Solarplexus (Sonnengeflecht) gegenüber. Auch der T-11 kann Sexualenergie in Lebenskraft-Energie umwandeln.

1) Sammeln der Energie im Ovar-Palast: Wie bei den vorher beschriebenen Schritten beginnen Sie mit der Ovar-Atmung, sammeln die Energie der Eierstöcke im Ovar-Palast und öffnen und schließen die Vagina durch feine Bewegungen des Chi-Muskels.

Atmen Sie kurz ein, schließen Sie die Scheide leicht und ziehen Sie die Energie zum Perineum. Dann kontrahieren Sie den vorderen Teil des Perineums, ziehen ihn hoch und verharren kurz, während Sie den Atem anhalten und die Energie an diesem Punkt bewahren. Spüren Sie das Ching Chi, das nun dorthin gelangt ist. Holen Sie mehrmals ein wenig Luft, verschließen Sie die Scheide fest und konzentrieren Sie sich darauf, die Ovar-Energie im Vorderabschnitt festzuhalten. Atmen Sie aus und kehren Sie zu den Eierstökken zurück, wobei ein Teil der Aufmerksamkeit auf das Perineum gerichtet bleibt, um die bereits angesammelte Kraft zu bewahren. Üben Sie die Ovar-Atmung weiter durch sanftes Öffnen und Schließen der Vagina und sammeln Sie die Energie im Ovar-Palast.

2) Das Emporziehen der Energie zum T-11: Sobald genügend Ovar-Energie spürbar ist, atmen Sie kurz ein, verschließen die Scheide durch Hinabziehen der Muskeln, kontrahieren dann den Vorderabschnitt des Perineums und ziehen ihn hoch. Bleiben Sie dort eine Weile und fühlen Sie den Energiestrom, der von den Eierstöcken zu Vagina, Klitoris und Perineum verläuft. Atmen Sie kurz ein und ziehen Sie den mittleren und hinteren Teil des Perineums zum Steißbein hoch, wodurch die Energie bis ins Kreuzbein strömt. Kippen Sie das Kreuzbein ein wenig nach außen, als würden Sie es gegen eine Wand pressen. Warten Sie einen Augenblick und fühlen Sie die Aktivierung der Kreuzbeinpumpe. Holen Sie kurz Atem (ohne auszuatmen) und krümmen sie die Wirbelsäule leicht nach außen, um den T-11 zu strecken. Dadurch entsteht unweigerlich ein Pumpeffekt, der die Ovar-Energie zum T-11 emporzieht (Abb. 5–21). Halten Sie die Energie an diesem Punkt fest, bis er gefüllt ist und Sie spüren können, daß er sich weiter öffnet und die Energie selbsttätig nach oben fließt. Sollte es sich unangenehm anfühlen, atmen Sie aus und lassen Ihren Atem wieder normal werden.

3) Bewegen des T-11 unterstützt die Aktivierung von Kreuzbein-, Schädel- und Nebennierenpumpe: Wie schon erwähnt, ist Ovar-Energie wesentlich dichter als Chi. Sie erleichtern den Durchfluß und die Speicherung an diesem Punkt, wenn Sie den Teil der Wirbelsäule,

Abb. 5–21

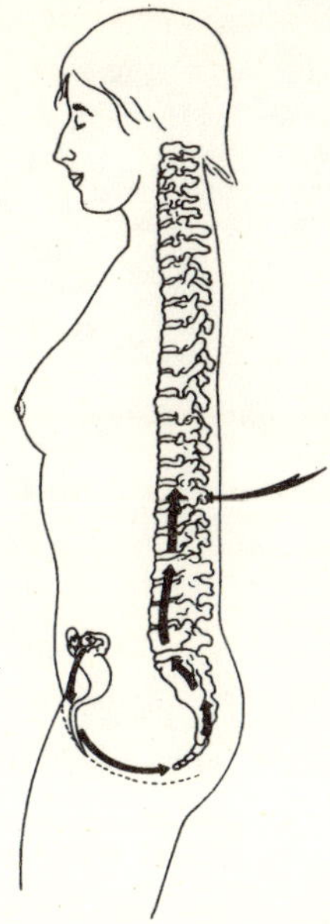

Die Energie wird zum T-11 gelenkt

zu dem der T-11 gehört, nach innen und außen bewegen. Das richtet die Wirbelsäule auf und lockert sie. Dann lassen Sie Kreuzbein, T-11 und Nacken wieder in ihre Normalposition zurückkommen. Dieser Vorgang fördert Schritt für Schritt die Aktivierung von Kreuzbein- und Schädelpumpe sowie einer weiteren «Mini-Pumpe» an den Nebennieren. Wenn Sie dabei noch nichts wahrnehmen können, kehren Sie zum Ovar-Palast zurück und wiederholen das Ganze.

Üben Sie neunmal, danach atmen Sie aus und entspannen den gesamten Körper. Konzentrieren Sie sich auf den T-11 und fühlen Sie die emporfließende Energie.

In der taoistischen Praxis gilt der T-11 als Energiezentrum für die Nebennieren. Die Nebennieren, die sich am oberen Rand der Nieren befinden, können als Mini-Pumpe fungieren. Wenn Sie den T-11 nach außen kippen, entsteht in diesem Bereich ein Vakuum, wodurch die Energie emporgepreßt wird. Das Kreuzbein, der T-11, der C-7 und das Jade-Kissen gelten im Taoismus als jene Punkte, die Sexualenergie in Lebenskraft-Energie umwandeln können. Im Bereich des T-11 befindet sich auch das Tor des Lebens (Ming-Men, der Mittelpunkt der Wirbelsäule). Der Ming-Men dient zwar nicht zur Umwandlung, gilt aber im Kleinen Energiekreislauf als eine Art Sicherheitsventil und als Stärkungspunkt für die Nieren.

d. Die vierte Station: der C-7, Transformationspunkt für Sexualenergie

Der nächste Punkt liegt am siebenten Halswirbel, dem C-7, am oberen Ende der Wirbelsäule im Nackenbereich. Wenn Sie den Kopf vorbeugen, tritt dieser Wirbel am stärksten hervor. Dieser Punkt kontrolliert die Energiezufuhr für Hände und Nacken und versieht auch die Schulterblätter und die Wirbelsäule mit Kraft. Dieser Punkt dient ebenfalls zur Transformation von Sexualenergie.

1) Sammeln der Energie im Ovar-Palast: Praktizieren Sie in der bereits beschriebenen Weise und sammeln Sie die Ovar-Energie im Ovar-Palast. Atmen Sie kurz ein, schließen Sie die Vagina leicht und ziehen Sie die Energie zum Perineum hinab. Dann kontrahieren Sie den Vorderabschnitt, ziehen ihn hoch und verharren einen Moment, wobei Sie den Atem anhalten und die Energie an diesem Punkte bewahren. Fühlen Sie das Ching Chi, das nun dorthin gelangt ist. Atmen sie mehrmals kurz ein, verschließen Sie die Scheide fest und konzentrieren Sie sich darauf, die Ovar-Energie im Vorderabschnitt des Perineums zu halten. Nun atmen Sie aus und kehren zum Ovar-Palast zurück. Ein Teil der Aufmerksamkeit bleibt aber weiterhin auf das Perineum gerichtet, um die Energie dort zu bewahren. Jetzt praktizieren Sie durch Öffnen und Schließen der Vagina wieder die Ovar-Atmung und sammeln die Kraft im Ovar-Palast.

2) Emporziehen der Energie zum C-7: Sobald sich genügend Ovar-Energie angesammelt hat, atmen Sie kurz ein, verschließen die Scheide und ziehen die Ovar-Energie hinab zum Perineum. Dann

Abb. 5–22

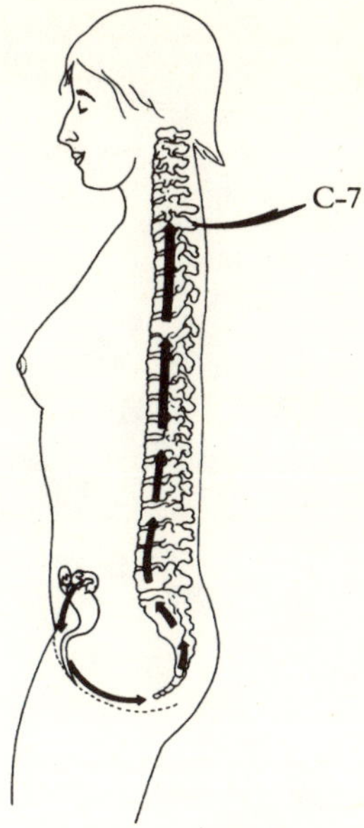

Die Energie wird zum C-7 gelenkt

wird der Vorderabschnitt des Perineums emporgezogen und mit Energie gefüllt. Verharren Sie einen Augenblick und spüren Sie, wie die Energie von den Eierstöcken zu Scheide, Klitoris und Perineum strömt. Atmen Sie kurz ein, kontrahieren Sie nun den mittleren und hinteren Abschnitt des Perineums, und ziehen Sie dann die Energie über Kreuzbein und T-11 zum C-7 empor. Wenn Sie dort angelangt sind, schieben Sie das Brustbein leicht nach hinten und spüren, wie sich dadurch die Schultern und der C-7 nach außen wölben und die Energie nach oben ziehen (Abb. 5–22).

Damit wird die Thymusdrüse aktiviert, die mithilft, den Sog nach oben zu verstärken. Halten Sie die Energie an diesem Punkt auf möglichst mühelose Weise fest. Sie werden beim Praktizieren feststellen, daß Sie allmählich den Atem länger anhalten und auch mehr Luft aufnehmen können. Atmen Sie aus und entspannen Sie Kreuzbein, T-11 und Nacken. Konzentrieren Sie sich auf den C-7.

Gelingt es Ihnen nicht, den Fluß der Energie zu verfolgen, kehren Sie zum Ovar-Palast zurück und wiederholen die Übung. Üben Sie wieder neunmal. Vergessen Sie nicht, daß Sie immer zur Energiequelle zurückkehren müssen, um die Kraft ins nächste Zentrum zu bringen.

e. Die fünfte Station: das Jade-Kissen, ein Mini-Speicher und Transformationspunkt für Sexualenergie

Der nächste Haltepunkt ist das Jade-Kissen. Es befindet sich am unteren Ende des Kopfes, zwischen dem ersten Halswirbel (C-1) und der Schädelbasis. Dieser Punkt kann ebenfalls als Speicher und Transformationszentrum dienen.

1) Sammeln der Energie im Ovar-Palast: Üben Sie wieder auf die bereits beschriebene Weise. Sammeln Sie die Energie im Ovar-Palast. Schließen Sie die Vagina durch eine leichte Kontraktion des Chi-Muskels, so daß die Energie zum Perineum strömt. Spüren Sie, wie sich die Scheide verschließt und ziehen Sie anschließend den vorderen Teil des Perineums empor, um die Ovar-Energie dorthin zu lenken. Halten Sie den Atem an und bewahren Sie die Kraft im vorderen Abschnitt. Fühlen Sie das Chi, das sich nun dort angesammelt hat. Nun atmen Sie aus und kehren zum Ovar-Palast zurück, während Ihre Konzentration am Perineum verweilt, damit die Energie nicht austreten kann. Praktizieren Sie durch sanftes Öffnen und Schließen der Vagina wieder die Ovar-Atmung, um im Ovar-Palast Energie anzusammeln.

2) Emporziehen der Energie zum Jade-Kissen: Sobald Sie ausreichend Energie angesammelt haben, atmen Sie kurz ein, verschließen die Vagina und ziehen die Energie zum Perineum hinab. Dann folgt wieder die Kontraktion des Vorderabschnittes und der Bereich füllt sich mit Energie. Verharren Sie einen Augenblick und spüren Sie den Strom, der von den Eierstöcken über Scheide, Klitoris und bis zum Perineum verläuft. Holen Sie nochmals ein wenig Luft und lenken Sie die Energie zum Kreuzbein, T-11 und C-7. Nun senken Sie das Kinn ganz leicht und schieben es nach hinten in Richtung

Abb. 5–23

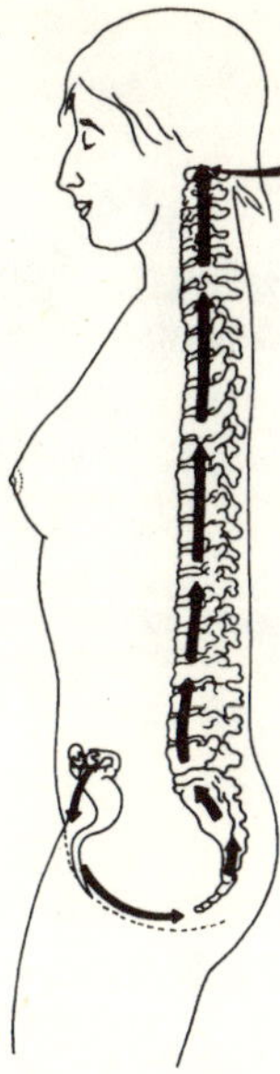

Die Energie wird zum Jade-Kissen emporgelenkt

Schädelbasis und Nacken (Abb. 5–23). Fühlen Sie, wie sich durch diesen leichten Druck die Schädelpumpe in Gang setzt und das Emporziehen der dichten Ovar-Energie erleichtert. Halten Sie die Energie eine Weile an diesem Punkt und spüren Sie, wie sie transformiert und gespeichert wird. Atmen Sie aus und entspannen Sie wieder Kreuzbein, T-11 und Nacken.

Halten Sie die Energie an der Schädelbasis fest und wiederholen Sie den gesamten Vorgang neunmal.

f. Der sechste Haltepunkt: der Scheitelpunkt, ein größerer Speicher für Sexualenergie

Der nächste Punkt wird Pai-Hui genannt und befindet sich in der Mitte der Schädeldecke. Diesem Energiezentrum ist die Zirbeldrüse zugeordnet. Es eignet sich auch dazu, größere Mengen Sexualenergie zu speichern.

1) Sammeln der Energie im Ovar-Palast: Üben Sie auf dieselbe Weise wie bisher, nur diesmal ziehen Sie so lange, bis der «Strohhalm» (Wirbelsäule) gefüllt ist. Sammeln Sie die Energie der Eierstöcke im Ovar-Palast. Durch eine leichte Kontraktion des Chi-Muskels schließen Sie die Vagina, ziehen die Ovar-Energie zum Perineum und achten auf die Empfindung beim Verschließen der Vagina. Kontrahieren Sie den vorderen Abschnitt des Perineums und ziehen Sie ihn hoch, um ihn mit Energie zu füllen. Halten Sie den Atem an und bewahren Sie die Energie in diesem Bereich. Fühlen Sie das Ching Chi, das an diesen Punkt geströmt ist. Durch sanftes Öffnen und Schließen der Scheide üben Sie nun wieder die Ovar-Atmung und sammeln die Energie im Ovar-Palast.

2) Emporziehen der Energie zum Scheitelpunkt: Sobald sich genügend Energie angesammelt hat, atmen Sie kurz ein, verschließen die Scheide und ziehen die Energie zum Perineum hinab. Dann erfolgt wieder die Kontraktion und das Emporziehen im Vorderabschnitt, wo sich die Energie ansammelt. Verharren Sie einen Moment und folgen Sie dem Strom von den Eierstöcken hinab zu Vagina, Klitoris und Perineum. Atmen Sie ein und kippen Sie Kreuzbein und T-11 nach hinten, um die Krümmung der Wirbelsäule etwas auszugleichen. Dadurch aktiviert sich die tieferliegende Kreuzbeinpumpe. Gleichzeitig ziehen Sie das Brustbein nach hinten, senken das Kinn ein wenig und drücken so gegen die Schädelbasis. Dies setzt die höherliegende Schädelpumpe in Gang. Setzen Sie die Übung fort, bis Sie die Energie in der Schädelpumpe fühlen können (Abb. 5–24). Während Sie weiter einatmen, strömt die Energie vom Ovar-Palast hinab zum Perineum, dann zum Kreuzbein, T-11, C-7 und zum Jade-Kissen, und nun drehen Sie die Augen nach oben und richten alle Sinne auf den Pai-Hui, um die Energie zum Scheitelpunkt und zur Zirbeldrüse zu lenken.

3) Ausruhen und die Energie mit der Vorstellung zum Gehirn lenken: Sobald der Energiestrom bis zum Kopf gelangt ist, gebrauchen Sie die Augen und alle übrigen Sinne, um die Energie möglichst mühelos im obersten Teil des Gehirns festzuhalten. Atmen Sie aus und bringen Sie Kreuzbein, T-11 und Nacken wieder in ihre normale

Abb. 5–24

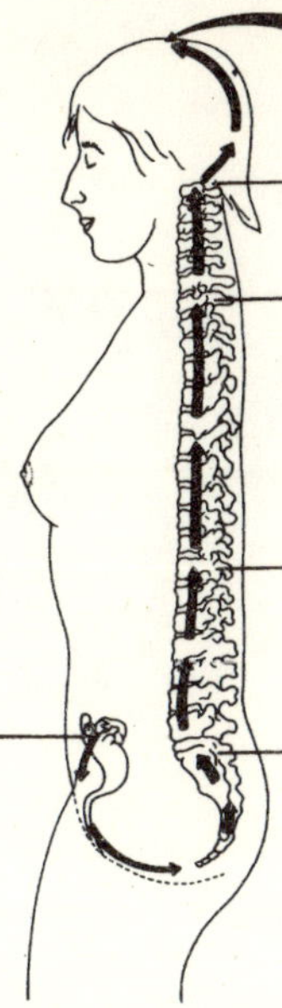

Die Energie wird zum Scheitelpunkt gelenkt

Stellung. Die drei genannten Körperpumpen werden nun von selbst arbeiten. Leiten Sie die Energie jetzt Punkt für Punkt nur durch Geisteskraft die Wirbelsäule hinauf bis zur Schädeldecke.

Fixieren Sie die Augen und Ihre gesamte Aufmerksamkeit auf den Scheitelpunkt. Beachten Sie dabei, daß in der Ruhepause der Energiefluß zum Gehirn am intensivsten ist. Wiederholen Sie das Ganze neunmal.

g. Das Kreisenlassen der Energie im Gehirn

1) Füllen Sie die Schädelkapsel mit kreativer Sexualenergie: Sobald Sie die Übung neunmal wiederholt haben und spüren, wie sich das Gehirn mit Sexualenergie füllt, lassen Sie die Energie neun-, achtzehn- oder sechsunddreißigmal im Gegenuhrzeigersinn kreisen. Es ist ein deutlich wahrnehmbarer Energiewirbel, der sich nach außen zu bewegen scheint (Abb. 5–25a). Wenn dieses Kreisen beendet ist, lassen Sie die Energie durch ebenso viele Drehbewegungen im Uhrzeigersinn ins Gehirninnere (Abb. 5–25b) zurückkommen.

Abb. 5–25a

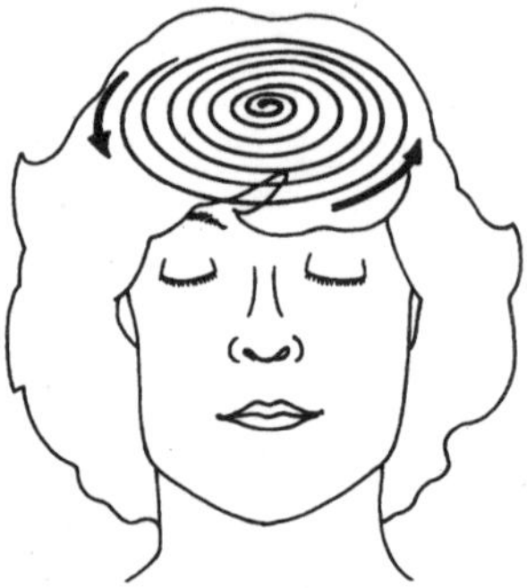

Abb. 5–25b

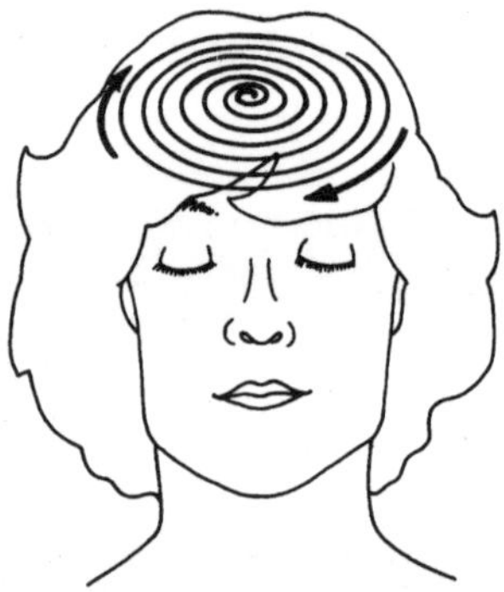

a) Lassen Sie die Energie im Gehirn 9-, 18- oder 36mal im Gegenuhrzeigersinn (nach außen) kreisen

b) Wenn das Kreisen im Gegenuhrzeigersinn beendet ist, lassen Sie die Energie 9-, 18- oder 36mal im Uhrzeigersinn sich nach innen drehen

Das Kreisen der Energie sollte eine angenehme, belebende Empfindung hervorrufen. Es dient zum Ausgleich und zur Revitalisierung von linker und rechter Gehirnhälfte, verbessert das Gedächtnis und fördert ein klareres Denkvermögen. Dadurch entwickelt sich auch die Fähigkeit, Sexualenergie und emotionelle Frustration zu kontrollieren. Mit zunehmendem Alter verbraucht sich das Chi und man beginnt, die Energiereserven des Gehirns und Rückenmarks anzugreifen. Die Gehirnenergie wird schwächer und die Rückenmarkflüssigkeit trocknet aus. Es entstehen Hohlräume. Die Ovar-Atmung bringt kreative Sexualenergie in diese Räume, füllt sie wieder auf und revitalisiert so das Gehirn. Nach taoistischer Ansicht entspricht die Sexualenergie der Energie des Gehirns.

2) Die Zunge an den Gaumen legen, um den Energiefluß zum Nabelspeicher zu ermöglichen: Legen Sie nun die Zunge an den Gaumen (dicht hinter den Zähnen genügt), damit die warme Ovar-Energie zum dritten Auge, durch das Naseninnere und die Zunge hinab durch den Hals und zum Herzzentrum fließen kann (siehe Abb. 5–14). Bewahren Sie die Energie einen Augenblick im Herzzentrum, bis es sich mit Energie gefüllt hat und öffnet. Genießen Sie das Gefühl der Liebe, Freude und des Friedens und lenken Sie die Energie dann über den Solarplexus zum Nabel. Sie sammeln die Sexualenergie im Nabel, wo sie gefahrlos gespeichert werden kann.

h. Das Sammeln und Kreisenlassen der Sexualenergie im Nabel
Es ist äußerst wichtig, die Energie zum Abschluß immer im Nabel zu speichern. Die meisten unangenehmen Nebenwirkungen der Praxis werden durch überschüssige Energie im Gehirn oder Herzen verursacht. Der Nabel kann die intensive Energie der Eierstöcke jedoch leicht bewältigen.

Konzentrieren Sie sich auf das Nabelzentrum, das etwa in einer Tiefe von 4,5 Zentimetern im Körperinnern liegt. Verwenden Sie Ihre Geisteskraft, die Augen und die übrigen Sinne, um die Energie in Form einer Spirale um den Nabel kreisen zu lassen. Die Energiespiralen sollten nicht über das Zwerchfell in den Brustbereich oder über das Schambein hinausreichen (Abb. 5–26a). Sie lassen die Energie zunächst sechsunddreißigmal im Gegenuhrzeigersinn kreisen, die Bewegung geht nach außen. Dann kehren Sie die Richtung der Spirale um, und lenken die Energie zum Nabel zurück, indem Sie sie vierundzwanzigmal im Uhrzeigersinn kreisen lassen (Abb. 5–26b). Anfangs können Sie auch den Zeigefinger oder die Handfläche auf der Bauchdecke kreisen lassen, um den Fluß der Energie zu leiten. Die Energie ist nun sicher im Nabel gespeichert, wo sie jederzeit für den Körper zur Verfügung steht.

Abb. 5–26a **Abb. 5–26b**

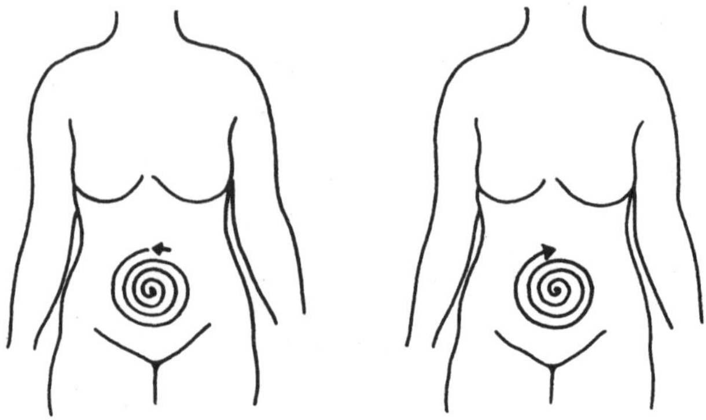

a) Sammeln Sie die Ovar-Energie durch 36 Kreisbewegungen im Gegenuhrzeigersinn im Nabel.

b) Beenden Sie das Sammeln der Energie durch 24 Kreise im Uhrzeigersinn.

i. Das Sammeln und Kreisenlassen der Energie im Herzzentrum

Die Energie kann später auch im Herzen gespeichert werden. Sind Sie jedoch eher ein Yang-Typ, d.h. Ihre Körperenergie ist heißer als bei den meisten anderen Frauen, was sich vielleicht in einem heftigen Temperament ausdrückt, sollten Sie die Energie längere Zeit noch nicht im Herzzentrum speichern, sondern beim Nabel bleiben. Das Herzzentrum bedeutet für Frauen eine Art «Kraftwerk». Es ist mit den Emotionen der Liebe, Freude und des Glücks verbunden. Von ihm geht Verjüngung aus, da sich hier auch die Thymusdrüse befindet. Ist das Zentrum geöffnet, kann eine Frau diese positiven Emotionen als sehr energetisierend erfahren, gleichzeitig empfängt sie starke Heilkräfte, die ihr selbst und anderen dienen sollen. Wird das Herzzentrum aber vorzeitig geöffnet, bevor die Hauptenergiebahnen offen sind, kann sich der Kleine Energiekreislauf nicht schließen und die Energie wird nicht richtig zirkulieren. Die heiße Sexualenergie kann dann direkt und unverarbeitet zum Herzen strömen, die Hitze staut sich dort und verursacht möglicherweise ernstliche Probleme wie Unbehagen, Atemnot oder Schmerzen im Brustkorb. Sollten diese Beschwerden bei Ihnen auftreten, können Sie sich mit dem Heilungslaut für das Herz* helfen. Anschließend klopfen Sie ganz sanft auf den Brustkorb und die Herzgegend und streifen die Energie mit den Händen nach unten, bis Sie aufstoßen und die gestaute Energie frei wird.

Zur Speicherung der Ovar-Energie im Herzen konzentrieren sie sich auf das Herzzentrum, das etwa drei Zentimeter oberhalb der Spitze des Brustbeins (ca. 4,5 Zentimeter tief) im Körperinneren liegt. Der Durchmesser des Zentrums beträgt ungefähr neun Zentimeter. Verwenden Sie wieder Ihre Geisteskraft sowie die Augen und übrigen Sinne, um die Energie nach innen und außen um das Herzzentrum kreisen zu lassen (Abb. 5–27a). Am Anfang können Sie auch Ihre Hand oder nur einen Finger auf der Brust kreisen lassen, um die Energie zu lenken.

Beginnen Sie mit der auswärtsdrehenden Bewegung (sechsunddreißigmal) im Gegenuhrzeigersinn. Dann kehren Sie die Richtung der Spirale um, und kreisen vierundzwanzigmal im Uhrzeigersinn um das Herzzentrum und lassen die Energie von außen nach innen strömen (Abb. 5–27b). Nun ist die Energie sicher im Herzzentrum verwahrt und kann bei Bedarf jederzeit genützt werden.

j. Die Energie in einem Zug zum Gehirn emporlenken

Wenn Sie die Technik der Ovar-Atmung lernen, gehen Sie, wie beschrieben, abschnittsweise vor: von Haltepunkt zu Haltepunkt, bis Sie feststellen, daß der hintere Kanal, das Lenker-Gefäß, weit genug geöffnet ist. Später, nachdem Sie den Ablauf völlig beherrschen, können Sie die Energie in einem einzigen sanften Zug am «Trinkhalm» emporziehen. Es genügen ein einziger Atemzug und eine Kontraktion der Scheide. Dann atmen Sie aus, holen nochmals Luft und lenken die Energie wieder empor. Wiederholen Sie die Übung mehrmals, vergessen Sie aber nicht, die Zunge an den Gaumen zu legen, um die warme Ovar-Energie zum Nabel abfließen zu lassen. In einem noch fortgeschritteneren Stadium genügt es, sich auf die Eierstöcke und den Scheitelpunkt zu konzentrieren, um die Sexualenergie nur durch Geisteskraft in einem Zug bis ins Gehirn hinaufzulenken.

* Die Sechs Heilenden Laute für die Organe werden in meinem Buch *Tao Yoga des Heilens* (Ansata-Verlag) ausführlich beschrieben.

Abb. 5–27a Abb. 5–27b

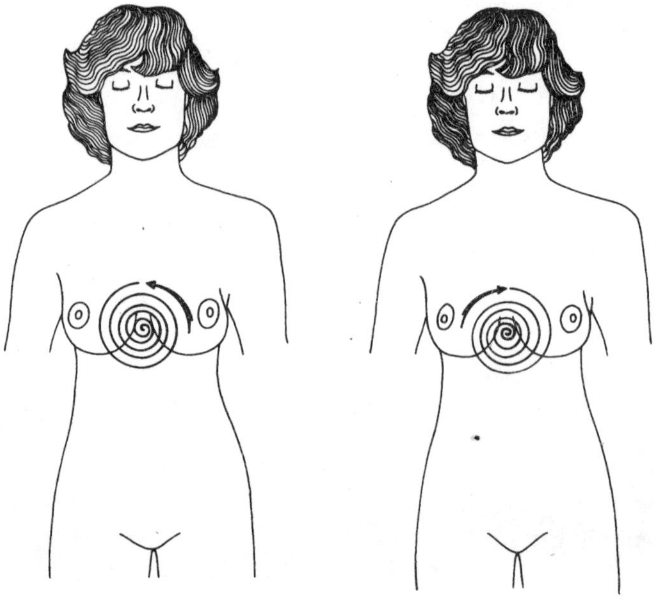

a) Lassen Sie die Energie 36mal im Gegenuhrzeigersinn um das Herzzentrum kreisen.

b) Abschließend kreist die Energie 24mal im Uhrzeigersinn um das Herzzentrum

k. Die Wirkweise der Ovar-Energie

Die subtile Übung der Ovar-Atmung macht Ihnen die Energie Ihrer Eierstöcke deutlich bewußt. Manche Frauen berichten, daß sie die emporsteigende Energie als etwas Weites empfinden, andere spüren sie als dicke, honigartige Flüssigkeit, die sich langsam bewegt. Die meisten Frauen, die die Temperatur der Energie fühlen können, erleben sie als Wärmegefühl. Einige erfahren die Energie zuerst als kühl, stellen aber nach einiger Praxis eine Erwärmung fest. Es treten auch Empfindungen im Genitalbereich und den Oberschenkeln auf, die meist als «warm» oder «heiß» beschrieben werden. Viele Frauen berichten, daß sich die Energie wärmer, weiter, schwerer oder dicker als das Organ-Chi anfühlt, das sonst im Kleinen Energiekreislauf zirkuliert. Dies rührt daher, daß die Ovar-Energie tatsächlich schwerer und dichter *ist*.

Wenn im Körper Heilungsprozesse einsetzen, wird die Energie häufig als kalt empfunden. Frauen mit Menstruationsproblemen berichten darüber. Die Empfindungen verändern sich mit der Zeit. Wichtig ist nur, die Energie, die sich *warm* anfühlt, nicht im Kopf, sondern im Nabel zu speichern.

Eine Übungssitzung für die Ovar-Atmung sollte etwa zehn Minuten dauern. Frauen, die vier- bis siebenmal die Woche praktizieren, haben einen angenehmeren Verlauf ihrer Menstruation festgestellt, z. B. geringeren Blutverlust und weniger Schmerzen. Bei andauernder Praxis setzt die Menstruation aus. Die derart eingesparte Energie wird Teil der Vitalenergie des Körpers und steigert so jenen Anteil an Energie, der auf eine höhere Ebene transferiert werden kann. Außerdem beweisen historische Aufzeichnungen, daß Mütter, die Ovar-Kung Fu praktiziert haben, äußerst gesunde und seelisch ausgeglichene Kinder bekommen haben.

Nehmen Sie sich beim Üben Zeit, damit Sie die Wärme tatsächlich spüren können. Übereilen Sie nichts und achten Sie während des Ein- und Ausatmens auf die ständige Aktivierung der Pumpen. Setzen Sie beim Emporziehen weniger physische und statt dessen mehr gedankliche Kraft ein. Lassen Sie sich vom Wärmegefühl leiten und vergessen Sie nie, die Energie nach mehreren Atemzügen zum Nabel zu leiten, da er einen geräumigen und sicheren Speicher für diese warme Vitalenergie darstellt.

Manche Schülerinnen beginnen Ihre tägliche Praxis mit der Ovar-Atmung und gehen dann zum Kleinen Energiekreislauf über. Sobald der direkte Weg von den Eierstöcken zum Gehirn geöffnet ist, kann die Ovar-Atmung überall und jederzeit durchgeführt werden. Auch wenn Sie ungenutzte Zeit haben, beim Warten in der Schlange, auf der Fahrt zur Arbeit, am Schreibtisch oder vor dem Fernseher, können Sie z. B. den Chi-Muskel trainieren. Halten Sie dabei den Rücken gerade und entspannen Sie den Brustkorb. Vergessen Sie auch nicht, die Zunge an den Gaumen zu legen, wenn Sie die Kontraktionen drei- bis viermal wiederholt haben.

Die Praxis der Ovar-Atmung empfiehlt sich besonders zur Kräftigung des Beckenbodens. Der gesamte Unterleibsbereich wird durch jede Bewegung des Diaphragma pelvis intensiv massiert. Durch die regelmäßigen Wellen des Atmens dringt die Lebenskraft in diesen Bereich ein und stimuliert die dort liegenden Drüsen und Organe.

Die Ovar-Atmung bietet der Frau auch eine äußerst starke Kontrolle über ihre Fortpflanzungsfähigkeit. Wir behaupten allerdings nicht, daß sie eine absolut sichere Methode der Empfängnisverhütung darstellt. Alte Aufzeichnungen berichten, daß eine Frau, die das Große Emporziehen beherrscht, sowohl Cervix als auch Harnröhre sehr gut kontrollieren kann und fähig ist, die Harnröhre so fest vor der Cervix zusammenzupressen, daß der Same des Mannes nicht in die Cervix gelangen kann.

Es gibt jedoch zuwenig Beweismaterial, um über die Wirksamkeit dieser Methode als Geburtenkontrolle eindeutige Schlußfolgerungen zu ziehen. Einige junge Frauen experimentieren mit dieser Methode und vertrauen auch darauf, daß man sie wieder rückgängig machen kann, indem man die Praxis einige Monate unterbricht. Sie empfinden es als angenehm, daß die Methode sehr sanft und kontrollierbar ist und sie sehen sich gerne als ihr eigenes «alchemistisches Labor.» Wieviele Frauen schon haben sich aus Verzweiflung und Unwissenheit gefährlichen und gesundheitsschädigenden Methoden der Geburtenkontrolle anvertraut, von Ovulationshemmern, Depotspritzen, der «Pille danach», IUP's (Spirale) bis zur Sterilisierung.

4. Der Übungsablauf im Zusammenhang

Dieser Abschnitt führt Sie nun im Zusammenhang durch die gesamte Übung.

a) Setzen Sie sich aufrecht auf eine Stuhlkante, die Füße etwa in Schulterbreite flach auf dem Boden. Sie sollten dabei möglichst entspannt sein. Wenn Sie sich angespannt fühlen, machen Sie ein paar Streckübungen, senden das Innere Lächeln in den verkrampften Bereich oder machen zur Auflockerung einen Spaziergang.

b) Lokalisieren Sie den Ovar-Palast, indem Sie die Daumen auf den Nabel legen und mit den Zeigefingern ein Dreieck bilden.

Spreizen Sie die kleinen Finger ab; wo sie aufliegen, befinden sich die Eierstöcke. Fühlen Sie die Eierstöcke und reiben Sie diese Stelle, bis sie sich erwärmen. Konzentrieren Sie sich darauf, (mehr) Energie durch Ovarien und Eizellen zu erzeugen. Setzen Sie für das Öffnen und Schließen der Scheide Ihre Vorstellung und sehr geringe Kontraktionen des Chi-Muskels ein. Sobald Sie spüren, daß genügend Energie erzeugt worden ist, holen Sie kurz Atem und lenken die Energie zum Ovar-Palast.

c) Atmen Sie nochmals kurz ein und ziehen Sie die Ovar-Energie durch eine Kontraktion von großen und kleinen Schamlippen zum Perineum hinab. Dann kontrahieren Sie den Vorderabschnitt des Perineums und ziehen ihn hoch, damit die Energie dorthin strömt. Halten Sie Ihre Aufmerksamkeit einige Zeit auf diesem Punkt.

d) Nun atmen Sie aus und atmen normal weiter. Ruhen Sie kurz aus und folgen Sie währenddessen dem warmen Energiestrom, der über die Gebärmutter, den Zervikalkanal und die Rückwand der Scheide bis zum Perineum fließt. Sie fühlen deutlich, wie die Energie die wenigen Zentimeter bis zum Perineum hinabgleitet, was sich verstärkt, wenn Sie sich intensiv auf diesen Punkt konzentrieren. Wiederholen Sie mehrmals das Ein- und Ausatmen von den Eierstöcken her, damit mehr Energie erzeugt wird. Es ist sehr wichtig, die Sexualenergie der Eierstöcke (das Ching Chi) im Perineum festzuhalten, denn sobald Ihre Konzentration nachläßt, verströmt die Kraft nach außen.

e) Beginnen Sie die Ovar-Atmung durch Ein- und Ausatmen am Ovar-Palast, bis sie fühlen, daß die Energie bereit ist. Atmen Sie mehrmals kurz ein, wodurch die Kraft von den Eierstöcken zum Perineum strömt, und ziehen Sie dann den mittleren und hinteren Abschnitt des Perineums hoch, so daß die Energie zum Steißbein fließt. Sie muß anschließend den Kreuzbeinspalt passieren. Dieser Punkt liegt direkt im Knochen, und zwar etwas über dem auslaufenden Ende der Wirbelsäule.

Sobald die warme Ovar-Energie am Perineum angelangt ist und Sie die drei Abschnitte des Perineums nacheinander emporgezogen haben, kippen Sie das Kreuzbein. Dabei krümmen Sie den unteren Rückenbereich ein wenig nach außen, als würden Sie das Kreuzbein flach gegen eine Wand pressen. Nun kippen Sie es nach unten und halten es in dieser Stellung, um die Kreuzbeinpumpe zu aktivieren. Diese Wirkung verstärkt sich, wenn Sie das Kinn leicht nach hinten schieben und Nacken und Schädelbasis in eine gerade Linie bringen. Halten Sie die Energie einige Zeit im Kreuzbein und atmen Sie dann aus, bleiben aber weiterhin auf das Kreuzbein konzentriert. Wiederholen Sie den Vorgang neunmal.

f) Wenn es Ihnen gelungen ist, die Energie durch das Steißbein und den Kreuzbeinspalt zu lenken, üben Sie in der darauffolgenden Woche das Emporziehen bis zum elften Brustwirbel (T-11). Er liegt in der Mitte der Wirbelsäule, dem Solarplexus gegenüber. Der Ablauf der Übung erfolgt wie bisher: Sie atmen mehrmals kurz ein, ziehen die Energie vom Perineum zum Kreuzbein und schließlich bis zum T-11 empor. Halten Sie die Kraft an diesem Punkt, krümmen Sie die Wirbelsäule ein wenig nach außen und öffnen Sie den Kanal weiter, während sich der Bereich mit Energie füllt, die nun selbsttätig zu fließen beginnt.

Der T-11 ist das Zentrum für die Nebennieren, die direkt über den Nieren liegen. In der taoistischen Praxis gelten die Nebennieren als «Mini-Pumpe». Wenn Sie die Wirbelsäule krümmen, entsteht an diesem Punkt ein Vakuum, das die Energie höher hinaufpreßt.

g) Die nächste Station liegt im unteren Nackenbereich, dem siebenten Halswirbel, auch C-7 genannt. Üben Sie auf die gewohnte Weise: Sie holen mehrmals kurz Atem und ziehen die Energie von den Eierstöcken hinab zum Perineum und über das Kreuzbein zum T-11 empor. Nun drücken Sie das Brustbein leicht nach innen und lenken die Energie so zum C-7. Wiederholen Sie diesen Übungsablauf neunmal.

h) Als nächstes halten Sie am Jade-Kissen an, das sich zwischen dem ersten Halswirbel (C-1) und der Schädelbasis befindet. Praktizieren Sie weiter wie bisher: Sie atmen wiederholt kurz ein und pumpen die Ovar-Energie zum Perineum und über das Kreuzbein, T-11, C-7 und C-1 bis zum Jade-Kissen. Hier befindet sich ein kleiner Speicher, in dem Sie die Ovar-Energie für spätere Verwendung aufbewahren können; der weitaus größere Speicher liegt jedoch im oberen Gehirnbereich. Wiederholen Sie auch diesen Schritt neunmal.

i) Die nächste Station und gleichzeitig der größere Energiespeicher ist der Pai-Hui, der direkt in der Mitte der Schädeldecke liegt. Vollführen Sie die Übung wie gewohnt, nur daß Sie diesmal den «Trinkhalm» bis oben hin füllen. Wenn Sie das Kreuzbein nach hinten kippen, streckt sich die Wirbelsäule etwas mehr nach außen. Damit aktivieren Sie die beiden unteren Pumpen. Gleichzeitig schieben Sie das Brustbein nach hinten, ziehen das Kinn an und drücken es zum Nacken. Dadurch beginnt die Schädelpumpe zu arbeiten. Nun ziehen Sie die Energie ganz empor, bis sie beim Scheitelpunkt angelangt ist und wiederholen die Übung neunmal.

Wenn Sie diesen Übungsabschnitt neunmal wiederholt haben und fühlen, wie die Sexualenergie der Eierstöcke das Gehirn füllt, lassen Sie die Energie im Gehirn neun-, achtzehn- oder sechsunddreißigmal im Gegenuhrzeigersinn kreisen und anschließend ebenso oft im Uhrzeigersinn. Nehmen Sie dabei die Geisteskraft, die Augen und die übrigen Sinne zu Hilfe. Dann ruhen Sie aus und lenken nun die Energie vom Ovar-Palast nur durch Gedankenkraft zum Scheitelpunkt.

j) Legen Sie die Zunge an den Gaumen, damit die Energie zum dritten Auge, durch das Naseninnere und die Zunge bis zum Herzzentrum strömen kann. Verharren Sie kurz beim Herzzentrum, bis es sich öffnet und die Energie in Liebesenergie umwandelt. Nun lenken Sie die Energie zum Nabel, wo sie gespeichert wird. Hier lassen sie die Energie sechsunddreißigmal im Gegenuhrzeigersinn nach außen und vierundzwanzigmal im Uhrzeigersinn nach innen kreisen.

5. Kurze Zusammenfassung für Fortgeschrittene

a) Richten Sie Ihre Aufmerksamkeit auf die Eierstöcke und atmen Sie in sie hinein.

b) Konzentrieren Sie sich auf den Ovar-Palast, der zwischen den Eierstöcken liegt.

c) Kontrahieren Sie die Scheide leicht und ziehen Sie die Ovar-Energie zum Perineum hinab. Dann kontrahieren Sie den vorderen Teil des Perineums und ziehen ihn empor, während Sie gleichzeitig kurz Atem holen. Verharren Sie, halten Sie den Atem an und fühlen

Sie den Energiestrom vom Ovar-Palast bis zu Vagina, Klitoris und Perineum. Atmen Sie aus und halten Sie die Energie durch Konzentration am Perineum fest. Wiederholen Sie dies neunmal.

d) Halten Sie die Ovar-Energie weiterhin am Perineum und lenken Sie gleichzeitig einen Teil Ihrer Aufmerksamkeit wieder auf die Eierstöcke und den Ovar-Palast. Nun sammeln Sie hier Energie und atmen mehrmals kurz ein, wobei Sie die Vagina leicht kontrahieren, den vorderen, mittleren und hinteren Teil des Perineums hochziehen und die Ovar-Energie bis zu Steißbein und Kreuzbein emporatmen. Jetzt ausatmen und das Ganze neunmal wiederholen.

e) Die Ovar-Energie wird nun im Kreuzbein bewahrt, während Sie sich wieder auf die Eierstöcke konzentrieren und die Energie zum Ovar-Palast lenken. Holen Sie mehrmals kurz Atem, verschließen Sie die Scheide leicht und kontrahieren Sie gleichzeitig den Vorderabschnitt des Perineums. Lenken Sie das Chi zum Perineum, verharren Sie einen Moment und atmen Sie ein. Nun ziehen Sie den mittleren und hinteren Abschnitt des Afters hoch und lenken die Energie zum Steißbein und Kreuzbein empor. Halten Sie kurz inne, atmen Sie ein und drücken Sie das Kreuzbein nach hinten, um den Kreuzbeinspalt zu öffnen, damit das Chi in die Wirbelsäule eindringen kann. Ziehen Sie die Energie bis zum T-11 empor und wiederholen Sie diesen Übungsteil neunmal.

f) Bewahren Sie die Energie im T-11 und konzentrieren Sie sich wieder auf die Eierstöcke und den Ovar-Palast. Atmen Sie mehrmals kurz ein, verschließen Sie die Scheide leicht und kontrahieren Sie die drei Abschnitte des Perineums, wobei die Energie von den Eierstöcken zu Perineum, Kreuzbein, T-11 und C-7 strömt. Verharren Sie dort, um die Energie festzuhalten. Wiederholen Sie dann den Übungsablauf neunmal.

g) Bewahren Sie die Energie im C-7 und lenken Sie Ihre Aufmerksamkeit wieder zurück zu den Eierstöcken und dem Ovar-Palast. Holen Sie mehrmals kurz Atem, verschließen Sie die Vagina ganz sanft und kontrahieren Sie die drei Abschnitte des Perineums ein wenig, so daß die Energie von den Eierstöcken zu Perineum, Kreuzbein, T-11, C-7 und Jade-Kissen strömt. Ausatmen und diesen Ablauf neunmal wiederholen.

h) Nun bewahren Sie die Energie im Jade-Kissen, lenken Ihre Aufmerksamkeit wieder zu den Eierstöcken und wiederholen den gesamten Ablauf, wobei Sie von den Eierstöcken ausgehen und die Energie bis ins Gehirn und zum Scheitelpunkt leiten. Machen Sie das neunmal. Sobald das Gehirn mit Energie gefüllt ist, lassen Sie sie neun-, achtzehn- oder sechsunddreißigmal im Gegenuhrzeigersinn und dann ebenso oft im Uhrzeigersinn kreisen. Legen Sie die Zunge an den Gaumen, so daß der Energiestrom über das dritte Auge, die Zunge und den Hals bis zum Herzen fließt. Halten Sie im Herzzentrum inne und fühlen Sie, wie sich die kreative Sexualenergie in Liebesenergie umwandelt. Danach strömt sie hinab zum Solarplexus und zum Nabel. Nun speichern Sie die Energie im Nabel.

Wichtig: Die Energie der Eierstöcke ist während der Ovar-Atmung warme Energie: Achten Sie immer darauf, sie nach vier Atemzügen zum Nabel hinabzulenken.

B. Die Ovar- und Vaginalkompression

1. Zur Steigerung der Sexualenergie erzeugen Sie Druck in den Eierstöcken

Die Vorteile der Ovar-Atmung lassen sich noch bedeutend erhöhen, wenn man sie in Verbindung mit der Ovar- und Vaginalkompression anwendet. Diese Übung macht Sie ausgeglichener, stärkt Eierstöcke und Gebärmutterhals und kräftigt die Scheidenmuskulatur. Sie ermöglicht Ihnen, bewußt Energie in den Beckenbereich zu lenken oder von dort abzuziehen. Die Sexualkraft erfährt eine dynamische Steigerung, weil das Chi des oberen Körperbereichs durch die komprimierte Luft hinabgedrückt und in die Eierstöcke gepreßt wird. Dadurch wird die Ovar-Energie regelrecht «aufgeladen». Der Genitalbereich wird «aufgewärmt» und Sie entwickeln mehr sexuelle Aktivität und sexuelles Verlangen, sind rascher erregbar und gelangen leichter zum Orgasmus. Ist der Geschlechtsbereich nur mit wenig Chi versehen, erkaltet er und ist nur schwer aktivierbar, auch das sexuelle Verlangen vermindert sich. Erinnern wir uns an unser Beispiel mit dem Eiswasser. Will man Eiswasser zum Kochen bringen, braucht man ein größeres Feuer, um es bis zum Siedepunkt zu erhitzen, als wenn man Wasser mit Zimmertemperatur nehmen würde.

Die Ovar-Kompression wärmt nicht nur die Eierstöcke, sondern auch das Herz wieder auf. Bei sexueller Übererregung hilft Ihnen diese Praxis wieder ruhiger zu werden, weil sie nun bewußt die Energie aus diesem Bereich ableiten können.

Von den drei vorgeschlagenen Stellungen ist Sitzen oder Stehen am geeignetsten. Atmen Sie tief durch die Nase bis in den Rachen ein und schlucken Sie die Luft zum Solarplexus hinunter. Vom Solarplexus wird die Luft in den Beckenbereich «gerollt» und zu beiden Seiten der Scheide komprimiert (Abb. 5–28). Man erzielt diesen Effekt, indem man die Unterleibsmuskulatur in einer langsamen Welle nach unten zieht. Die Scheide scheint sich dann auszudehnen, man spürt einen Hitzestoß und kurz danach strömt die in ihr komprimierte Kraft die Wirbelsäule bis zum Kopf empor, der sich ebenfalls sehr warm anfühlt.

2. Ovar- und Vaginalkompression in Einzelschritten

a) Setzten Sie sich auf eine Stuhlkante, die Füße flach auf den Boden, etwa in Schulterbreite voneinander entfernt. Fühlen Sie, wie die Füße einen Teile des Gewichts tragen; verlagern Sie nicht Ihr gesamtes Gewicht auf die Gesäßknochen. Tragen Sie lose Kleidung, damit das Komprimieren des Chi nicht behindert wird.
b) Atmen Sie durch die Nase in den Rachen ein. Nun schlucken Sie die Luft zum Solarplexus hinunter, der sich in der Mitte zwischen Herz und Nabel befindet. Bleiben Sie jedoch nicht beim Herzzentrum stehen. Stellen Sie sich die Luft als Ball oder Kugel vor.
c) Zuerst kommt der Ball hinter dem Solarplexus zur Ruhe. Dann rollen Sie ihn zum Nabel hinunter, bis er ins Becken gelangt, und nun breitet er sich zu beiden Seiten der Eierstöcke aus.

Das erreicht man, indem man die Unterleibsmuskulatur in einer langsamen Welle nach unten zieht. Spüren Sie den Chi-Druck um die Eierstöcke, komprimieren Sie die Energie, bis die Eierstöcke gefüllt sind und leiten dann den Druck allmählich in den Gebär-

Abb. 5–28 a, b, c

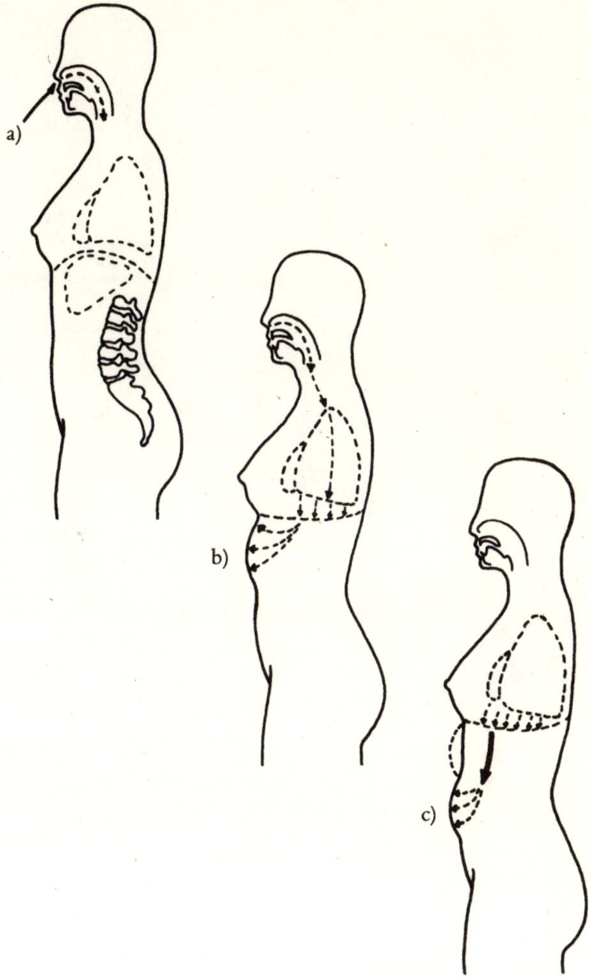

a) Atmen Sie durch die Nase in den Rachen

b) Schlucken Sie die Luft zum Solarplexus

c) Drücken Sie die Luft zum Nabel hinunter

Ovar- und Vaginalkompression

Abb. 5–28 d, e

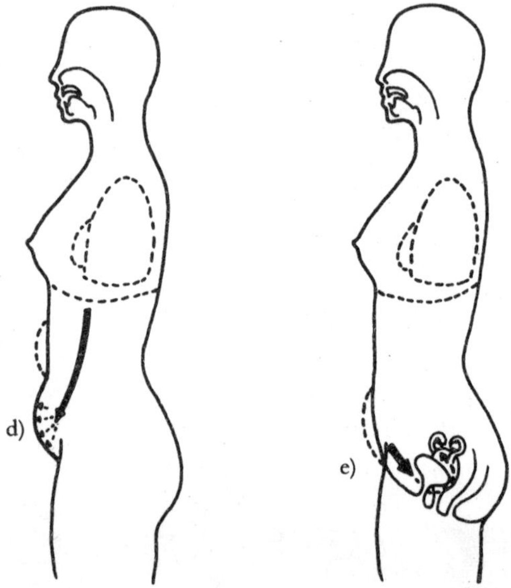

d) Drücken Sie die Luft weiter hinunter in den Unterleib

e) Zum Schluß pressen Sie die Luft in die Scheide hinab

Ovar- und Vaginalkompression

mutterhals über. Pressen Sie kleine und große Schamlippen fest zusammen und pumpen Sie nun Luft in die Scheide hinein, als würden Sie einen Ballon aufblasen, bis sich die Scheide auszudehnen scheint.

d) Pressen Sie die Luft möglichst fest und lange in die Eierstöcke hinein. Sobald die Kompression erfolgt ist, spüren Sie einen plötzlichen Hitzestoß. Kurz darauf strömt die in die Eierstöcke gepreßte Kraft die Wirbelsäule empor bis zum Kopf, der sich ebenfalls warm anfühlt. Die Kompression sollte mindestens dreißig bis vierzig Sekunden andauern. Jede einzelne Ovar-Kompression schießt enorme Energien in die Vagina. Wenn die Kompression eine Minute anhält, hat die Übung ihre volle Wirkung erzielt. Der gesamte Afterschließmuskel muß während dieser Übung fest zusammengezogen werden, um ein Austreten der Energie zu verhindern.

e) Haben Sie die Kompression beendet, atmen Sie aus und entspannen sich völlig. Den Speichel, der sich während der Kompression im Munde angesammelt hat, schlucken Sie vor dem Ausatmen hinunter.

f) Nachdem Sie einmal vollständig ausgeatmet haben, atmen Sie mehrmals rasch und kurz, um erneut Kraft zu gewinnen. Lassen Sie die Luft wie einen Pfeil aus den Nasenlöchern schießen und ebenso schnell wieder einströmen, um sich für eine weitere Kompression bereit zu machen. Atmen Sie stets durch die Nase und holen Sie nicht zu tief Luft. Man nennt dies «Blasebalg-Atmung», weil man die Luft dabei mit dem Bauch rasch ein- und auspumpen muß.

Die Technik der Ovar- und Vaginalkompression lädt den gesamten Körper sehr schnell auf. Wenn Sie sich krank oder unausgeglichen fühlen, wird es Ihnen schon nach wenigen Ovar-Kompressionen besser gehen. Beim Üben gehen Sie folgendermaßen vor:

1) Beginnen Sie mit einer Ovar-Kompression.
2) Heben Sie nun die Arme in Schulterhöhe und kreisen Sie mit den Hüften.
3) Ruhen Sie sich einen Augenblick aus und wiederholen Sie die Übung. Legen Sie die Zunge stets an den Gaumen, während Sie Druck erzeugen. Anfangs sollten Sie nur zwei oder drei Kompressionen hintereinander durchführen.

Hat sich Ihre Kraft gesteigert, können Sie fünf Kompressionen hintereinander durchführen und sich dann mit Hilfe des Hüftkreisens ausruhen. Danach folgen weitere fünf Kompressionen. Atmen Sie zwischen den Kompressionen nur kurz und flach, um die Kraft nicht im oberen Körperbereich zu stauen.

Die Übung sollte drei Tage, nachdem Sie damit begonnen haben, bereits Wirkung zeigen. Die Eierstöcke fühlen sich dann möglicherweise warm an und jucken ein wenig, oder sie «prikkeln», ein Anzeichen dafür, daß sie mit ungewöhnlich hohen Mengen Vitalkraft versorgt werden. Diese Anzeichen treten jedoch nur bei richtiger Durchführung der Praxis auf. Wenn Sie die Übung ein bis zwei Monate konstant durchführen, führt dies zu einer merklichen Steigerung von Kraft und Wohlbefinden.

Sie können die Ovar-Atmung und die Ovar- und Vaginalkompression auch gemeinsam üben, zweimal täglich etwa eine Viertelstunde lange, jeweils morgens und abends. Regelmäßige Praxis dieser Atemtechniken ergibt, abgesehen von den bereits erwähnten Vorzügen, sehr positive Wirkungen, wie Verminderung von Nervosität und Schlaflosigkeit sowie eine allgemeine Erhöhung der Vitalität.

3. Zusammenfassung

a) Nehmen Sie Ihre bevorzugte Stellung ein.
b) Atmen Sie langsam durch die Nase und konzentrieren Sie sich auf den Rachen. Komprimieren Sie die Luft im Rachen, bis Sie nicht mehr weiter einatmen können.
c) Schlucken Sie sie kräftig bis zum Solarplexus hinunter und halten Sie die Luft dort wie einen Ball fest.
d) Pressen Sie den Ball in den Nabelbereich hinab.
e) Vom Nabel aus drücken Sie ihn in den Beckenbereich.
f) Pressen Sie den Ball kräftig und ohne Unterbrechung in die Eierstöcke, bis Sie den Atem nicht mehr anhalten können. Kurz bevor Sie ausatmen, schlucken sie den erzeugten Speichel kräftig hinunter.
g) Ruhen Sie aus, indem Sie rasch in kurzen, flachen Zügen durch die Nase atmen.
h) Entspannen Sie sich durch mehrmaliges Hüftkreisen.
i) Beginnen Sie mit fünf Kompressionen, bis Sie sich langsam auf sechsunddreißig innerhalb einer Übungssitzung steigern können.
j) Legen Sie immer die Zunge an den Gaumen!

C. Umlenkungsübung bei hohem Blutdruck

Nach zwei- bis sechswöchiger Praxis werden manche Frauen, besonders die mit hohem Blutdruck, einen starken Druck im Kopf spüren, wenn sie das Chi zum Kopf fließen fühlen. Sie empfinden diesen Druck im Kopf, weil das Blut der Aufwärtsbewegung der Vitalkraft folgt. Das ähnelt einer gemilderten Form des «Kundalini-Syndroms», bei dem die freigesetzte Energie ziellos und unkontrolliert durch den Körper schießt.

Wenn Sie unter Bluthochdruck leiden und nicht die Meditation des Kleinen Energiekreislaufs praktizieren, die die Energie gleichmäßig über alle Meridiane des Körpers verteilt, können Sie sich auf zwei Punkte konzentrieren, um diesen Überdruck abzubauen. Diese Punkte sind der Ming-Men an der Wirbelsäule, direkt gegenüber dem Nabel (zwischen zweitem und drittem Lendenwirbel), sowie der Yung-Chuan (N1-Punkt) an den Fußballen.

Zur Lokalisierung des Ming-Men legen Sie einen Faden wie einen Gürtel um die Hüfte. Achten Sie darauf, daß er völlig waagerecht verläuft und den Nabel berührt. Der Ming-Men befindet sich

Abb. 5–29

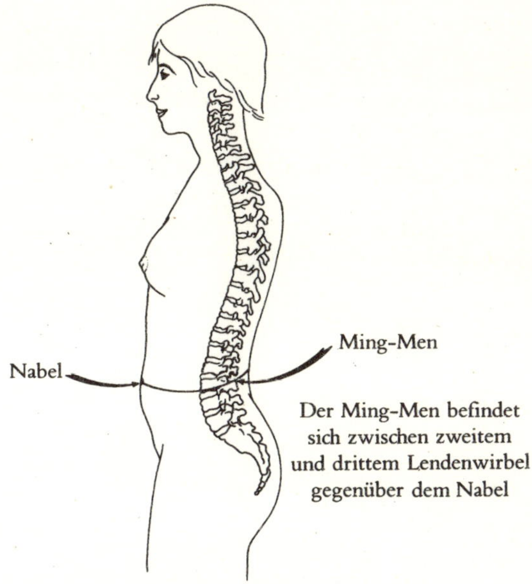

Der Punkt Ming-Men

am Schnittpunkt von Faden und Wirbelsäule. Beugt man sich von der Hüfte aus nach hinten, fühlt sich der gesuchte Punkt wie eine Vertiefung im Rückgrat an (Abb. 5–29).

Um die überschüssige Energie vom Kopf abzuleiten, legen Sie die linke Handfläche direkt auf den Ming-Men, während die rechte oben auf der Schädeldecke ruht. Lenken Sie die überschüssige Energie mit Hilfe Ihrer Vorstellung zum Ming-Men hinunter. Dadurch strömen das Chi und das Blut an diesen Punkt. Die Hand kann bei der Aktivierung des Chi-Flusses hilfreich sein. Die rechte Hand ist dabei der Krug, der die Energie ausgießt, während sie von der linken wie in einer Schale aufgefangen wird. Auf diese Weise kann die Energie leichter nach unten gelenkt werden.

Der andere Punkt, der Yung-Chuan, liegt auf der Fußsohle. Wenn Sie die Zehen krümmen, ist es der tiefste Punkt im Fußballen (Abb. 5–30).

Abb. 5–30

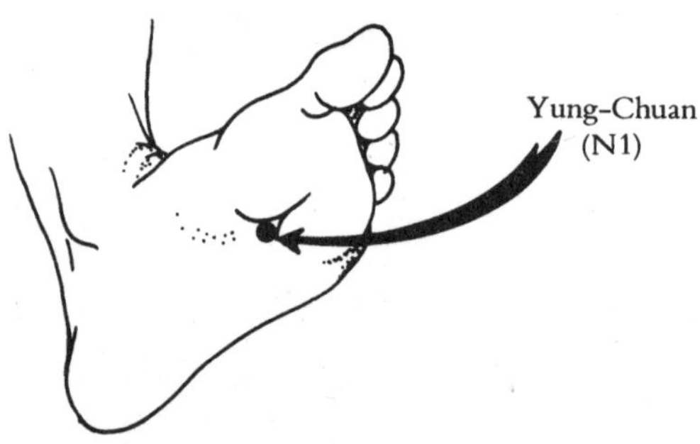

Der Nierenpunkt Yung-Chuan

Er ist der erste Punkt des Nierenmeridians (N 1, Sprudelnder Quell), der Eingangspunkt für die Yin-Energie. Die Taoisten betrachten die Füße als die Wurzeln des Körpers, und diese Wurzeln bilden eine bedeutende Grundlage für die Arbeit am Geist-Körper. Um den Punkt deutlicher zu spüren, können Sie eine kleine Kugel oder etwas Spitzes darunter legen und dann die Fußsohlen gegen den Boden drücken. Während Sie sich auf den Yung-Chuan konzentrieren, können Sie den Energiefluß nach unten unterstützen, indem Sie die linke Hand auf das Kreuzbein und die rechte wieder auf die Schädeldecke legen. Lenken Sie die Energie vom Scheitelpunkt zum Ming-Men, hinunter zum Kreuzbein, zu den Kniekehlen und schließlich die Waden entlang in die Fußsohlen.

Normalerweise werden Sie nach kurzer Übungszeit die Kraft in den Ming-Men strömen fühlen und sie dann die Wirbelsäule hinab und die Rückseite der Beine entlang in den Yung-Chuan lenken können. Pressen Sie dabei die Fußballen und -sohlen fest an den Boden. In schwereren Fällen kann es allerdings ein bis zwei Monate dauern, bis die Kraft in den Ming-Men strömt und in den Yung-Chuan hinabgeleitet werden kann.

Auch wenn Ihnen das Blut während oder nach der Ovar- und Vaginalkompression zu heftig in den Kopf schießt, leiten Sie die Kraft durch die Ming-Men- und Yung-Chuan-Übung gleich nach der Kompression um. Alle unausgeglichene Kraft strömt durch diese beiden Punkte den Körper hinab. Viele meiner Schülerinnen praktizieren nach der Ovar-Kompression den Kleinen Energiekreislauf, so daß ihre Energie in einem regelmäßigen Strom zirkuliert und keine Notwendigkeit besteht, sie durch die Fußsohlen abzuleiten. Man kann die Energie auch an der Vorderseite des Körpers durch Herz und Nabel ableiten, hinunter zum Perineum, zu den Kniekehlen und in die Fußsohlen. Allein mit dieser Methode wurden schon viele Fälle von Bluthochdruck geheilt.

6. Kapitel

Die geheime Technik des großen Emporziehens

A. Das sexuelle Potential der Frau

Die alten taoistischen Meister betrachteten Mann und Frau als würdige Partner und Gegenspieler. Aus ihrer Sicht spiegelte die sexuelle Vereinigung die Verschmelzung von Yin und Yang auf kosmischer Ebene wider. Die unterschiedliche Art von Mann und Frau, Probleme zu lösen und auf das Leben einzugehen, stellte auf der Erde Harmonie her.

Ihrer Energie nach entsprechen der Mann dem Feuer, die Frau dem Wasser. Sobald ein Feuer entfacht ist, brennt es sehr schnell und nicht besonders lange. Es dauert jedoch einige Zeit, bis Wasser zu kochen beginnt, genauso wie man Zeit benötigt, um eine Frau sexuell bis zum «Siedepunkt» zu bringen. Hat sie diesen Punkt aber erreicht, kann sie lange dort verweilen.

Nach taoistischer Anschauung sind Frauen den Männern sexuell überlegen, und doch gibt es heute viele Frauen, die in ihrem Geschlechtsleben eher unglücklich sind. Da die Reaktionszeiten von Mann und Frau unterschiedlich sind, erfolgt die sexuelle Vereinigung sehr oft, ohne daß die Frau zu voller Erregung gelangt ist. Die Muskelkontraktionen in der Scheide, die in diesem Stadium der Erregung auftreten, werden als Orgasmus mißdeutet. Die Frau hat jedoch erst die Hälfte ihres Orgasmuspotentials erreicht und fühlt sich nun im Stich gelassen, frustriert, entfremdet, wütend, ruhelos oder isoliert.

Um die zahlreichen Ebenen eines vollständigen Orgasmus zu erleben, muß sich die Frau der vielen Stufen bewußt sein, die es emporzusteigen gilt. Jede Stufe energetisiert einen bestimmten Teil des Körpers. Ein vollständiger Orgasmus ist wünschenswert, weil er dem ganzen Körper Lust vermittelt und ihn neu belebt. Wiederholte Unterbrechungen des Orgasmus auf niedrigeren Stufen führen dagegen zu energetischer Unausgeglichenheit, da nur einige Organe und Drüsen stimuliert werden, aber nicht der gesamte Körper. Gelingt dem Mann die Aufrechterhaltung der Erektion, kann er die Frau durch einfache Bewegungen auf weitere Stufen bringen. Das Paar wird so die höchstmögliche Harmonie im Liebesakt erreichen.

In allen Grundlagenstudien über Sexualität hat man zwischen dem Orgasmus des Mannes und dem der Frau Parallelen gefunden, vor allem in Zusammenhang mit dem sogenannten «rhythmischen Pulsieren», das laut Messungen im Abstand von acht Zehntelsekunden auftritt. Betrachtet man die Geschlechtsorgane der Frau außerdem als eine einzige funktionierende Einheit, zeigt sich, daß etwa ebenso viel erregungsfähiges Schwellgewebe wie beim Mann vorhanden ist. Daher gibt es keinen Grund zu glauben, der Orgasmus der Frau sei vielleicht schwächer oder weniger intensiv als der des Mannes.

Die taoistischen Weisen stellten fest, daß die Frau durch das Emporlenken ihrer sexuellen Erregungsenergie diese in eine Kraft umwandeln kann, die bestimmte Reservoirs in ihrem Körper auffüllt und es ihr ermöglicht, die höchste spirituelle Vollendung zu erreichen. Das Große Emporziehen beim Orgasmus ist eine Vorbereitung für die spirituelle Praxis von Kan und Li. Ausgangsbasis ist die Kraft der gespeicherten Sexualenergie (Ching), die in eine andere Form von Lebenskraft-Energie (Chi) umgewandelt wird und dieses Chi wird schließlich zu spiritueller Energie (Shien) verfeinert.

Die sexuelle Lust-Kapazität der Frau ist wesentlich größer als die des Mannes und nahezu unerschöpflich. Frauen verlieren während des Liebesaktes beim Orgasmus kaum Energie, selbst eine geringe Menge Sexualenergie vervielfacht sich noch. Je länger der Orgasmus dauert, um so mehr Sexualenergie kann erzeugt werden. Betrachtet man dies in energetischen Einheiten, kann die Frau diese Energie von 10 auf 100, 1000 oder 100 000 energetische Einheiten erhöhen. Geht die Anfangsenergie jedoch verloren, kann sie nicht mehr zurückgeholt werden, und es besteht keine Möglichkeit mehr, sie auf eine höhere Ebene zu transferieren.

Im täglichen Leben drückt sich die gespeicherte Sexualkraft in einer Fülle von Lebens- und Heilenergie aus, die nicht nur ausreicht, um gesund und mit sich selbst im Einklang zu sein, sondern die sich auf alle menschlichen Beziehungen, auf Aufgabengebiete in kleinerem Rahmen und auf globaler Ebene erstrecken kann. Es ist kein Zufall, daß viele Frauen im Lehrberuf oder in der Krankenpflege tätig sind, denn gerade diese Aufgaben erfordern sehr viel Liebe, Fürsorge und heilende Kraft.

Abgesehen von einer intensiv lustvollen Erfahrung stellt das Große Emporziehen auch eine Technik dar, die zur Verjüngung der Organe und Drüsen beiträgt. Jedesmal wenn man sexuelle Erregungsenergie zum Gehirn lenkt, verbessert sich das Gedächtnis, werden die Zellen genährt und der ganze Körper von einem wundervollen Gefühl eingehüllt.

B. Die Unterschiede zwischen der Ovar-Atmung und dem Großen Emporziehen

Die Ovar-Atmung ist eine Methode, um die in den Eierstöcken erzeugte und dort ruhende Sexualenergie zum Gehirn zu lenken. Das orgasmische Große Emporziehen ermöglicht, die noch wesentlich dichtere sexuelle Erregungsenergie emporzuziehen. Am Anfang benutzen Sie dazu Muskelkraft. Nicht nur das Austreten des Orgasmus soll verhindert werden, sondern die ganze Richtung des Energiestromes muß geändert werden. Statt nach unten und außen soll er nach innen und oben fließen. Mit der Zeit werden die Muskeln des Diaphragma pelvis (Beckenboden) kräftiger, Sie verwenden eher innere Muskelkraft und noch später können Sie das Große Emporziehen nur mit dem Bewußtsein steuern.

Ein weiterer grundlegender Unterschied zwischen Ovar-Atmung und Großem Emporziehen liegt in der Temperatur der Energie, die man benutzt. Die sexuelle Erregungsenergie, die durch das Große Emporziehen verfeinert wird, ist kühler als die biologische Fortpflanzungsenergie der Eierstöcke, die man sich bei der Ovar-Atmung zunutze macht. Die weibliche Erregungsenergie ist auch kühler als die Erregungsenergie des Mannes. Aufgrund dieser Eigenschaft kann die kühle Energie für späteren Gebrauch im Gehirn gespeichert werden.

Wie bei der Ovar-Atmung spielt auch beim Großen Emporziehen der Chi-Muskel beim Lenken des Energiestroms eine wichtige Rolle. Als kurze Wiederholung: Zieht man den vorderen Teil des Afters zusammen, strömt die Energie von den Eierstöcken zum Perineum-Punkt. Werden der mittlere und der hintere Abschnitt des Afters (Perineumbereich) hochgezogen, fließt die Energie vom Perineum zum Steißbein. Diese Technik ist hilfreich, wenn Sie noch am Anfang der Praxis stehen. Bei fortgesetzter Übung erfolgt die Steuerung innerlich und automatisch.

C. Wie soll die Frau üben: alleine oder mit einem Partner?

Obwohl die meisten Menschen dazu neigen, sich auf eine bestimmte, bevorzugte Form der Sexualität festzulegen, bedeutet dies nicht, daß sie nicht auch eine andere Methode der Befriedigung genießen würden, sofern sie sich als sicher und angenehm erwiese. Jede Frau kann durch die hier gelehrte Technik des Großen Emporziehens ihr Leben physisch und spirituell bereichern. Zwei Möglichkeiten stehen ihr zur Verfügung: Praxis alleine und mit dem Partner, wobei eins das andere nicht ausschließt. Die Einzelpraxis wird gewöhnlich von Frauen verwendet, die keinen Sexualpartner haben oder deren Partner die taoistischen Liebestechniken nicht praktiziert.* Viele Frauen, deren Partner das Große Emporziehen ebenfalls beherrscht, haben aber festgestellt, daß man die Einzelpraxis nicht außer acht lassen sollte.

Übt eine Frau das Große Emporziehen allein, erlebt sie eine große innere Weite, die Verschmelzung ihres Körpers mit dem Universum und eine gesteigerte Sensibilität für ihre gesamte Umwelt. Manchmal erhascht sie nur einen flüchtigen Blick, doch bei fortgesetzter Praxis kann all das Teil ihrer lebendigen Realität werden.

* Die entsprechenden Methoden für den Mann werden in meinen Buch *Tao Yoga der Liebe* behandelt.

Durch die Partnerpraxis lernt die Frau, ihre Energie mit dem Partner zu teilen und sie kann bis zur Erfahrung des «Tal-Orgasmus» gelangen, einem Zustand, in dem beide Partner in ein erweitertes Bewußtsein eintreten. Wenn sich die zwei unterschiedlichen Seelen oder Geistwesen (Yin und Yang) vereinigen, erfolgt eine alchemistische Verschmelzung der Energien, die in beiden Partnern eine neue Bewußtheit hervorbringt.

1. Vorteile der Einzelpraxis

Vor allem zu Beginn ist die Einzelpraxis empfehlenswert, weil Sie dadurch Ihre eigenen Reaktionen besser spüren lernen und somit auch mehr Kontrolle über die Sexualenergie erlangen. Zwischen dem Zeitpunkt, an dem die sexuelle Erregung spürbar wird und dem Augenblick kurz vor dem Orgasmus, steht Ihnen ein Bereich zur Verfügung, mit dem Sie experimentieren können. Beginnen Sie mit dem Großen Emporziehen, wenn Sie nur geringfügig erregt sind, wird die Empfindung dabei nicht besonders intensiv sein. Warten Sie bis zu dem Augenblick, an dem Sie die Energie beinahe austreten lassen, mag es Ihnen gelingen, sie im Körper zu bewahren oder auch nicht. Durch die Einzelpraxis lernen Sie diese Unterschiede zu fühlen und sie in Reflexe umzuwandeln.

Nachdem Sie das Große Emporziehen erlernt und gemeistert haben, können Sie es im Zusammensein mit einem Partner durchführen. Er sollte aber ebenfalls an dieser Technik interessiert sein oder zumindest wissen, daß Sie Ihre Sexualkraft nicht ausgeben wollen. Sie sollten mit Ihrem Partner offen darüber sprechen, damit beide wissen, was vorgeht.

2. Gedanken zur Partnerpraxis

Bei der Partnerpraxis ist es wünschenswert, daß nicht nur Sie, sondern auch der Mann die taoistischen Liebestechniken beherrscht. Nur dann haben Sie Gelegenheit, mit dem Partner Energie auszutauschen und den bereits erwähnten Zustand des Tal-Orgasmus zu erleben. Wenn nur Sie das Tao der Liebe praktizieren, Ihr Partner aber nicht, werden Sie ihm weit überlegen sein. Sie müssen in diesem Fall vorsichtig sein, um ihm nicht seine Lebenskraft zu entziehen. Der Schaden, den Sie ihm möglicherweise zufügen, würde auf Sie zurückfallen.

Das Wort «Tao» bedeutet «Weg». Jene, die die Vereinigung mit dem Tao anstreben, versuchen den «Weg» des Universums zu finden, dem alle Natur entstammt. Es gibt viele Möglichkeiten, diesen «Weg» zu gehen. Viele Menschen haben eine gewählt, die Sexualität als spirituell unerwünscht betrachtet. Sie halten die Partnerpraxis für einen «linkshändigen Pfad» im Gegensatz zum «rechtshändigen Pfad», dem Zölibat. Wird die paarweise Höherentwicklung der Sexualenergie richtig praktiziert, ist sie jedoch ein sicherer Weg, um Körper, Geist und Seele zu erheben.

D. Das Große Emporziehen im Überblick

Bei der Ovar-Atmung wird warme Fortpflanzungsenergie (Ovar-Energie), die im Yang-Zustand in den Eierstöcken ruht, bis zum Kopf empor und an der Vorderseite des Körpers hinabgelenkt. Die Ovar-Kompression preßt das von den Vitalorganen (z. B. Herz, Lunge, Milz) und den Drüsen (z. B. Thymusdrüse) erzeugte Chi hinab, damit es sich mit dem in den Sexualorganen ruhenden Ching Chi vermengt und den ganzen Geschlechtsbereich erwärmt. Anschließend wird die erwärmte, vermischte Energie emporgelenkt und im Körper zirkuliert.

Beim Großen Emporziehen erregen Sie sich selber bis knapp vor den Orgasmus, sammeln die Organ- und Drüsenenergie, um sie mit der sexuellen Energie zu vermischen, lenken den Orgasmus nach innen und dehnen ihn aus. Er gelangt dann in ein höheres Zentrum und wird in die Organe, Drüsen und schließlich das Nervensystem geleitet, so daß der Orgasmus jede Zelle des Körpers erreicht. Daraus ergibt sich eine vollkommen neue Orgasmuserfahrung, die Sie nie zuvor erlebt haben. Ihre kühle (Yin) Erregungsenergie steht Ihnen jederzeit zur Verfügung. Sie können die Energie rasch sammeln, schnell bis zum Höhepunkt aufbauen, nach innen lenken und so den Orgasmus verlängern. Sie können diese Kraft aber auch langsamer verarbeiten, was die Erfahrung zeitlich noch stärker ausdehnt und sinnlicher gestaltet. Schließlich führen die Erektion der Klitoris und die innere Empfindung der Fülle und Erweiterung zu einer rhythmischen, überströmenden Auflösung. Sie werden auch bemerken, daß der Energiestrom am leichtesten das Rückgrat entlang direkt ins Gehirn und zu den höheren Körperzentren fließt. Das erfordert natürlich Übung, denn Sie müssen den Afterschließmuskel und die unwillkürliche Muskulatur des Beckenbodens kontrollieren lernen, um die rhythmischen Energiestöße nach innen zu lenken und emporzuziehen, damit die Energie in die oberen Körperregionen geleitet wird.

1. Von der Anfängerin zur Fortgeschrittenen

a. Die erste Stufe

Als Anfängerin spannen Sie die Muskeln der Hände, des Kiefers, Nackens, der Füße, des Perineums, des Gesäßes und die Unterleibsmuskulatur an, um Kreuzbein- und Schädelpumpe zu aktivieren, die Ovar-Energie und den Orgasmus umzuleiten und die Kraft im Erregungszustand in die Organe und Drüsen emporzupressen.

b. Mittelstufe

Sie vermindern die Muskelanspannung in Fäusten, Füßen und Kiefer und benutzen vor allem den Chi-Muskel, der Perineum, Beckenboden und Afterschließmuskel umfaßt. Kreuzbein- und Schädelpumpe unterstützen das Emporziehen der Energie.

c. Fortgeschrittene Stufe

Die Anspannung des Chi-Muskels im Perineum wird verringert und Kreuzbein- und Schädelpumpe werden verstärkt eingesetzt, um das Ching Chi durch Geisteskraft zum Scheitelpunkt zu lenken. Durch die Konzentration auf den obersten Punkt der Schädeldecke ziehen Sie die Energie unweigerlich aus den tieferliegenden Körperzentren empor.

d. Endstufe

Auf dieser Stufe setzen Sie nur noch geistige Kontrolle und keinerlei Muskelanspannung mehr ein. Ihre Vorstellung lenkt die Sexualenergie der Eierstöcke willentlich empor und in die Organe, Drüsen und das Nervensystem hinab, so daß all diese Bereiche von der Energie erfüllt, umhüllt und revitalisiert werden.

2. Übungsverlauf

Zunächst müssen Sie sich selber bis an den Rand des Orgasmus erregen. Wenn Sie das Große Emporziehen beherrschen, können Sie Ihren Orgasmus genau «dosieren» und allmählich eine Erregungsstufe von 100 bis 200 oder sogar 1000 Prozent überschreiten. Sie beginnen mit einer Massage der Brüste. Sobald Sie den Orgasmus nahen fühlen, halten Sie inne und üben das Große Emporziehen drei- bis neunmal pro Sitzung oder bis der Orgasmus nach innen strömt, in den Kleinen Energiekreislauf einfließt und in die Organe und Drüsen eintritt. Unterdessen nimmt die Erregung in den unteren Körperregionen ab. Das zählt als ein Übungsdurchgang. Danach wiederholen Sie die Praxis: Sie erregen sich, üben das Große Emporziehen, bis die Erregung abnimmt und die Orgasmus-Empfindung nach oben steigt.

Allerdings – nur Übung macht den Meister. Wenn Sie die volle Kontrolle über Ihre Geschlechtsorgane und Ihre Energie während der Einzelpraxis erreicht haben, wird Ihnen das auch beim Liebesakt gelingen. Sie können ganz normal Ihr Geschlechtsleben genießen und auf der Stufe weiter praktizieren, die Sie erreicht haben. Frauen, die ihren Geist bereits durch Yoga, Meditation oder andere derartige Disziplinen geschult haben, machen meist raschere Fortschritte. Machen Sie vor dem Großen Emporziehen einige Aufwärm- und Dehnübungen. Die Eisenhemd-Atmung, bei der die Organe direkt mit Energie gefüllt werden, ist für die Praxis des Großen Emporziehens sehr förderlich. Diese Übungen regen die Organenergien an, erleichtern die Wahrnehmung der inneren Chi-Ströme und beschleunigen die Beherrschung der Sexualenergie.

E. Wie man Erregungsenergie in den Ganzkörper-Orgasmus umwandelt

1. Vorbereitende Übungen im nichterregten Zustand

a. Die Bauchatmung

Falls Sie regelmäßig den Kleinen Energiekreislauf üben, haben Sie vermutlich schon eine normale Bauchatmung entwickelt, bei der sich Brustkorb und Schultern kaum oder gar nicht bewegen. Im Kleinkindstadium oder wenn wir schlafen oder sehr entspannt sind, führen wir die Bauchatmung automatisch durch. Die meisten von uns müssen diese Art der Atmung für den Wachzustand jedoch von neuem erlernen. Die Bauchatmung drückt das Zwerchfell beim Atemholen tief hinunter, was der Lunge mehr Raum gibt. So können wir mehr Luft einatmen. Beobachten Sie sich tagsüber von Zeit zu Zeit und stellen Sie fest, in welchem Bereich Sie atmen. Sie können die Bauchatmung jederzeit üben. Abgesehen von einer Steigerung der Lungenkapazität kann diese Atmung die Muskeln im Bauchbereich kräftigen, was wiederum die Kontrolle der Energien erleichtert (Abb. 6–1).

1) Das Zwerchfell bewegen: Nehmen Sie eine bequeme Position im Sitzen oder Liegen ein. Atmen Sie aus, bis der Unterleib flach wird, atmen Sie noch weiter aus und entspannen Sie das Zwerchfell, das nach unten gegen die Organe drückt, vor allem auf die Nebennieren. Es erfordert einige Übung, das Zwerchfell in ausgeatmetem Zustand zu entspannen. Sie können die Bewegung des Zwerchfells geistig lenken und mit dem Inneren Lächeln hineinlächeln. Ist das Zwerchfell zu sehr angespannt, verklemmt es sich im Brustkorb und kann nur mehr schwer auf und ab bewegt werden. Sollte dies der Fall sein, reiben Sie den Bereich unterhalb des Brustkorbes, bis der Schmerz und die Anspannung wieder verschwinden. Dadurch kann sich das Zwerchfell wieder weiter ausdehnen, der Atem wird tiefer und die Bauchatmung fällt Ihnen leichter.

2) Die Energiekugel: Jetzt atmen Sie ein, ohne den Bauch dabei auszudehnen. Sie sollten den Druck im Unterleib fühlen, der die

Abb. 6–1

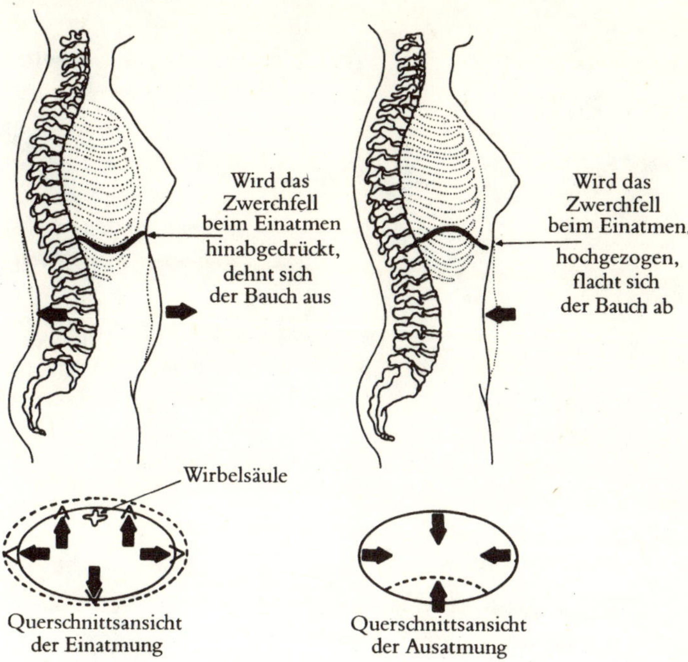

Die Unterleibsatmung erfolgt als runde Bewegung, die sich nach allen Seiten gleichmäßig ausdehnt

Organe auf einen engeren Raum zusammenpreßt. Der Druck dient dazu, die Energie im unteren Körperzentrum zu konzentrieren und sie zu einer Kugel zusammenzupressen und zu verdichten, die wir «Kristallkugel» nennen. Jetzt ausatmen und entspannen. Diese verdichtete Energie wird Ihnen auch später von großem Nutzen sein, wenn Sie in den höheren Praktiken des taoistischen Systems den Energie- und Geistkörper bilden.

b. Die Aktivierung der Pumpen

Bei diesen Übungen kombinieren wir die Bauchatmung mit der Muskelkraftsperre.

1) Aktivierung der Schädelpumpe: Die Muskelkraftsperre zur Aktivierung der Schädelpumpe wird folgendermaßen durchgeführt: Man drückt die Zunge fest gegen den Gaumen und die Zähne, während man die Muskeln des Hinterkopfes und der Schädelbasis anspannt. Dadurch setzen sich die Schädelpumpe und die übrigen Körperpumpen in Gang.

a) Zähne: Wenn Sie die Zähne fest zusammenbeißen, üben Sie gleichzeitig Druck auf die Schläfenknochen aus, und sobald Sie loslassen, setzt das Pulsieren der Schädelpumpe ein. Der Schädelknochen, von dem die Aktivierung ausgeht, ist der Gaumenknochen. Durch das Zusammenbeißen der Zähne werden auch die Lunge und der Dickdarm stimuliert.

b) Zunge: Pressen Sie die Zunge flach auf den mittleren Gaumen, während Sie die Zungenspitze gegen den *unteren* Kieferrand, knapp hinter den Schneidezähnen, drücken. Dadurch tritt die Schädelpumpe in Aktion und die Reflexzone von Leber und Gallenblase am Gaumen wird stimuliert (Abb. 6–2). Außerdem werden die Reflexzonen von Milz, Magen und Bauchspeicheldrüse am unteren Kieferrand angeregt.

c) Kinn: Nun aktivieren Sie die Rückwand der Schädelpumpe, indem Sie das Kinn nach hinten schieben (aber weder auf- noch abwärts). Dabei fühlen Sie Spannung unten am Hinterkopf.

d) Augen: Im Bereich der Augen und Augenhöhlen gibt es zahlreiche Muskeln, die die Pumpentätigkeit ebenfalls steigern helfen. Augenrollen, Überdrehen der Augen und Druck auf die Augenmuskulatur unterstützen die Aktivierung der Schädelpumpe. Blicken Sie nach oben und drehen Sie die Augen nach hinten, als wollten Sie sie zur Schädeldecke emporziehen. Nun fühlen Sie den Druck im Scheitelpunkt, der den oberen Bereich der Schädelpumpe anregt (Abb. 6–3).

Jetzt beißen Sie die Zähne zusammen, drücken die Zunge an den Gaumen, schieben das Kinn nach hinten, blicken nach oben und konzentrieren sich auf den Scheitelpunkt. Sobald Schädel- und Kreuzbeinpumpe richtig in Gang gesetzt worden sind, verstärkt sich der Sog, der das Emporziehen der Sexualenergie erleichtert. Im fortgeschrittenen Stadium der spirituellen Praxis dient die Schädelpumpe dazu, den Geist-Körper durch den Scheitelpunkt aus dem physischen Körper zu schießen.

Abb 6–2

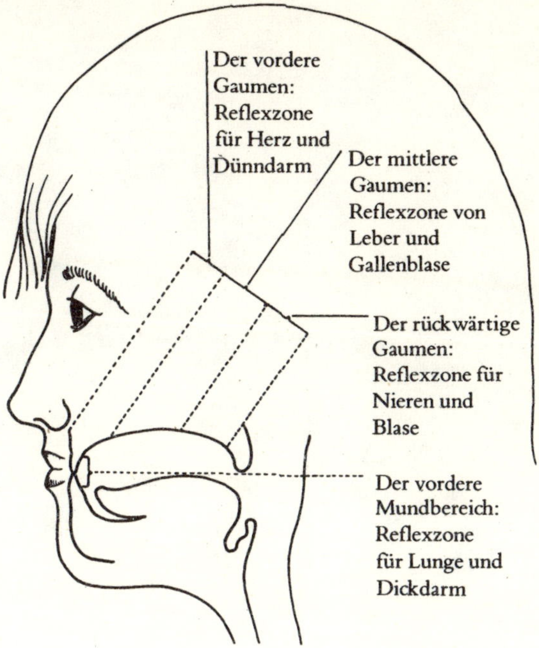

Der Zusammenhang zwischen Gaumen und Organen

2) Aktivierung der Muskelpumpe: Die Aktivierung der Muskelpumpe unterstützt ebenfalls das Emporsteigen der Sexualenergie. Die taoistischen Meister entdeckten noch weitere Muskelkraftsperren, bei denen man die Muskeln anspannt, gegen den jeweiligen Knochen preßt und dann wieder entspannt. Dadurch werden Körperflüssigkeiten und Chi vermehrt durch den Körper gepumpt. Bei fortgesetzter Praxis erzieht man den Geist dazu, diesen Druck auszuüben.

Bei vielen Menschen werden Hände und Füße immer als erstes kalt. Arme und Beine bilden die äußersten Teile unseres Körpers. Im Laufe der Zeit verlangsamt sich in ihnen der Strom der Körperflüssigkeiten und Giftstoffe können sich ablagern. Diese Übungen können Abhilfe schaffen.

Abb. 6–3

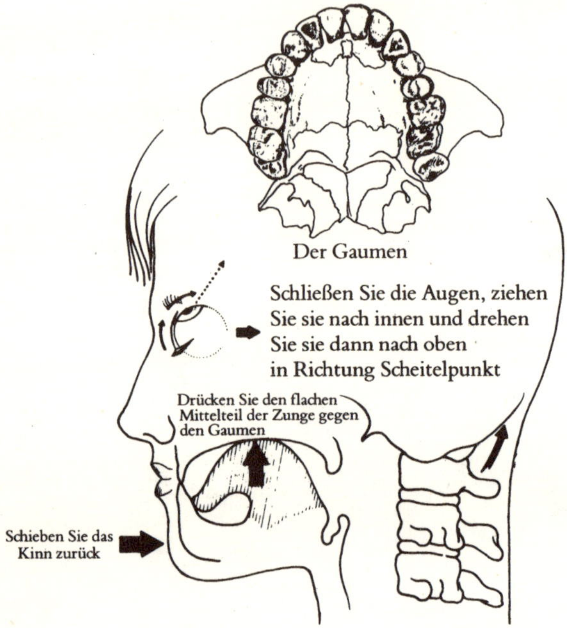

Die Aktivierung der Schädelpumpe

a) Arme: Die Muskelpumpe der Arme setzt sich in Gang, indem man die Hände zu Fäusten ballt. Dabei rollt man die Finger ein, der Daumen bleibt außen. Sobald man den Druck in der Hand spürt, krümmt man die Finger noch stärker. Drücken Sie auch den Daumen fest gegen die übrigen Finger (Abb. 6–4).

Nun atmen Sie ein und pressen die Unterarmmuskeln gegen Elle und Speiche (die beiden Unterarmknochen). Verharren Sie kurz und entspannen Sie sich wieder. Sie werden allmählich das Pumpen fühlen. Nun steigern Sie Schritt für Schritt die Anspannung, indem Sie auch den Oberarm miteinbeziehen. Dabei drücken Sie die Muskeln an den Oberarmknochen. Üben Sie so lange, bis Ihnen das gelingt, und beginnen Sie dann mit der nächsten Übung. Diese Bewegungen werden Ihnen das Emporziehen der Sexualenergie wesentlich erleichtern.

Abb. 6–4

Ballen Sie die Fäuste, um das Pumpen in den Armen in Gang zu setzen

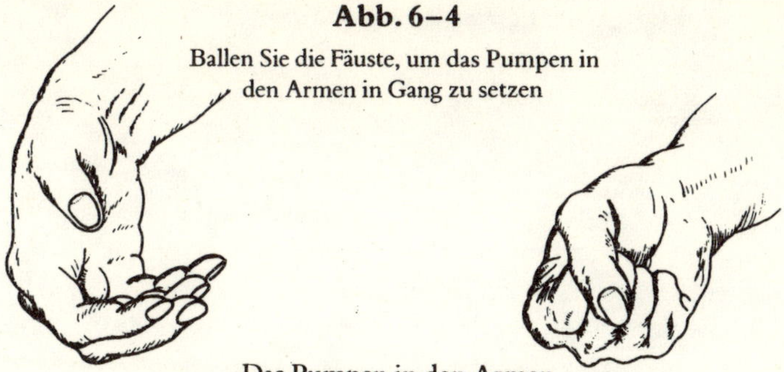

Das Pumpen in den Armen

b) Beine: Zuerst pressen Sie die Füße fest an den Boden und spreizen die Zehen. Die Zehen werden einzeln abgespreizt. Sie beginnen mit der kleinen Zehe (Abb. 6–5 a). Dieses Abspreizen aktiviert die

Abb. 6–5

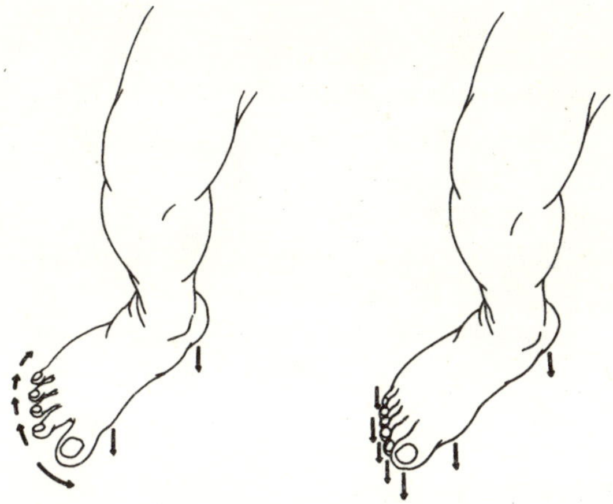

a) Pressen Sie die Füße nach unten und spreizen Sie zur Aktivierung der Muskeln und Sehnen in den Beinen die Zehen

b) Ziehen Sie die Zehen zusammen, ohne den Bodenkontakt zu verlieren

Das Pumpen in den Beinen

Muskeln und Sehnen der Beine und unterstützt so das Pumpen. Nun ziehen Sie die Zehen zusammen, als würden Sie eine Kralle bilden, die Sohlen bleiben so dicht wie möglich am Boden (Abb. 6–5 b). Jetzt stellen Sie sich vor, wie Sie durch die Füße einatmen, während Sie gleichzeitig die Beinmuskulatur, die Schien- und Wadenbein umgibt, anspannen. Halten Sie die Spannung eine Weile und lassen Sie dann wieder los. Allmählich gehen Sie bis zum Oberschenkelknochen empor, spannen die Muskeln fest an und entspannen sie wieder, damit sich die Pumpentätigkeit verstärkt.
c) Gesäß: In den Gesäßhälften befinden sich zahlreiche große Muskelstränge, die beim Emporziehen der Energie eine wichtige Rolle spielen. Sie aktivieren diese Muskeln, indem Sie direkt durch das Gesäß einatmen, es hochziehen und gegen den After pressen. Körperlich fühlt sich das an, als würden Sie von dem Stuhl hochgehoben, auf dem Sie gerade sitzen.

Setzen Sie die Anspannung fort, bis sie zu den Beckenknochen gelangt. Kurz anhalten und wieder entspannen. Üben Sie mehrmals, bis Sie diese Technik beherrschen.

Obwohl das hier beschriebene Anspannen der Muskeln wie eine Reihe getrennter Schritte erscheint, wird Ihnen mit einiger Übung schließlich eine kontinuierliche Verbindung aller Punkte gelingen, so daß alles in einer einzigen Bewegung verschmilzt.

3) Die Kombination aller Einzelschritte

a) Setzen Sie sich auf eine Stuhlkante oder stellen Sie sich mit leicht gebeugten Knien, die Füße bequem auseinander, aufrecht hin. Entspannen Sie sich und lächeln Sie sich innerlich zu. Spannen Sie den ganzen Körper an und lassen Sie nach einer Weile wieder los. Dadurch wird die Entspannung noch intensiver.
b) Üben Sie neun-, achtzehn- oder sechsunddreißigmal die Bauchatmung. Dabei atmen Sie aus, lassen den Bauch flach werden und atmen ein, ohne den Bauch auszudehnen.
c) Beißen Sie die Zähne zusammen. Drücken Sie die Zunge an den Gaumen, die Zungenspitze aber gegen den unteren Kieferrand (Schneidezähne) und schieben Sie das Kinn zurück. Ballen Sie die Hände zur Faust und spannen Sie die Muskeln in den Armen an. Anschließend spreizen Sie die Zehen, pressen die Füße fest an den

Boden und spannen die Beinmuskulatur an. So halten Sie die Spannung einige Zeit lang. Auch hier erscheinen die einzelnen Schritte als voneinander getrennt, doch sobald man alle beherrscht und miteinander kombiniert, verschmelzen sie zu einem einzigen Vorgang, der leicht auszuführen ist.

d) Atmen Sie aus und entspannen Sie sich.

e) Jetzt atmen Sie ein und halten den Atem an, krümmen die Zehen, ballen die Fäuste, beißen die Zähne zusammen und spannen Perineum und Gesäß an. Danach ausatmen und entspannen.

f) Atmen Sie wieder ein, wiederholen Sie die eben beschriebenen Schritte und kippen Sie zusätzlich das Kreuzbein nach hinten, wobei Sie den Rücken ein wenig krümmen, um den Energiefluß im Rückgrat zu erleichtern. Ausatmen und entspannen.

g) Diesmal kommt die Augenbewegung hinzu. Wenn Sie nach oben blicken, ist es leichter, den Energiestrom auf das Gehirn zu konzentrieren. Wiederholen Sie alle Schritte wie beschrieben. Einatmen, Atem anhalten, Muskelanspannung und Emporblicken. Dann atmen Sie aus und entspannen sich.

h) Der letzte Schritt wird die Energie unweigerlich bis ins Gehirn pressen. Sie spannen wieder sämtliche Muskelpartien an und ziehen dann das Perineum neunmal hoch. Diese Kontraktionen sind nötig, um den Orgasmus im Körper zu bewahren und nach oben zu leiten.

2. Vorbereitung auf die Praxis im erregten Zustand

a. Einführung

Nachdem Sie die Anspannungsübungen beherrschen, können Sie nun das Große Emporziehen im erregten Zustand versuchen. Sie nehmen eine Ihnen angenehme Stellung ein, massieren zuerst die Brüste und stimulieren anschließend die Klitoris. Wenn die Erregung fühlbar stärker wird, achten Sie darauf, noch *vor* dem Höhepunkt genügend Zeit zur Verfügung zu haben. Nun folgt wieder die Muskelanspannung, und während Sie den Atem anhalten, ziehen Sie das Perineum neunmal kräftig hoch. (Eine detailliertere Erklärung über das Emporlenken der Sexualenergie beim Großen Emporziehen folgt etwas später.)

Nach dem ersten Großen Emporziehen werden Sie eine Verlagerung der Erregungsenergie feststellen, die sich zuerst durch das Lenker-Gefäß im Rückgrat bis zum Scheitelpunkt und zur Zirbeldrüse nach oben bewegt, um dann im Diener-Gefäß nach unten zu strömen, so daß sich der Kleine Energiekreislauf schließt. Sobald der Kleine Energiekreislauf mit Kraft gefüllt ist, lenken Sie die Erregungsenergie des Orgasmus in die Eierstöcke, anschließend in linke und rechte Niere, Leber, Milz und Lunge und zuletzt in die beiden Gehirnhälften. Dadurch vervollständigt sich der sogenannte «Organ-Drüsen-Orgasmus». Zusätzliche Stimulierung steigert wiederum die sexuelle Erregung, und Sie können das Große Emporziehen nochmals praktizieren. Je nach Wunsch können Sie das Große Emporziehen drei- bis sechsmal hintereinander durchführen. Wenn Sie ein- oder zweimal pro Tag eine Übungssitzung mit drei oder sechs Wiederholungen abhalten, werden sich Ihre Fähigkeiten auf diesem Gebiet rasch weiterentwickeln. Üben Sie so lange, bis Sie das Emporziehen des Orgasmus völlig beherrschen und setzen Sie auch Ihre Konzentration ein, um den Orgasmus zu allen Organen und Drüsen zu lenken. Sie werden feststellen, daß sich die Kontrolle über das Große Emporziehen mehr und mehr verinnerlicht und immer weniger physische Anstrengung erfordert. Bei regelmäßiger Praxis von einem halben bis ganzen Jahr erfolgt diese Kontrolle völlig selbsttätig.

b. Die Bedeutung der tugendhaften Energien

1) Sanftheit entsteht in Nieren und Blase,
2) Güte (oder Freundlichkeit) in Leber und Gallenblase,
3) Ehrlichkeit, Respekt, Freude und Glücksgefühl im Herzen und im Dünndarm,
4) Fairneß in der Milz, dem Magen und der Bauchspeicheldrüse,
5) Gerechtigkeitsgefühl in der Lunge und im Dickdarm.

Die Geschlechtsorgane sind mit allen wichtigen Organen und Drüsen verbunden. Laut klassischer taoistischer Darstellung tragen die Drüsen und Organe bei richtiger Stimulierung zur sexuellen Erregungsenergie bei, und alle in ihnen erzeugten tugendhaften Energien verschmelzen zur besten uns bekannten Kraft – zum wahren Mitgefühl. Wenn Sie diese Energie des Mitgefühls in die

Organe zurücklenken können, werden sie in ihrer gesamten Kapazität aufgeladen, und es bleibt kein Platz mehr für negative Energien. Befindet sich in Ihren Organen noch zu viel negative Energie, die nicht entfernt wird, und Sie beginnen mit der Vervielfachung der Sexualenergie, werden sich die negativen Energien und mit ihnen auch die negativen Emotionen steigern.

Der Kleine Energiekreislauf, das Innere Lächeln, die Sechs Heilenden Laute und die Methoden der Heilenden Liebe helfen Ihnen, die negative Emotionsenergie in positive Tugend-Energie umzuwandeln. Eine erweiterte Praxis zur Umwandlung negativer Energien, die dann zum Mitgefühl vereint werden, ist die schon erwähnte Verschmelzung der Fünf Elemente.

c. Die Massage der Brüste macht das Chi der Organe und Drüsen bereit

Wenn Sie die Brüste (oder die Klitoris) massieren, achten Sie auf das durch die Stimulierung der zahlreichen Nerven aktivierte Chi. Die Nerven stehen mit den wichtigsten Organen und Drüsen eng in Verbindung, beginnend beim Scheitelpunkt mit der Zirbeldrüse. Von diesem Punkt aus spüren Sie die Stimulierung aller weiteren Drüsen und Organe, während die Empfindung allmählich durch den ganzen Körper hinabströmt. Lenken Sie das Drüsen-Organ-Chi geistig zu den Brüsten, wo sich die verschiedenen Kräfte vermengen, um das bestmögliche Chi herzustellen. Gerade dieses Verschmelzen des Organ-Drüsen-Chi kann äußerst kreative und heilsame Wirkungen erbringen.

1) Erregung des Drüsen-Chi: Durch die Stimulierung bestimmter Drüsen, welche nun Hormone ausschütten (Abb. 6–6), aktivieren sich auch die mit ihnen verbundenen Organe, bis die Wirkung in jeder Zelle des Körpers spürbar wird. Die Stimulierung der Brüste wirkt im besonderen auf Zirbeldrüse, Hypophyse und Thymusdrüse ein.

a) Das Chi der Zirbeldrüse: Durch die Brüste verläuft der Nierenmeridian (Abb. 6–7), und während Sie mit den Fingerspitzen sanft die Brustwarzen massieren, aktiviert diese Stimulierung auch die Nieren und die Blase. Diese regen wiederum die Geschlechtsdrü-

Abb. 6–6

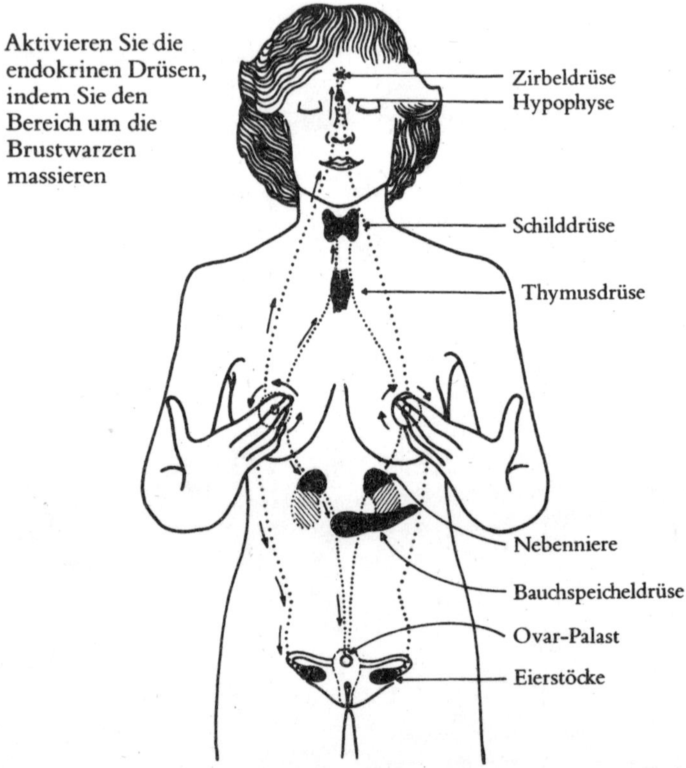

Die Aktivierung der endokrinen Drüsen

sen an. Die Klitoris, welche mit der Zirbeldrüse im Scheitelpunkt, der zuoberst liegenden Drüse des Hormonsystems, direkt verbunden ist, reagiert nun und lenkt die Empfindungen zu diesem Punkt empor. Die Zirbeldrüse stellt für den Körper Uhr und Kompaß dar und entwickelt bei fortgeschrittener Praxis die Fähigkeit, Licht zu reflektieren. Wenn sie voll ausgebildet ist, nimmt sie das Ur-Licht der Schöpfung wahr und führt so unseren Geist zur Quelle seiner Herkunft zurück (Abb. 6–8).

Abb. 6–7

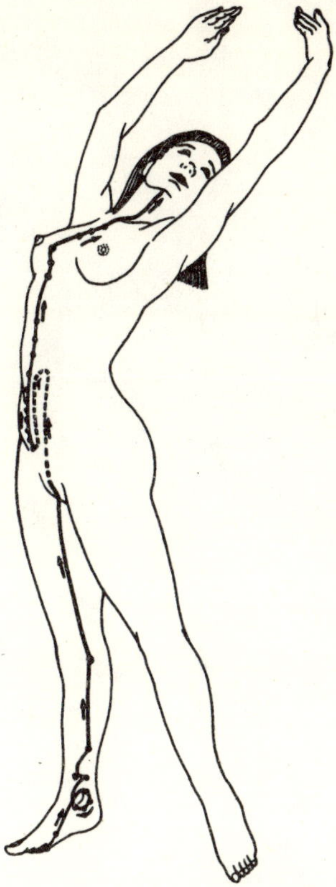

Der Verlauf des Nieren-Meridians

b) Das Chi der Hypophyse (Hirnanhangdrüse): Von der Zirbeldrüse steigt die Empfindung zunächst in die Hypophyse hinab. Sie befindet sich im rückwärtigen Bereich des Stirnzentrums, dem «dritten Auge». Diese Drüse beeinflußt zahlreiche körperliche Funktionen wie Wachstum, Stoffwechsel und vieles andere. Nach taoistischer Ansicht ist die Hypophyse für Intelligenz, Denk- und Erinnerungsvermögen verantwortlich. Sie ist die zentrale Drüse, von der alle weiteren Drüsen aktiviert werden.

Abb. 6–8

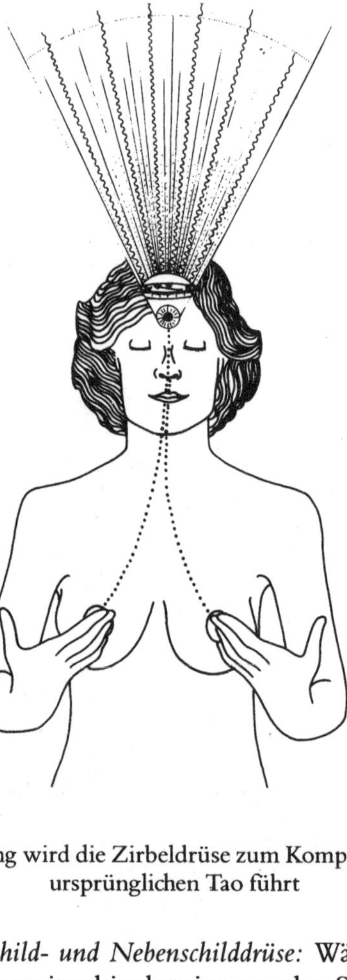

Bei voller Entwicklung wird die Zirbeldrüse zum Kompaß, der den Geist zum ursprünglichen Tao führt

c) Das Chi von Schild- und Nebenschilddrüse: Während die Energie im Hormonsystem weiter hinabsteigt, werden Schild- und Nebenschilddrüse aktiviert. Die Schilddrüse besteht aus zwei ovalen Lappen, die beiderseits von Luftröhre und Kehlkopf liegen. Sie entwickelt sich aus demselben Gewebe wie der Vorderlappen der Hypophyse. Dem C-7 gegenüberliegend gehört die Schilddrüse zu diesem Energiezentrum. Sie ist vor allem für das Wachstum bestimmend. Bei Frauen ist sie etwas größer als bei Männern und vergrößert sich während der Menstruation, Schwangerschaft oder bei sexueller Erregung. Im taoistischen System gilt sie als Energiedrüse, die den Zellstoffwechsel im Körper reguliert und eines der wichtigsten Zentren darstellt, da sie für das körperliche Wachstum sowie die Entwicklung von Körper und Geist eine bedeutende Rolle spielt. Außerdem stellt sie das wichtigste Bindeglied zwischen dem Gehirn und den Geschlechtsorganen dar.

d) Das Chi der Thymusdrüse: Als nächstes folgt im Hormonsystem die Thymus- oder Verjüngungsdrüse. Sie befindet sich im Bereich des Herzzentrums und liegt über dem Herzbeutel, den sie ein wenig überlappt. Es handelt sich um ein lymphatisches Organ (in Verbindung mit den Lymphdrüsen), das zu Beginn der Pubertät seine größte Ausdehnung erreicht und sich im Laufe der Zeit wieder zurückbildet und seine Tätigkeit vermindert. Die Taoisten sind der Ansicht, daß diese Drüse durch entsprechende Aktivierung und durch Harmonisierung mit der Energie der Hypophyse und der Zeugungsenergie der Sexualorgane den Alterungsprozeß umkehren kann.

e) Das Chi der Bauchspeicheldrüse: Die Energie steigt anschließend zur Bauchspeicheldrüse hinab, die unter dem Magen zwischen Leber und Milz liegt. Die Bauchspeicheldrüse ist die wichtigste Verdauungsdrüse und kontrolliert die Körpertemperatur und den Blutzuckerspiegel.

f) Das Chi der Nebennieren: Als nächstes folgen die Nebennieren, die am oberen Nierenrand liegen. Sie befinden sich im Bereich des Energiezentrums T-11. Die Nebennieren unterstützen einerseits die Nierenfunktion, sind aber andererseits hauptsächlich für die Produktion von Adrenalin zuständig. Das Hormon Adrenalin regt Herz, Thymusdrüse, Leber, Milz und Bauchspeicheldrüse an. Außerdem beeinflussen die Nebennieren die Funktion von Nieren, Rückenmark und Nervensystem sowie das Gehirn, die Knochen und das Knochenmark. Die Stimulierung der Nebennieren verstärkt physische und geistige Aktivität und steigert die Aufmerksamkeit und Reaktionsfähigkeit.

g) Das Chi der Geschlechtsdrüsen: Die Geschlechtsdrüsen werden als letzte in der Reihe des Hormonsystems energetisiert. Die Hormonausschüttung der Geschlechtsdrüsen bestimmt die sexuelle Reaktion, die Sexualenergie und die Fortpflanzungsfähigkeit. Die Taoisten zählen neben den Eierstöcken auch die Vagina, den Uterus und die Brüste zu den Geschlechtsdrüsen, doch das sexuelle Energiezentrum der Frau liegt im Ovar-Palast.

Der Ausgleich und die Erhöhung der Drüsen-Energien bilden einen wichtigen Bestandteil der taoistischen Methoden zur Entwicklung, Stärkung und Heilung des physischen Körpers. Auf den höheren Stufen der taoistischen Praxis stellen die Drüsen sogar das Energiepotential zur Bildung des Geist-Körpers dar.

2) Erregung des Organ-Chi: Sobald die Drüsen aktiviert worden sind, wird die Erregung auch in den Organen fühlbar. Dies zeigt sich in den folgenden körperlichen und geistigen Reaktionen:
a) Das Chi von Lunge und Dickdarm: Als erstes wird das Chi der Lunge und des ihr zugeordneten Organs, des Dickdarms, spürbar (Abb. 6–9). Die Eigenschaften der Lunge äußern sich folgendermaßen: Trockenheit, kühl; die entsprechenden Tugend-Energien sind Mut und Gerechtigkeitsgefühl. Diese positive Energie kann sich von Mensch zu Mensch verschieden ausdrücken. Es könnte sich anfühlen, als währe man aufrecht und hochgewachsen, manche nehmen ein helles, strahlendes Weiß wahr, und für andere wiederum äußert es sich als eine Empfindung von Reinheit, Frische und Erhebung. Fühlen Sie, wie diese Kräfte in Ihrer Lunge entstehen.

Die negativen Emotionen der Lunge sind Trauer und Kummer. Die dabei auftretenden Empfindungen können sich auf verschiedene Arten äußern: flach, wie ein erschlaffter Ballon, grau, dumpf, kalt und niedrig, kraftlos, niedergeschlagen. Da Sie sich sicherlich nicht gerne so fühlen, pflegen Sie die Tugend-Energien und verbinden Sie sich mit den oben genannten positiven Gefühlen der Lunge: rein, frisch und erhebend. Lenken Sie diese Empfindungen in die Brüste.
Die Aktivierung des Lungen-Chi zeigt sich physisch durch rascheres Atmen und vermehrten Speichelfluß, wobei der Speichel schnell geschluckt werden soll. Diese Anzeichen weisen darauf hin, daß das Chi der Lunge nun bereit ist.

Abb. 6–9

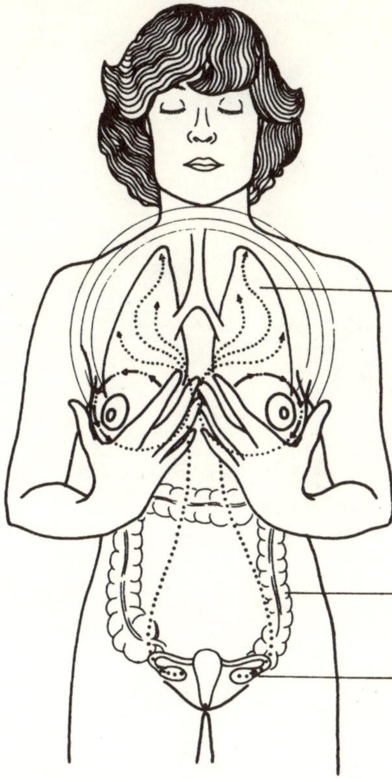

Das Chi von Lunge und Dickdarm

b) Das Chi von Herz und Dünndarm: Als nächstes folgt das Herz-Chi (Abb. 6–10). Dem Herzen ist auch der Dünndarm zugeordnet. Das Herz beinhaltet heiße Energie und seine Tugenden sind Ehre, Respekt, Freude und Glücksgefühl. Diese Tugenden äußern sich in Gefühlen der Aufrichtigkeit und Offenheit. Sie ergeben ein helles Rot und weitere zugeordnete Empfindungen sind Wärme, Erfülltheit, Wohlbefinden, Sicherheit, Zufriedenheit. In seiner negativen Form äußert sich Herz- und Dünndarm-Chi als Ungeduld, Hast

Abb. 6–10

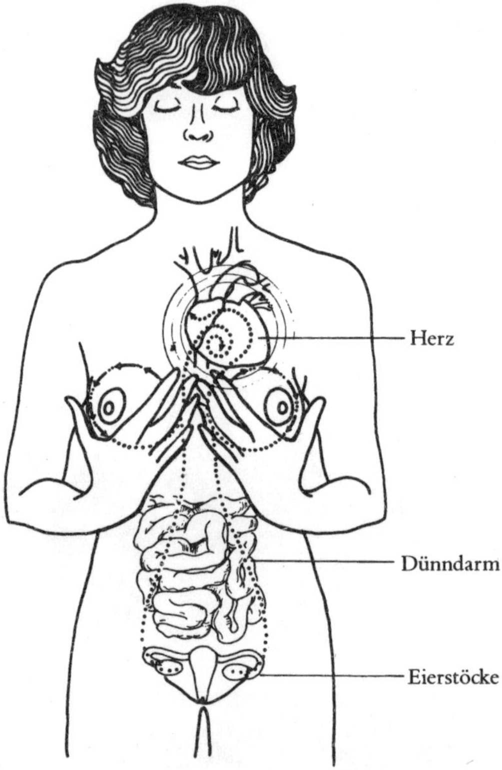

Das Chi von Herz und Dünndarm

und Grausamkeit. Das kann sich scharf oder dornig anfühlen, schlammig, angebrannt, lärmend, unregelmäßig und reizbar, wohl alles Empfindungen, die wir lieber nicht mit uns herumtragen wollen.

Physisch äußert sich das Herz-Chi darin, daß die Zunge wesentlich beweglicher wird, der Speichel scheint in Strömen zu fließen und manchmal stößt man tiefe, kehlige Laute aus. All das zeigt die Bereitschaft des Herz-Chi an.

Abb. 6–11

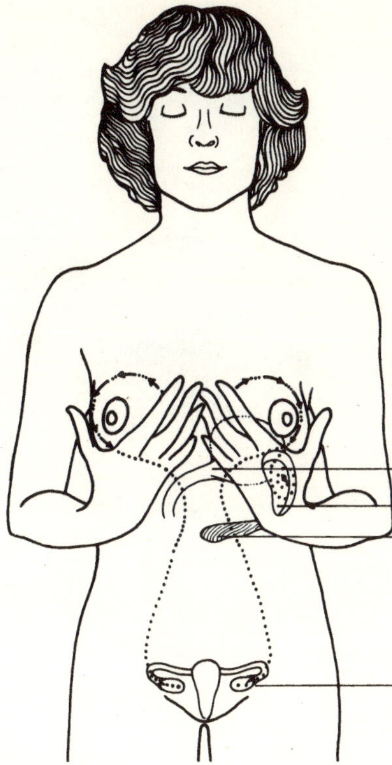

Das Chi von Milz, Magen und Bauchspeicheldrüse

c) Das Chi von Milz, Magen und Bauchspeicheldrüse: Als drittes spürt man das Chi der Milz und der ihr zugeordneten Organe Magen und Bauchspeicheldrüse (Abb. 6–11). Die Energie der Milz zeigt sich als milde, harmonische Empfindung und die entsprechende Tugend ist die Fairneß. Der Brustkorb scheint sich weit auszudehnen, und es entsteht das Gefühl von Sauberkeit, Sanftheit und Ausgeglichenheit, ja sogar Glätte. Die negative Emotion der Milz, die Sorge, zeigt sich in folgenden Empfindungen: unregelmäßig, trüb,

Abb. 6–12

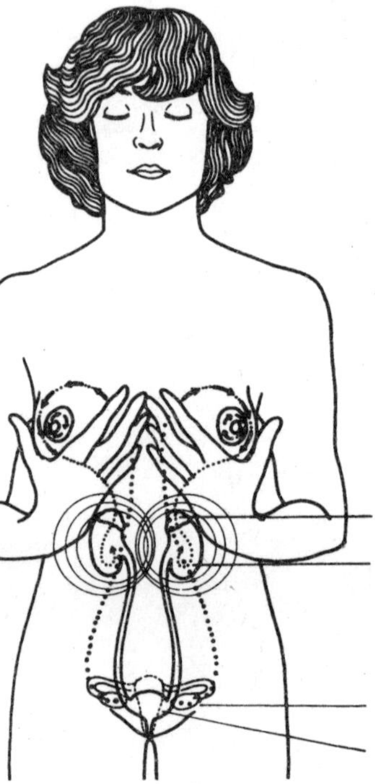

Das Chi von Blase, Nieren und Nebennieren

feucht, unsicher und unausgewogen.

Physisch ist das Erwachen dieser Organenergie daran erkennbar, daß man das Verlangen bekommt, die Brüste mit den Händen zu umfassen und zu drücken.

d) Das Chi von Blase und Nieren: Nun folgt das Chi der Nieren und der Blase (Abb. 6–12). Die Nierenenergie an sich ist kalte Energie, die zugeordneten Tugenden sind Sanftheit, Wachheit und Gelassenheit. Dies kann sich folgendermaßen anfühlen: rund, voll, ausdehnend, leuchtend blau, frisch, kühl und wohlig, angenehm für das Ohr, mild, im Geschmack honigähnlich. Die negativen Emo-

Abb. 6–13

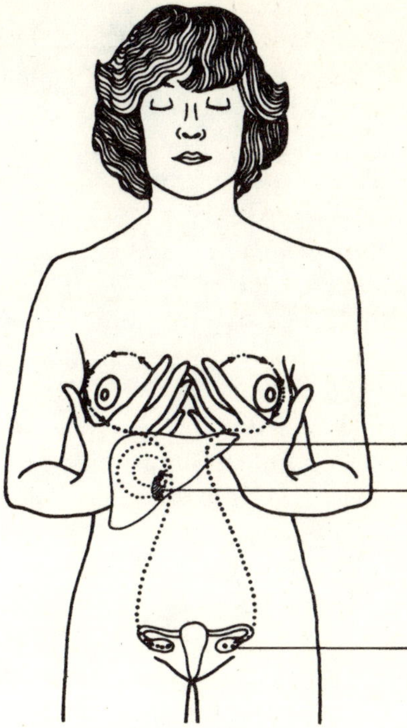

Das Chi von Leber und Gallenblase

tionen sind Angst, Streß, Furcht und Unbeholfenheit, die sich in Gefühlsschattierungen wie winzig, zusammengepreßt, dunkel, grau, trüb, fröstelnd, beengt oder eingeschlossen und zerstreut ausdrücken.

Physisch manifestiert sich die Bereitschaft dieses Organ-Chi darin, daß die Scheidenflüssigkeit geradezu in Strömen zu fließen scheint.

e) Das Chi von Leber und Gallenblase: Als nächstes aktiviert sich das Chi von Leber und Gallenblase (Abb. 6–13). Die Energie der Leber ist warm und kräftig und die entsprechenden Tugenden sind Güte und Offenheit. Die Empfindungen dabei können rund, glatt, sanft, grün, süß, duftend, warm, angenehm und nährend sein. Ein Gefühl sanfter Ausdehnung macht sich bemerkbar. Die negativen Emotionen sind Zorn, Aggression und Arroganz. Sie können sich folgendermaßen äußern: scharf, beinahe wie eine Speerspitze, trüb, heiß, explosiv, laut, schmerzhaft, zäh, rauh und bitter.

Körperlich zeigt sich das Erwachen des Leber-Chi darin, daß die Augen etwas feucht werden.

f) Knochen-Chi: Anschließend aktiviert sich das Chi der Knochen, was sich physisch in dem Verlangen zeigt, an der Zunge zu saugen.

g) Das Chi der Bänder und Sehnen: Sobald man den Wunsch verspürt, die Beine anzuheben, ist dieses Chi bereit.

h) Blut-Chi: Möchte man vorwiegend Vagina und Klitoris berühren, zeigt dies die volle Aktivierung des Blut-Chi.

i) Das Chi des Fleisches: Zuletzt wird dieses Chi fühlbar, wenn Sie das Verlangen haben, die Brustwarzen, Scheide und Klitoris zu massieren.

3. Die Technik der Brustmassage in Einzelschritten

Das Große Emporziehen beginnt mit der Massage der Brüste, um die Sexual-, die Drüsen- und die Organ-Energie anzuregen. Diese Übung kann im Sitzen auf der Stuhl- oder Bettkante ausgeführt werden.

a. Richtiges Sitzen

Wie bei der Ovar-Atmung sollte auf die Scheidenöffnung, vor allem auf die Klitoris, ein stetiger und relativ fester Druck ausgeübt werden. Setzen Sie sich also auf einen eher harten, runden Gegenstand, wie z. B. einen Ball oder einen zusammengerollten Waschlappen. Die dadurch bewirkte Stimulierung im Genitalbereich kann sofort angenehme Empfindungen hervorrufen. Sind Sie im Eisenhemd-Chi Kung und im Kleinen Energiekreislauf geübt, benötigen Sie keine derartige Unterlage.

b. Leiten Sie das Chi die Wirbelsäule empor

In diesem Stadium der Praxis sollten Sie schon gelernt haben, den mittleren und hinteren Abschnitt des Afters hochzuziehen, um das Chi durch die Wirbelsäule bis zur Zirbeldrüse emporzulenken. Dort wird es einige Zeit festgehalten. Anschließend ziehen Sie die linke und die rechte Seite des Afters hoch und leiten das Chi zu linker und rechter Brustwarze.

c. Wärmen Sie die Hände

Atmen Sie ein und reiben Sie die Hände kräftig. Das erzeugt Hitze in den Händen und Ihre Körperenergien werden sich in den Handflächen und Fingern sammeln. Legen Sie die Hände auf die Brüste und fühlen Sie die Wärme in die Haut eindringen.

d. Massage für die Drüsen

1) Legen Sie die Zunge an den Gaumen.

2) Massieren Sie die Brüste mit den Spitzen von Zeige-, Mittel- und Ringfinger ganz sanft, ohne den Kontakt mit der Haut zu verlieren. Die rechte Hand bewegt sich im Uhrzeigersinn, die linke im Gegenuhrzeigersinn. Dabei drücken Sie die Brüste ein wenig gegen den Brustkorb und massieren allmählich in Richtung Schwertfortsatz am unteren Ende des Brustbeins. Richten Sie Ihre Aufmerksamkeit auf diesen Punkt.

3) Zur Aktivierung der Drüsen drücken Sie mit den drei Fingern auf den Nierenpunkt, der von der Brustwarze etwa jeweils fünf Zentimeter nach innen liegt. Sie können diesen Punkt lokalisieren, indem Sie das zweite Glied des Mittelfingers genau auf die Brustwarze legen, wodurch die Fingerspitze direkt auf den Nierenpunkt weist. Jetzt massieren Sie den Nierenpunkt mit den drei Fingern (rechte Hand im Uhrzeigersinn, linke im Gegenuhrzeigersinn) und ziehen die Kreise immer weiter nach innen. Dadurch werden der Nieren-, Leber-, Perikard- und Milz-Meridian angeregt.

4) Massieren Sie die Brüste in sanft kreisenden Bewegungen weiter, wobei die Fingerspitzen die Haut kaum mehr berühren. Gehen Sie dabei in langsamen Kreisen nach innen und außen (Drehrichtung wie oben) und lenken Sie Ihre Aufmerksamkeit auf diesen Bereich.

5) Sobald Sie die Aktivierung der Klitoris spüren, steigt die Sexualenergie zum Kopf empor und regt die Zirbeldrüse an. Wenn die Energie zur Hypophyse hin auszustrahlen beginnt (ähnlich dem Scheinwerfer auf einem Leuchtturm), macht sich im Kopf möglicherweise ein Druckgefühl bemerkbar.

6) Massieren Sie weiter und lenken Sie Ihre Aufmerksamkeit auf die Hypophyse. Vom Stirnbereich strahlt jetzt ein blaues Licht aus, das Druckgefühl verstärkt sich.

7) Lassen Sie die aktivierte Energie zu Schild- und Nebenschilddrüse hinabgleiten, die sich, durch das Chi der Geschlechtsdrüsen, der Zirbeldrüse und der Hypophyse angeregt, erweitern. Fühlen Sie die Schilddrüsenenergie ausstrahlen. Vermengen Sie dieses Chi mit dem der beiden höherliegenden Drüsen. Jetzt strömt diese besondere Mischung aus Drüsen-Chi zur Thymusdrüse hinunter.

8) Während Sie die Brüste weiter massieren, richten Sie Ihr Bewußtsein auf die Thymusdrüse. Wenn sie aktiviert ist, spüren Sie, daß sie sich wie eine Blüte weit öffnet. Vermischen Sie wieder das Chi aller bisher angeregten Drüsen und lassen Sie es durch den Brustraum strahlen. Lenken Sie das Chi mit der Vorstellung direkt in die Brüste, wo sich alles vermengt.

9) Die Chi-Mischung strömt nun zur Bauchspeicheldrüse hinab und stimuliert sie. Lassen Sie auch die Energie dieser Drüse zu den Brüsten fließen.

10) Konzentrieren Sie sich auf die Nebennieren, die vom Chi der übrigen Drüsen angeregt werden. Sobald Sie aktiviert sind, lassen Sie die Energie ebenfalls zu den Brüsten emporsteigen, wo sich nun sämtliche Drüsen-Energien vermengen, was wiederum das Organ-Chi anregt.

e. Massage für die Organe

1) Machen Sie sich Nase und Lunge bewußt und massieren Sie weiter. Das Chi der Thymusdrüse aktiviert nun die Energie der Brüste und der Lunge. Spüren Sie das Gerechtigkeitsgefühl, die positive Emotion der Lunge: aufrecht, strahlend weiß, rein, ausdehnend. Füllen Sie die Lunge und lenken Sie das Chi in die Brüste.

2) Richten Sie Ihre Aufmerksamkeit auf Zunge und Herz, deren Chi in Form von Freude, Glücksgefühl, Respekt und Ehre zu den Brüsten fließt. Stellen Sie sich die Brüste als Schmelztiegel vor, in denen die Energien von Organen und Drüsen vermengt werden.

Es entsteht eine besondere Art von Hormon-Energie und Mitgefühl, die Drüsen, Organe und den gesamten Organismus verjüngen kann.
3) Konzentrieren Sie sich auf den Mund, bewegen Sie ihn hin und her und fühlen Sie, wie die sexuelle Erregungsenergie die Milz stimuliert. Hier entsteht die Energie der Fairneß, die sich als ein Gefühl der Offenheit und Weite im Brustkorb bemerkbar macht. Lenken Sie das Chi der Milz in die Brüste und spüren Sie die Verschmelzung der Tugend-Energien.
4) Jetzt leiten Sie das von der Klitoris und den Brüsten ausgehende Sexual-Chi zu den Nieren, die dadurch angeregt werden. Sie fühlen die positiven Kräfte der Sanftheit, Wachheit und Gelassenheit, die zurück zu den Brüsten strömen. Wenn Sie die Brüste massieren und damit das Chi aller Organe anregen, wird dieses automatisch in die Brüste emporgezogen und verschmilzt harmonisch mit den anderen Energien.
5) Nun lenken Sie das Sexual-Chi in die Leber, wo die positiven Eigenschaften der Güte und Selbstentfaltung angeregt werden und wiederum zu den Brüsten strömen. Zu diesem Zeitpunkt sollten Sie die Vagina feucht werden fühlen. Die Flüssigkeit besteht aus einem Sekret, das die Scheidenwände ausschwitzen, und aus Drüsensekreten. Die Klitoris füllt sich mit Blut und richtet sich auf, die Brustwarzen werden fester. Große und kleine Schamlippen schwellen an, die großen beinahe auf das Doppelte ihrer normalen Größe.
6) Nun legen Sie die Handflächen auf die Knie, richten Ihre Aufmerksamkeit auf die Brüste und fühlen die dort angesammelte Energie, die zum Chi des Mitgefühls verschmolzen ist. Mit dem Anschwellen der Brüste sind auch die Brustwarzen steif und fest geworden. Lassen Sie die Energie wie durch einen Trichter in die Brustwarzen strömen, während Sie die prickelnde Wärme der sexuellen Erregung genießen. Warten Sie einige Zeit, bis sich die Energie der Brüste in den Brustwarzen angesammelt hat, und lenken Sie diese dann mit Hilfe der Vorstellungskraft in einer lotrechten Linie zu den Eierstöcken hinunter. Das «innere Auge» kann Ihnen dabei helfen. Halten Sie kurz inne und fühlen Sie die angesammelte Brust- und Ovar-Energie.

7) Achten Sie auf den Atem und konzentrieren Sie sich auf die Eierstöcke, indem Sie jedes Ausatmen direkt zu den Eierstöcken hinlenken. Lassen Sie Ihre Aufmerksamkeit dort und bewegen Sie mit Ihrer Vorstellungskraft und einiger sanfter Muskelkontraktionen die Schamlippen, bis sie anschwellen. Der PC-Muskel ist zunächst angespannt, löst sich dann aber und beginnt zu pulsieren. Fühlen Sie, wie das Pulsieren der Scheide immer stärker wird. Sie öffnet und schließt sich jetzt wie eine Blüte. Sobald die Energie stark genug ist, schließen Sie die Scheide und ziehen die Kraft beider Eierstöcke in den Ovar-Palast. (Er befindet sich etwa neun Zentimeter unterhalb des Nabels auf der Höhe der Cervix.) Sammeln Sie die Sexualenergie an diesem Punkt. Jetzt treten Sie in die Orgasmusphase ein.

Üben Sie die erste Stufe der Brustmassage, wobei Sie Klitoris, Thymus- und Zirbeldrüse aktivieren, etwa eine Woche lang. Sie werden das Chi tatsächlich in diesen Körperregionen fühlen. Dann gehen Sie zum nächsten Schritt über und üben ihn wieder eine Woche lang. Sobald Sie die gesamte Übungssequenz beherrschen, werden Sie für das Ansammeln von Organ- und Drüsen-Chi nur etwa fünf bis zehn Minuten pro Sitzung benötigen.

Wenn Sie spüren, daß das Sexual-Chi im Ovar-Palast bereit ist, können Sie das Große Emporziehen beginnen.

4. Das Große Emporziehen in Einzelschritten

a. Beginnen Sie mit der Massage der Brüste

Die Massage der Brüste bildet den ersten Schritt beim großen Emporziehen. Falls Sie auf einem Stuhl sitzen, drücken Sie die Füße flach auf den Boden. Falls Sie zusätzliche Stimulierung benötigen, verwenden Sie wieder den runden, festen Gegenstand als Unterlage, der gegen Scheidenöffnung und Klitoris drückt. Zur Anregung reiben Sie wie beschrieben die Brüste, um das Organ- und Drüsen-Chi zu aktivieren. Verschmelzen Sie dieses mit der Sexualenergie und lassen Sie daraus die Kraft des Heilens und des Mitgefühls entstehen. Leiten Sie die Sexualenergie von den Brustwarzen in die Eierstöcke hinab, wo sie sich im gesamten Genitalbereich verteilt, bis Sie sie schließlich im Ovar-Palast konzentrieren.

b. Setzen Sie im Augenblick des Orgasmus Muskelkontraktionen ein

Wenn Sie sich am Rande oder inmitten des Orgasmus befinden, atmen Sie tief durch die Nase ein. Gleichzeitig ballen Sie die Fäuste, krallen die Füße wie Saugpumpen an den Boden, beißen die Zähne zusammen, spannen die Schädelpumpe an Hinterkopf und Nacken an und drücken die Zunge fest gegen den Gaumen.

c. Lenken Sie die Erregungsenergie zum Perineum (Hui-Yin)

Atmen Sie nochmals ein und ziehen Sie den gesamten Genital- und Afterbereich hoch. Dabei konzentrieren Sie sich auf den Hui-Yin (das Perineum), das Diaphragma urogenitale und vor allem auf den Vorderabschnitt des Perineums. Ziehen Sie die Energie vom Ovar-Palast zum Perineum hinab, indem Sie große und kleine Schamlippen so fest wie möglich zusammenpressen und dadurch die Klitoris stimulieren. Halten Sie den Atem eine Weile an, atmen Sie nochmals ein und ziehen Sie den Vorderabschnitt des Afters zusammen und nach unten, immer noch mit angehaltenem Atem. Sie spüren, wie sich die Sexualenergie im Perineum ansammelt. Unter Anspannung aller Muskeln atmen Sie ein und ziehen den gesamten Genitalbereich mehrmals hoch. Die Energie wird dabei im Vorderabschnitt des Perineums festgehalten. Führen Sie neun derartige Kontraktionen durch, ohne dabei auszuatmen. Das Festhalten der Energie im Perineum ist äußerst wichtig, denn läßt man sie los, fließt sie wieder zurück oder sickert sogar durch die Vagina aus und man muß von vorne anfangen. Um die Energie an einem bestimmten Punkt festzuhalten, müssen Sie Ihre Aufmerksamkeit voll und ganz auf diesen Punkt konzentrieren. Wenn Sie den Atem nicht mehr anhalten können, atmen Sie aus und entspannen alle Muskeln. Möglicherweise spüren Sie, wie die Energie sich während dieser Ruhephase im Genitalbereich herumbewegt. Lenken Sie nur mit Ihrer Vorstellungskraft die Energie vom Ovar-Palast zum Vorderabschnitt des Perineums.

Nach ein- bis zweiwöchiger Praxis kann es sein, daß die Muskelkontraktionen die Vagina automatisch nach innen ziehen und so auf die Klitoris drücken. Auch der After wird sich dabei fest verschließen. Wenn nicht anders angegeben, atmen Sie immer durch die Nase. Beim Ausatmen soll sich der ganze Körper entspannen, lassen Sie alle Spannungen einfach herausfließen. Üben Sie diese Stufe mindestens eine Woche lang.

d. Die Erregungsenergie wird durch Kippen des Kreuzbeins und durch Aktivierung der Schädelpumpe bis zum Kreuzbein gelenkt

Beginnen Sie wieder mit der Stimulierung der Brüste. Dicht vor dem Orgasmus atmen Sie kurz ein und spannen Fäuste, Füße, Nakken und Kiefer an. Ziehen Sie den gesamten Genitalbereich, das Diaphragma urogenitale, den After und vor allem die Vagina hoch. Pressen Sie die Energie fest in die Klitoris und ziehen Sie sie zum Perineum. Ruhen Sie eine Weile aus, atmen Sie nochmals ein und kontrahieren Sie den Vorderabschnitt des Afters, so daß die Sexualenergie von den Eierstöcken zum Perineum strömt. Halten Sie den Atem an, atmen Sie wieder ein und kontrahieren Sie den Mittelabschnitt des Afters. Gleichzeitig ziehen Sie den Hinterabschnitt des Afters zusammen und zum Steißbein hoch, bis die erregte Sexualenergie durch das Perineum bis zu diesem Punkt hochsteigt. Fühlen Sie die Energie durch den Kreuzbeinspalt fließen.

Aktivieren Sie die Kreuzbeinpumpe, indem Sie das Kreuzbein nach hinten und außen kippen. So richtet es sich auf, und das Chi kann leichter aufsteigen. Halten Sie die Energie im Kreuzbeinbereich fest, atmen Sie weiter ein und ziehen Sie mehr Energie vom Ovar-Palast und den Geschlechtsorganen nach innen, bis die Intensität in Klitoris und Vagina abnimmt. Manchmal erfordert dies drei bis neun Atemzüge, verbunden mit zunehmend stärkeren Kontraktionen. Das Zusammenpressen der Gesäßhälften kann Ihnen dabei helfen, die heilende Sexualenergie (Ching Chi) ins Kreuzbein zu drücken. Wenn Sie die Luft nicht mehr anhalten können, atmen Sie aus und lassen Kreuzbein und Nacken wieder in ihre Normalstellung zurückkehren. Diese Ruhepause setzt Kreuzbein- und Schädelpumpe in Gang. Mit der Zeit spüren Sie tatsächlich einen Strom die Wirbelsäule emporsteigen.

Sind Sie in der Ovar-Atmung geübt oder beherrschen Sie den Kleinen Energiekreislauf, wird Ihnen diese Stufe des Großen Emporziehens viel leichter fallen. Sonst ist es etwas schwieriger, die Energie durch das Kreuzbein zu pumpen, denn die Sexualkraft ist wesentlich dichter als andere Arten von Chi, und sexuelle Erregungsenergie ist sogar noch dichter. Daher ist die Kreuzbeinpumpe so wichtig. Wie schon bei der Ovar-Atmung kann auch jetzt der Durchtritt der Erregungsenergie im Kreuzbeinspalt verschiedene Empfindungen hervorrufen: Schmerz, Kribbeln oder Stechen. Dies ist kein Grund zur Besorgnis. Man kann das Emporsteigen der Energie unterstützen, indem man die Steißbein-Kreuzbeingegend von Zeit zu Zeit mit einem Seidentuch sanft massiert.

e. Die Erregungsenergie wird durch Krümmung der Wirbelsäule bis zum T-11 emporgezogen

Nachdem Sie den Durchtritt am Kreuzbein gemeistert haben, üben Sie in der folgenden Woche, die Energie bis zum T-11 (11. Brustwirbel gegenüber dem Solarplexus) emporzuleiten. Wiederholen Sie den gewohnten Vorgang: Erregung, Anspannung aller Muskeln, Einatmen. Ziehen Sie die Energie über das Perineum und das Kreuzbein bis zum T-11. Da die Erregungsenergie aufgrund ihrer Dichte nicht so rasch fließt, müssen Sie die Wirbelsäule nach außen krümmen, als würden Sie sie gegen eine Wand drücken und geraderichten. Damit steigern Sie die Pumpentätigkeit und das Ching Chi kann leichter aufsteigen. Halten Sie die Energie am T-11 fest, bis der Punkt mit Energie gefüllt ist. Führen Sie neun starke Kontraktionen durch. Dabei lenken Sie die Energie von ihrer Quelle (dem Ovar-Palast) bis zum T-11 hoch und atmen jedes Mal kurz ein, ohne auszuatmen. Dann atmen Sie aus, entspannen den gesamten Körper und leiten nun das Chi mit der Vorstellung vom Ovar-Palast bis zum T-11.

f. Durch den Druck des Brustbeins wird die Energie zum C-7 gelenkt

Der nächste Haltepunkt ist der C-7 im unteren Nackenbereich. Üben Sie wieder wie bisher: Die Energie wird zum Perineum hinabgezogen und zum Kreuzbein (das Sie nach außen kippen) geleitet. Anschließend gelangt sie (durch Krümmen der Wirbelsäule) zum T-11. Nun schieben Sie den oberen Teil des Brustbeins nach hinten. Dadurch verstärkt sich das Hochpumpen der Energie, die

Thymusdrüse wird aktiviert und Brust- und Halswirbel werden miteinander verbunden.

g. Richten Sie die Wirbelsäule auf und lenken Sie die Energie bis zur Schädelbasis (Jade-Kissen)

Als nächstes lenken Sie die Erregungsenergie bis zum Jade-Kissen an der Schädelbasis. Üben Sie auf die bereits beschriebene Weise: Ziehen Sie die Energie vom Ovar-Palast zum Perineum hinab, zum Kreuzbein empor, zu T-11 und C-7. Richten Sie die Wirbelsäule gerade. Atmen Sie ein und ziehen Sie die Kraft bis zum Jade-Kissen hoch, während Sie das Kinn nach hinten in Richtung Schädelbasis schieben. So setzt sich die Schädelpumpe in Gang. Gleichzeitig pressen Sie die Zähne zusammen, spannen die Muskeln am Hinterkopf an und drücken die Zunge fest an den Gaumen. All diese Bewegungen steigern die Pumpentätigkeit. Wenn sich die Schädelpumpe mit Energie füllt, kann das ein starkes Pochen im Kopf verursachen.

h. Aktivieren Sie die Schädelpumpe und ziehen Sie die Erregungsenergie bis zum Scheitelpunkt (Pai-Hui) empor

Nun wird die Erregungsenergie zum Scheitelpunkt (Pai-Hui) gelenkt. Ziehen Sie von der Nasenspitze und vom oberen Rand der Ohren aus zwei imaginäre Linien, die sich auf der Schädeldecke kreuzen. An diesem Kreuzungspunkt befindet sich der Pai-Hui. Drücken Sie mit den Fingerspitzen ein wenig auf diesen Punkt, bis Sie die sensibelste Stelle gefunden haben. Sobald die Energie an diesen Punkt gelangt, ist er deutlich spürbar.

Wiederholen Sie den gewohnten Übungsablauf: Sie erregen die Brüste, lenken die Energie vom Ovar-Palast über das Perineum zum Kreuzbein, zu T-11 und C-7, richten die Wirbelsäule gerade und ziehen sie dann bis zum Jade-Kissen hoch. Schieben Sie das Kinn nach hinten und spannen Sie die Hinterkopfmuskulatur an, um die Aktivierung der Schädelpumpe zu unterstützen. Halten Sie die Wirbelsäule möglichst aufrecht. Richten Sie die Augen und ihre ganze Aufmerksamkeit auf den Scheitelpunkt. Drücken Sie die Zunge wiederum fest an den Gaumen, um die Schädelpumpe zu unterstützen. Ziehen Sie die Energie so lange zum Scheitelpunkt, bis die Erregung in den unteren Zentren nachläßt und alles nach oben geströmt ist. Atmen Sie weiter ein, führen Sie neun starke Kontraktionen durch und ziehen Sie jedesmal die Energie vom Ovar-Palast bis zum Scheitelpunkt empor. Mit Hilfe der Augen, aller übrigen Sinne und Ihrer Gedankenkraft lassen Sie nun die kreative Sexualenergie neun-, achtzehn- oder sechsunddreißigmal im Uhrzeigersinn und dann im Gegenuhrzeigersinn kreisen. Manchmal dreht sich die Energie zuerst im Gegenuhrzeigersinn. Lassen Sie sie dann einfach so fließen. Sobald das Kreisen beendet ist, ruhen Sie eine Weile aus und spüren die Empfindungen, welche die ins Gehirn strömende Energie auslöst. Lassen Sie die überschüssige Energie vorne durch das Diener-Gefäß über das dritte Auge, die Nase, den Hals, das Herzzentrum und den Solarplexus bis zum Nabel fließen, wo sie gespeichert werden kann.

Wenn die Energie schließlich in einem Zug zum Kopf emporsteigt, löst sie ein deutlich wahrnehmbares, warmes Kribbeln aus, was gewöhnlich als angenehm und erfrischend empfunden wird. Manche Leute behaupten, daß Sie dadurch klarer denken können und mehr Kreativität entwickeln. Das ist durchaus möglich, sobald man die Stufe erreicht hat, auf der man das Ching Chi automatisch in erweitertes Bewußtsein umsetzen kann. Wie schon betont, wird die sexuelle Erregungsenergie später auf den spirituellen Stufen des Tao Yoga in ursprüngliches Chi, also reine Lebenskraft, umgewandelt.

5. Auf der Fortgeschrittenenstufe erfolgt das Große Emporziehen durch gedankliche Kraft

Üben Sie das Große Emporziehen so lange, bis Sie die Erregungsenergie vom Ovar-Palast in einem Zug bis zum Scheitelpunkt emporlenken können. Anfangs gehen Sie einfach Schritt für Schritt vor, bis sich der Rücken-Kanal, das Lenker-Gefäß, offener anfühlt. Zuletzt wird es genügen, wenn Sie Ihre Aufmerksamkeit auf die Eierstöcke und die Zirbeldrüse richten, um die Energie nur unter Einsatz der Konzentration, der Augen und der übrigen Sinne emporzuziehen. Bisher haben Sie die Energie durch Muskelkontraktionen weiterbewegt. Sind Sie auf dieser Stufe angelangt, beherrschen Sie die Muskeln bereits so gut, daß sie automatisch reagieren. Das ermöglicht Ihnen, die Erregungsenergie der Organe und Drüsen nur noch mit Konzentration und Vorstellungskraft zu steuern.

Sie müssen sich während der Praxis genügend Zeit nehmen, um die Erregungsenergie wirklich zu fühlen. Übereilen Sie nichts und halten Sie nach dem Emporziehen beim Ein- und Ausatmen die Pumpentätigkeit in Gang. Je mehr Sie üben, umso mehr erfolgt der Ablauf nur durch Geisteskraft und umso weniger körperliche Aktivität ist erforderlich. Lassen Sie sich von dem Gefühl der Energie leiten.

6. Der Goldene Nektar

Da die Erregungsenergie im Vergleich zu anderer Sexualenergie kühler ist, kann sie auch beim Verbleiben im Kopf keinen Schaden verursachen. Wenn das Gehirn mit Energie angefüllt ist, werden Sie eine honigähnliche Flüssigkeit von der Zirbeldrüse zu Nase, Gaumen und Zunge strömen fühlen. Der Geschmack ist von Person zu Person und auch von Tag zu Tag unterschiedlich. Man nennt dies den «Goldenen Nektar», der wie Champagner, Honig, Kokosmilch oder auch leicht metallisch schmecken kann. Auf der Zunge wird vielleicht ein Prickeln spürbar. Bei manchen Menschen fließt die Energie von selbst vom Gehirn in die Zirbeldrüse, zu Nase, Gaumen und Mund hinab und durch Hals, Herz und Solarplexus schließlich zum Nabel. Bei fortgeschrittener Praxis wird der Strom der sexuellen Erregungsenergie stärker, was sich schließlich anfühlt wie Honig, der sich aus einem Krug (dem Gehirn) in einen Tiegel (den Nabel) ergießt.

Im alten China wurde die Technik des Großen Emporziehens beim Orgasmus poetisch «Das Emporziehen des Nektars in die Goldene Blüte» genannt.

7. Der Organ-Orgasmus

Um die heilende und erfüllende Kraft des Organ-Orgasmus zu erfahren, genügt es nicht, die Energie des Großen Emporziehens einfach im Gehirn zu speichern, sondern sie muß sich in einem Kreislauf bewegen, so kann die überschüssige Energie die Organe und Drüsen revitalisieren. Durch das Anspannen von Perineum und Gesäß beim Großen Emporziehen entsteht ein innerer Druck, der diesen Kreislauf in Gang setzt. Während Sie die Energie aus dem Unterleib die Wirbelsäule emporziehen, drücken Sie die Energie der oberen Körperhälfte nach unten. Halten Sie die Kontraktion so lange Sie können. Beim Ausatmen entspannen Sie den ganzen Körper. Das Chi folgt der natürlichen Flußrichtung und strömt die Wirbelsäule hoch und an der Vorderseite des Körpers wieder hinunter zum Nabel. Lassen Sie die Orgasmusenergie in diesem Kreislauf zirkulieren, bis der Orgasmus in die Organe, Drüsen und höheren Energiezentren steigt. Anfangs benötigen Sie vielleicht drei bis neun solcher Zyklen, aber nach einiger Übung genügt schon ein Umlauf.

a. Die Eigenschaften der einzelnen Organe

Im taoistischen System geht man davon aus, daß in den Organen und Drüsen positive und negative Emotionen erzeugt und gespeichert werden. Jedes Organ und jede Drüse sammelt eine bestimmte Art von emotioneller Energie an. Wenn ein Organ erschöpft und schwach ist, können sich die negativen Emotionen leicht in ihm festsetzen, oder das Organ wird nun von den übrigen Organen beeinflußt. Ist uns die Quelle der unerwünschten Energie einmal bekannt, können wir eine Änderung vornehmen.

1) Lunge

Zugeordnetes Organ: Dickdarm
Element: Metall
Jahreszeit: Herbst
Negative Emotion: Trauer, Kummer, Leid
Positive Emotion: Gerechtigkeitsgefühl, Hingabe, Loslassen, Leerheit
Zugeordnete Körperteile: Brustkorb, Innenseite der Arme
Sinn: Nase – Geruch; Schleim; Haut; Tastsinn

2) Nieren
Zugeordnetes Organ: Blase
Element: Wasser
Jahreszeit: Winter
Negative Emotion: Angst
Positive Emotion: Sanftheit, Wachheit, Gelassenheit
Zugeordnete Körperteile: Fußkante, Innenseite der Beine, Brustkorb
Sinn: Ohren – Gehör; Knochen

3) Leber
Zugeordnetes Organ: Gallenblase
Element: Holz
Jahreszeit: Frühling
Negative Emotion: Zorn, Aggression
Positive Emotion: Güte, Freundlichkeit, Selbstentfaltung, Identität
Zugeordnete Körperteile: Innenseite der Beine, Leisten, Zwerchfell, Rippen
Sinn: Augen – Gesichtssinn; Tränen

4) Herz
Zugeordnetes Organ: Dünndarm
Element: Feuer
Jahreszeit: Sommer
Negative Emotion: Ungeduld, Arroganz, Hast, Grausamkeit, Gewalttätigkeit
Positive Emotion: Freude, Ehrgefühl, Aufrichtigkeit, Kreativität, Enthusiasmus, Geist, Strahlen, Licht
Zugeordnete Körperteile: Achselhöhle, Innenseite der Arme
Sinn: Zunge – Geschmack; Sprache

5) Milz
Zugeordnetes Organ: Bauchspeicheldrüse, Magen
Element: Erde
Jahreszeit: Altweibersommer (Spätsommer)
Negative Emotion: Sorge, Mitleid, Bedauern
Positive Emotion: Fairneß, Mitgefühl, Zufriedenheit, Musikalität

Zugeordnete Körperteile: Nacken, Hals, Gesicht, Brust
Sinn: Mund – Geschmack; Appetit

Das Hauptziel des Organ-Orgasmus besteht in der Stärkung, Befriedigung und Heilung der Organe, damit sie in der Lage sind, tugendhafte Energien (positive Emotionen) und heilende Kraft zu erzeugen.

b. Der Organ-Orgasmus in Einzelschritten

Wenn Sie die bisher beschriebenen Techniken gemeistert haben und das Chi der sexuellen Erregung in den Kleinen Energiekreislauf einbringen können, läßt sich die Orgasmus-Energie in die Organe lenken. Achten Sie bei den folgenden Schritten stets darauf, das Chi in den Kleinen Energiekreislauf zu leiten, bevor Sie fortfahren.

1) Nachdem die Orgasmus-Energie entstanden ist, atmen Sie ein und ziehen den linken und rechten Afterabschnitt hoch, um die Energie zu den Eierstöcken emporzulenken. Leiten Sie die Kraft nun in den Kleinen Energiekreislauf und lassen Sie sie dann wieder in die Eierstöcke fließen.

2) Sobald Sie die Energie in den Eierstöcken fühlen, wird Sie zur linken und rechten Niere weitergeleitet. Die von allen Organen und Drüsen hoch verfeinerte Orgasmus-Energie, mit den positiven Eigenschaften dieser Organe zur Kraft des Mitgefühls verschmolzen, umhüllt nun die Nieren. Sie werden in dieser heilenden, kreativen und revitalisierenden Energie regelrecht gebadet. Die tatsächliche Empfindung des Nieren-Orgasmus unterscheidet sich deutlich vom Orgasmus jedes anderen Organs. Die Kraft des Mitgefühls schafft in jedem Organ einen Orgasmus, der nicht mit Worten zu beschreiben ist. Er ist intensiver als alles andere, das Sie bisher erlebt haben. Der Organ-Orgasmus dauert länger an, fördert die Gesundheit und bringt Erfüllung, Freude und Glücksgefühl. Diese Art der Freude und Erfülltheit kann nur durch die kreativ-generativen Qualitäten der Mitgefühlsenergie entstehen.

Jedesmal, wenn Sie die Orgasmus-Energie in den Kleinen Energiekreislauf lenken, ziehen Sie sie zu den Eierstöcken und dann zu linker und rechter Niere hoch.

Anschließend leiten Sie die Energie folgendermaßen weiter:
3) Milz (auf der linken Seite), Leber (rechts)
4) linker und rechter Lungenflügel
5) linke und rechte Gehirnhälfte.
6) Nachdem es Ihnen gelungen ist, die Orgasmus-Energie in die links und rechts gelegenen Organe zu leiten, spannen Sie den Mittelabschnitt des Afters an und ziehen die Energie in den Gebärmutterhals und anschließend in
7) Aorta und Hohlvene
8) Bauchspeicheldrüse und
9) Herz. Im Herzbereich sollten Sie äußerst sorgsam vorgehen, da sonst Probleme auftreten könnten. Achten Sie darauf, anfangs nicht zuviel Sexual-Chi ins Herz zu lenken.
10) Als nächstes leiten Sie die Energie in die Thymusdrüse. Das ist für Frauen besonders wichtig, denn durch die Verjüngung dieses Zentrums kann die Sexualenergie bedeutend gesteigert werden, was auch die übrigen Drüsen vermehrt aktiviert.
11) Nun lenken Sie die Energie zu Schild- und Nebenschilddrüse
12) Hypophyse
13) Zirbeldrüse
14) und zum Scheitelpunkt.

Ein wichtiger Hinweis: Die Kontraktionen der unteren Körperpartien sollen nicht im Magen- und Bauchbereich erfolgen. Die Bauchmuskeln dürfen beim Großen Emporziehen nicht angespannt werden, da dies dem Kleinen Energiekreislauf Chi entzieht. Die Aufmerksamkeit bleibt allein nach unten auf Vagina, Perineum und Diaphragma urogenitale gerichtet. Lenkt man dann die sexuelle Energie durch Kontraktionen des Chi-Muskels vom Unterleib in die Körpermitte, ergießt sie sich von selbst in den Nabel. Der Nabel erfaßt diese Energien sozusagen und schickt sie durch den Kleinen Kreislauf in die Wirbelsäule empor.

Um das Diaphragma urogenitale zu trainieren, spannen Sie die Muskeln an, so als würden Sie den Harn verhalten. Mit der Zeit können Sie mit Hilfe der unteren Muskulatur die inneren Bahnen so fest versiegeln, daß nichts mehr austreten kann, auch kein Urin. Achten Sie darauf, daß keine Harnwegsinfektion vorliegt, da diese sonst auf die Blase übergreifen könnte.

8. Tägliche Praxis

Nur Übung macht den Meister! Das heißt, Sie müssen sich für den Umgang mit Ihrer Sexualenergie genügend Zeit nehmen, um die Früchte ernten zu können. Ein Gramm Praxis ist eine Tonne Theorie wert. Im modernen Leben scheint es – außer für Geldverdienen und Geldausgaben – kaum für etwas anderes Platz zu geben. Sie müssen in Ihren Fortschritt jedoch Zeit investieren. Die Praxis sollte ein Teil Ihres täglichen Lebens werden. Sie werden zwar auch Fortschritte erzielen, wenn Sie nur hin und wieder üben. Wird Ihnen das Üben aber zur täglichen Gewohnheit, stellt sich der Erfolg rasch ein.

Sobald Sie das Große Emporziehen beherrschen, benötigen Sie nur wenige Minuten täglich, um durch diese Methode alle Organe und Drüsen mit Sexual-Chi zu versorgen. Nach einiger Zeit werden Sie feststellen, daß die Erregungsenergie sehr schnell in die Organe und Drüsen strömt, sobald Sie das Große Emporziehen mehrere Male hintereinander durchgeführt haben.

Wenn möglich, üben Sie in sechs oder neun vollständigen Durchgängen, die wiederum jeweils aus neun Kontraktionen bestehen sollten. Der Erfolg stellt sich rascher ein, wenn Sie morgens und abends üben. Sobald Sie das Große Emporziehen gut beherrschen, sollten achtzehn bis sechsunddreißig Wiederholungen morgens und abends keine allzu große Mühe bereiten. Wird die Erregung übermäßig stark, reduzieren Sie einfach die Zahl der Übungsdurchgänge. Durch derart intensives Training können Sie den erforderlichen Muskeltonus innerhalb von ein bis zwei Monaten aufbauen. Es spielt keine Rolle, wie schnell Sie Fortschritte machen, wichtig ist nur die Beständigkeit. Das absolute tägliche Minimum ist ein Durchgang, um in der Übung zu bleiben.

Die günstigste Übungszeit ist zwischen 11 und 13 Uhr, oder 23 und 1 Uhr. Während dieser Zeiten wechselt der Strom der Yin-Energie zu Yang über, und umgekehrt. Die Kraft fließt dann besonders gut. Lassen Sie sich aber nicht entmutigen, falls Sie nicht zu diesen Zeiten praktizieren können. Solange Sie täglich üben, ist Ihr Fortschritt gewährleistet.

9. Massage nach dem Üben

Am Schluß jeder Übungssitzung für das Große Emporziehen sollten Sie die Brüste und den Genitalbereich massieren. Das wird die nicht emporgezogene Energie verteilen und Stauungen und Blokkierungen verhindern.

Massieren Sie sich mit den Händen oder mit einem Seidentuch. Reiben Sie die Brüste in kräftigen Kreisbewegungen und drücken Sie sie dabei gegen die Rippen. Dann massieren Sie den Schamberg, die großen Schamlippen, Perineum und Kreuzbein. Massieren Sie so lange, bis Sie spüren, daß Brüste und Genitalbereich völlig frei und von Energieresten gereinigt sind (Abb. 6–14).

Abb. 6–14

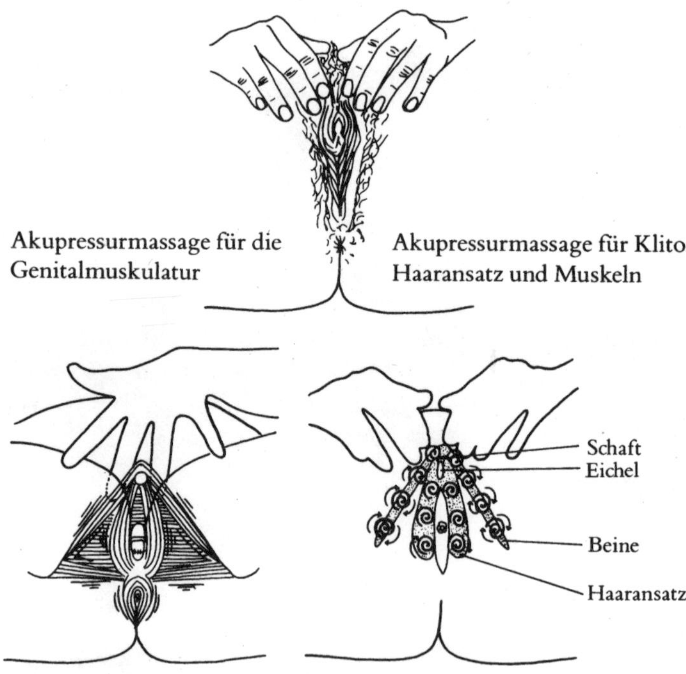

Genitalmassage nach der Praxis

Eine Frau berichtete, daß sie die Massage nicht mehr durchführten, weil sie dies für unwichtig hielt, und dann kam es knapp vor der Periode zu Stauungen und Schmerzen in den Brüsten. Als sie die Massagepraxis wieder aufnahm, hatte sie vor der Menstruation keinerlei derartige Beschwerden mehr.

F. Sicherheitsmaßnahmen für die Ovar-Atmung, die Ovar-Kompression und das Große Emporziehen

1. Liegen Sie bei diesen Übungen niemals flach auf dem Rücken, sonst könnte sich die Energie im Brustraum stauen. Das kann zu starker Gereiztheit und unnötigem Druck im Herzen führen.
2. Legen Sie sich bei diesen Übungen auch nie auf die linke Seite, denn dadurch wird das Herz beengt und erhält zuviel Energie.
3. Beim Liegen sollten sich keine Gegenstände unter dem Körper befinden. Dadurch verändert sich nämlich der Energiefluß und das kann zu Rückenschmerzen führen.

Alle überschüssige Energie können Sie gefahrlos aus dem Körper leiten, indem Sie die im fünften Kapitel beschriebene Umlenkungsübung durchführen. Spätestens nach einer Woche sollten alle Schmerzen oder unangenehmen Begleiterscheinungen verschwunden sein.
4. Üben Sie stets mit leerem Magen, aber Sie sollten auch kein starkes Hungergefühl haben. Nach dem Essen sollten Sie vor Beginn der Übungen immer eine Stunde abwarten.
5. Tragen Sie bequeme Kleidung oder hüllen Sie sich in eine leichte Decke. Bei richtig durchgeführter Praxis werden Sie ins Schwitzen geraten und könnten sich erkälten, wenn Sie nicht bekleidet sind. Wechseln Sie auch hinterher die Kleidung, damit Sie nicht den feuchtgewordenen Stoff am Körper tragen. Die Luft im Raum sollte frisch sein, aber vermeiden Sie Durchzug. Zugluft oder Wind kann das Chi wegwehen, wodurch Ihre Energie auch rasch abkühlen würde.
6. Bei fortschreitender Übung kann sich Schweiß auf der Stirne

bilden. Reiben Sie diesen Schweiß wieder in die Haut ein. Er hat besondere Eigenschaften, die dem Körper zuträglich sind.

7. Atmen Sie bei diesen Übungen nie durch den Mund. Die Nasenatmung erleichtert die Kontrolle des Luftstroms, sie lädt die Luft mit Energie auf und belebt das Gehirn.

8. Lassen Sie sich nicht entmutigen, wenn Sie in den ersten Tagen noch keine deutliche Wirkung spüren. Jede Frau benötigt ihre eigene, für sie angemessene Zeitspanne, bis sie die warme Energie aus den Eierstöcken strömen fühlt.

9. Sie müssen eine starke Konzentrationsfähigkeit entwickeln. Lassen Sie Ihren Geist nicht ständig umherschweifen. Lassen Sie Gedanken und Bilder los, ohne ihnen zu folgen. Leeren Sie Ihren Geist von allen Gedanken, und die Leere wird von einer kraftvollen Energie erfüllt. Wenn Sie diszipliniert vorgehen, wird Ihre Konzentrationskraft erheblich zunehmen. Lernen Sie auch die Meditation des Kleinen Energiekreislaufs und führen Sie diese unmittelbar nach dem Großen Emporziehen durch.

10. Während der Ruhephasen sollten Sie die Augen schließen und dem Verlauf der Energie folgen. Hängen Sie nicht umherirrenden Gedanken oder Phantasien nach, sondern folgen Sie dem Energiefluß. Das erscheint vielleicht schwierig. Sie werden selbst staunen, wie schnell Sie sich für Ihre Energie sensibilisieren können. Haben Sie diese Kräfte erst einmal innerlich erfahren, werden Sie genau verstehen, was gemeint ist. Da Energie einem natürlichen Fluß folgt, lenkt sie Ihren Geist, so wie Ihr Geist seinerseits die Energie lenkt.

11. Wer unter Verstopfung leidet, sollte die Übungen morgens durchführen. Das wird bei der Beseitigung dieses Problems helfen.

12. Geschlechtskrankheiten müssen völlig ausgeheilt sein, bevor man mit dieser Praxis beginnt. Wenn so große Mengen an Blut und Energie in den Genitalbereich geleitet werden, würden sich die Schmerzen erheblich verschlimmern.

G. Reinigende Nebenwirkungen

Obwohl diese Übungen sehr einfach erscheinen mögen, handelt es sich um hoch entwickelte Techniken zur Steigerung der Lebenskraft. Sie sind wie ein scharfes Schwert, das sorgfältig gehandhabt werden muß, um niemandem Schaden zuzufügen. Wenn Sie die Anweisungen genau befolgen, werden keinerlei unangenehme Begleiterscheinungen auftreten. Lesen Sie die Beschreibung der Übungen wirklich Zeile für Zeile, bis Sie sie verstanden haben.

1. Die Erfahrung zeigt, daß viele Schüler mit diesen Übungen schon bald ihre Verdauung ins Gleichgewicht bringen können. Bei einigen werden eine Zeitlang ungewöhnlich viel Blähungen auftreten sowie zwei bis drei Stuhlentleerungen täglich. Diese Erscheinungen normalisieren sich innerhalb von ein bis zwei Monaten.

2. Der reinigenden Entgiftung folgt regelmäßiger Stuhlgang und das intensive Gefühl körperlicher Reinheit und Kräftigung. Der Speichel wird dünnflüssig und angenehmer im Geschmack. Die Ausscheidung ist durch den verstärkten Strom der Vitalenergie in die Eingeweide verbessert worden. Dies wirkt sich auf die Darmperistaltik positiv aus und reguliert ihre Funktion. Möglicherweise kommt es zu vermehrtem Aufstoßen, was eine gesunde Form der Ausatmung von Unreinheiten und schädlichen Gasen darstellt. Auch dies wird nach einiger Zeit nachlassen und der ganze Körper fühlt sich erfrischt und erneuert.

4. Das Große Emporziehen ist eine ausgezeichnete Übung gegen Hämorrhoiden. Sie entstehen hauptsächlich durch sitzende Lebensweise, Ansammlung von Giftstoffen im Körper, schwerkraftbedingten Blutstau, angestrengte Kotentleerung und durch Mangel an Chi-Energie im Hui-Yin. Bereits vorhandene Hämorrhoiden können durch die Praxis des Großen Emporziehens zwei bis vier Wochen vermehrt bluten. Sind die Blutungen nicht übermäßig stark, können Sie mit halber Kraft weiter üben. Die Übung trägt zur Behebung der Ursachen bei, da gestautes Blut aus den analen Blutgefäßen entfernt wird. Allmählich wird die Heilung einsetzen. Durch entsprechende natürliche Arzneien können Sie den Heilvorgang unterstützen. Ackerschachtelhalm (Equisetum

Arvensis) z. B. eignet sich ausgezeichnet für Tees und Sitzbäder. Bei schweren Hämorrhoiden sollte auf jeden Fall ein Arzt konsultiert werden.

H. Zusammenfassung des Großen Emporziehens

1. Nehmen Sie die gewohnte Sitzposition ein, die Füße flach auf dem Boden. Wenn nötig, benützen Sie einen harten Gegenstand zur Stimulierung von Klitoris und Vagina. Massieren Sie die Brüste. Lenken Sie die Sexualenergie von den Brustwarzen zu den Eierstöcken und verteilen Sie sie in den Eierstöcken und Genitalien. Zuletzt konzentrieren Sie sich auf den Ovar-Palast.

2. Wenn Sie sich kurz vor oder inmitten des Orgasmus befinden, atmen Sie tief durch die Nase ein und ballen gleichzeitig die Fäuste, krallen die Füße in den Boden, beißen die Zähne zusammen, spannen die Schädelpumpe am Hinterkopf an und drücken die Zunge fest gegen den Gaumen.

3. Atmen Sie nochmals ein und ziehen Sie den gesamten Genital- und Afterbereich hoch, wobei Sie sich besonders auf den Hui-Yin (Vorderabschnitt des Perineums) und das Diaphragma urogenitale konzentrieren. Durch festes Zusammenziehen der Schamlippen (was auch die Klitoris stimuliert) ziehen Sie die Energie vom Ovar-Palast zum Perineum hinab. Halten Sie den Atem eine Zeitlang an, atmen Sie nochmal ein und ziehen Sie den Vorderabschnitt des Afters zusammen und hoch, ohne auszuatmen. Fühlen Sie die Sexualenergie, die sich im Perineum ansammelt. Unter Anspannung aller Muskeln atmen Sie ein (ohne danach auszuatmen), ziehen den Genitalbereich neunmal hoch und halten die Energie im Vorderabschnitt des Perineums fest. Das Festhalten der Energie ist besonders wichtig. Wenn Sie den Atem nicht mehr anhalten können, atmen Sie aus und entspannen sämtliche Muskeln im Körper. Machen Sie eine Ruhepause. Nun lenken Sie die Energie nur mit der Vorstellung vom Ovar-Palast zum vorderen Abschnitt des Perineums.

4. Stimulieren Sie wieder die Brüste und beim nächsten Einatmen ballen Sie die Fäuste, krallen die Füße an den Boden und spannen Kiefer und Nacken an. Ziehen Sie den ganzen Genitalbereich, das Diaphragma urogenitale, After und vor allem die Scheide hoch, während Sie die Energie fest in die Klitoris pressen und zum Perineum lenken. Halten Sie kurz inne, atmen Sie nochmal ein und kontrahieren Sie den Vorderabschnitt des Afters, während die Energie von den Eierstöcken zum Perineum strömt. Halten Sie den Atem eine Zeitlang an und atmen Sie wieder ein. Kontrahieren Sie den mittleren und hinteren Abschnitt des Afters, bis die Erregungsenergie durch das Perineum zum Steißbein und durch den Kreuzbeinspalt fließt.

Zur Aktivierung der Kreuzbeinpumpe kippen Sie das Kreuzbein nach hinten und außen, so daß es sich geraderichtet. Halten Sie die Energie hier fest und atmen Sie drei- bis neunmal ein. Wenn nötig, steigern Sie die Intensität der Kontraktionen, bis die Energie in Klitoris und Scheide abnimmt. Das Zusammenpressen der Gesäßhälften kann dabei hilfreich sein. Wenn Sie außer Atem sind, atmen Sie aus und bringen Kreuzbein und Nacken zurück in ihre Normalposition. Durch diese Ruhepause setzen Sie Kreuzbein- und Schädelpumpe in Gang, und das Chi tritt nun durch den Kreuzbeinspalt in die Wirbelsäule ein.

5. Um die Energie zum T-11 zu lenken, wiederholen Sie den bisher beschriebenen Ablauf. Krümmen Sie das Rückgrat nach außen und richten Sie es gerade, damit die Pumpen aktiviert werden und die dichte Erregungsenergie emporsteigen kann. Halten Sie die Energie im T-11 fest, bis er gefüllt ist. Lenken Sie die Energie durch neun starke Kontraktionen vom Ovar-Palast bis zum T-11, wobei Sie jedesmal kurz einatmen, ohne auszuatmen. Atmen Sie aus, entspannen Sie den ganzen Körper, während Sie den Chi-Strom nur mit Ihrer Konzentration vom Ovar-Palast zum T-11 lenken.

6. Um die Energie zum C-7 zu lenken, gehen Sie in der gewohnten Weise vor. Wenn das Chi zum C-7 strömt, atmen Sie ein, drücken den oberen Teil des Brustbeins nach hinten und richten die Wirbelsäule dann gerade. So verstärkt sich die Pumpentätigkeit.

7. Jetzt ziehen Sie die Energie auf dieselbe Weise bis zum Jade-Kissen. Atmen Sie ein und schieben Sie zur Aktivierung der Schädelpumpe das Kinn nach hinten. Beißen Sie die Zähne zusammen,

spannen Sie die Muskeln am Hinterkopf an und drücken Sie die Zunge an den Gaumen, um die Pumpentätigkeit zu verstärken.

8. Als nächstes ziehen Sie die Energie bis zum Pai-Hui, dem Scheitelpunkt. Wiederholen Sie den ganzen Ablauf und halten Sie dabei die Wirbelsäule möglichst gerade. Drehen Sie die Augen nach oben und konzentrieren Sie all Ihre Sinne auf den Scheitelpunkt. Drükken Sie die Zunge fest gegen den Daumen. Nun ziehen Sie die Energie so lange empor, bis sie in den unteren Zentren abnimmt. Führen Sie wieder neun starke Kontraktionen durch und atmen Sie weiter ein, um die Energie vom Ovar-Palast bis zum Scheitelpunkt hochzuziehen. Mit Hilfe der Augen, der übrigen Sinne und der Vorstellungskraft lassen Sie die sexuelle Erregungsenergie neun-, achtzehn- oder sechsunddreißigmal im Uhrzeigersinn und dann im Gegenuhrzeigersinn kreisen. Wenn das beendet ist, ruhen Sie kurz aus und spüren die Energie im Gehirn. Bei fortgeschrittener Praxis genügt es, sich auf den Ovar-Palast und den Scheitelpunkt zu konzentrieren, um die Sexualenergie nur mit Hilfe gedanklicher Kraft zum Gehirn zu lenken.

9. Die kühle Energie kann im Gehirn verbleiben. Wenn dieses bereits gefüllt ist, können Sie die überschüssige Energie (den Goldenen Nektar) über das Diener-Gefäß zum dritten Auge, zu Nase, Hals, Herzzentrum, Solarplexus und zum Nabel lenken, wo sie gespeichert wird.

10. Für den Organ-Orgasmus wird die Energie nicht im Gehirn gespeichert, sondern im Kleinen Energiekreislauf zirkuliert, damit die überschüssige Energie die Organe und Drüsen revitalisieren kann. Spannen Sie Gesäß und Perineum an, um die Energie aus dem Unterleib in die Wirbelsäule zu lenken. Gleichzeitig pressen Sie die Energie aus dem oberen Körperbereich über das Diener-Gefäß hinunter und halten die Kontraktion so lange wie möglich. Dann atmen Sie völlig aus und entspannen den ganzen Körper. Das Chi wird weiterhin den Rücken emporsteigen und an der Vorderseite des Körpers zum Nabel zurückkehren. Lassen Sie die Energie so lange zirkulieren, bis der Orgasmus in die Organe, Drüsen und höheren Energiezentren emporströmt.

I. Das Große Emporziehen als Grundlage der Alchemie des Sexus

Ein kleines Stück unterhalb des Nabels befindet sich das untere Tan-Tien, jenes untere Energiefeld, in dem die Taoisten Chi speichern, bevor sie es nach oben leiten und verfeinern. Das Chi bewegt sich zwischen dem unteren, mittleren und oberen Tan-Tien in Kreisbewegungen. Jedesmal, wenn es spiralförmig durch eines dieser Zentren kreist, wird es verfeinert und in ein Chi von höherer Qualität umgewandelt.

Der Vorgang der Höherentwicklung der Energien gleicht der Gewinnung von reinem Honig: Man nimmt den rohen Honig, der noch mit Wachs, Verunreinigungen und toten Bienen vermengt ist, um ihn Schritt für Schritt zu allersüßestem Nektar zu verarbeiten. Die Taoisten betrachten die Eierstöcke als Quelle des rohen, ungereinigten Honigs. Das Große Emporziehen beim Orgasmus verhindert, daß der Honig wie aus einem alten, löchrigen Eimer ausrinnt. Stattdessen wird er in ein neues Gefäß gefüllt und gut verschlossen aufbewahrt. In diesem «Tiegel», der sich im Innern des Körpers befindet (zieht man eine Linie vom Nabel zur Wirbelsäule, liegt dieser Punkt auf Zweidrittel der Strecke nach innen), wurden die verschiedenen Arten des Chi von den alten Meistern vermengt und in einem alchemistischen Prozeß aufbereitet.

Das geheime alchemistische Agens, mit dem sie arbeiteten, war nichts weiter als normale «Sexualessenz», das heißt Ching Chi. Ohne das Ching Chi kann jedoch keine der höheren Stufe der taoistischen alchemistischen Meditation erreicht werden. Die Übungen des Ovar-Kung Fu wie die Ovar-Atmung, die Ovar-Kompression und das orgasmische Große Emporziehen mögen uns zu rudimentär und einfach erscheinen, um eine spirituelle Weiterentwicklung bewirken zu können, aber ihre Meisterung ist notwendig. Bevor man sie nicht beherrscht, kann man auch keine Liebesbeziehung eingehen, die von der Beherrschung der sexuellen und spirituellen Kräfte getragen wird. Die Sexualessenz ist unser Lebenselexier und unser Jungbrunnen. Es lohnt sich, die Anstrengung auf sich zu nehmen, um sie sicher bewahren und mit ihr umgehen zu können.

Abb. 6–15

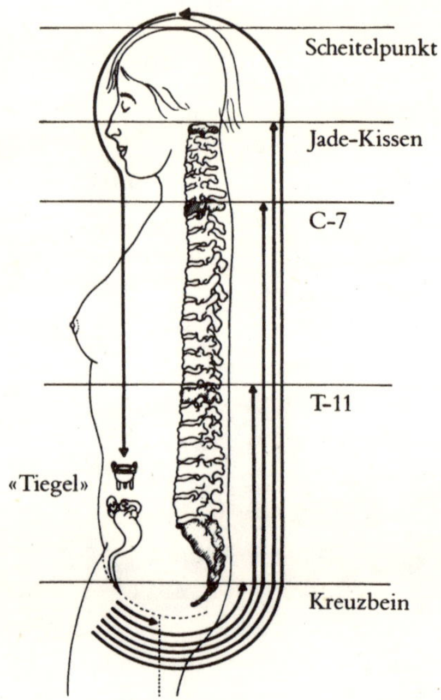

Die innere Alchemie beginnt beim «Tiegel»

7. Kapitel

Übungen zur Steigerung der Sexualenergie und zur Kräftigung der Geschlechtsorgane

A. Einführung in die Eier-Übung und das Gewichtheben mit der Vagina

Die Verwendung von Eiern aus Stein zur Kräftigung der Scheide ist eine Praxis, die im alten China entstanden ist. Diese geheime Praxis war nur am Kaiserhof bekannt und blieb der Kaiserin und den Konkubinen vorbehalten. Viele Frauen, die diese Technik meisterten, erfreuten sich bester Gesundheit und erhielten sich bis ins hohe Alter Jugendlichkeit und Frische. Auch ihre Geschlechtsorgane blieben fest und geschmeidig wie die einer unverheirateten jungen Frau. Manche nehmen an, daß die Kaiserin und die Konkubinen diese Technik erlernten, um dem Kaiser beim Liebesspiel zu gefallen. Ursprünglich wurden die Eier-Übungen und das Gewichtheben jedoch gebraucht, um das körperliche, seelische und spirituelle Wohlbefinden zu verbessern. Diese Praktiken kräftigen den Chi-Muskel, dadurch kann die Sexualenergie leichter nach innen und oben gelenkt und in höhere, spirituelle Energie umgewandelt werden.

Die Eier-Übung eignet sich besonders gut zur Stärkung und besseren Beherrschung des Chi-Muskels. Es ist leichter, diesen Muskel mit einem Ei in der Scheide zu trainieren, denn durch die Bewegung des Eis ist die Richtung, in die sich der Muskel bewegt, deutlicher wahrnehmbar. Die Kontrolle über diesen willkürlichen Muskel bedeutet gleichzeitig die Beherrschung zahlreicher unwillkürlicher Muskeln in diesem Bereich. Auch die Praxis der Ovar-Atmung und des Großen Emporziehens fällt leichter, der Organ-Orgasmus wird intensiver und die Ausschüttung von Geschlechtshormonen steigert sich.

Das Gewichtheben mit der Vagina kräftigt zusätzlich das Diaphragma pelvis und das Diaphragma urogenitale. Diese beiden

Muskelplatten müssen stark sein, da sie den Boden für die Sexualorgane und alle lebenswichtigen Organe des Körpers bilden. Wenn der Chi-Muskel und die Diaphragmen schwach sind, läuft ständig Chi aus den Organen aus, da sie einander überlagern und ihr gesamtes Gewicht auf dem Perineum lastet. Sind diese Muskeln stark genug, dienen sie als Siegel, das das Austreten von Lebenskraft und Sexualenergie verhindert.

1. Das richtige Ei

In Edelstein- oder Mineralienhandlungen findet man meist eine gute Auswahl von Stein-Eiern verschiedener Größe, Materialien und Preise. Wir haben unterschiedliche Materialien getestet und untersucht und haben festgestellt, daß Obsidian (ein vulkanisches Gestein) genau die gewünschten Eigenschaften besitzt: Er enthält die vulkanische Yang-Kraft, entstammt aber der Yin-Kraft im Zentrum der Erde. Diese Merkmale ziehen die Yin-Essenz der Frau an und konzentrieren sie.

Wenn Sie ein Ei auswählen, überlegen Sie, welche Größe für Sie angenehm wäre. Die Größe variiert von der eines Wachteleis bis zum Hühnerei. Die meisten Frauen verwenden ein Ei mittlerer Größe aus Stein oder Holz, das etwa 3,5 cm im Durchmesser mißt. An hölzernen Eiern lassen sich die Gewichte besser befestigen, sie eignen sich also besonders für das Gewichtheben. Für die inneren Sauge-Übungen ziehen wir aber aufgrund der glatten, nicht porösen Oberfläche die Obsidian-Eier vor. Je kleiner das Ei, um so mehr müssen Ihre Muskeln leisten, da sie sich stärker kontrahieren müssen, um das Ei zu bewegen. Suchen Sie ein Ei mit einer möglichst glatten Oberfläche aus.

2. Hinweise zur richtigen Hygiene

Richtige Hygiene und entsprechende Achtsamkeit sind für diese Praxis eine absolute Notwendigkeit. Sowohl der Scheidenkanal als auch das Ei selbst müssen gleichermaßen sauber gehalten werden. Hölzerne Eier sollten alle ein bis zwei Monate mit einer verdünnten Essiglösung (ein Eßlöffel Essig auf ein Viertelliter Wasser) ausgekocht und gereinigt werden. Sie sollten anschließend zumindest eine Stunde trocknen, da das Holz sehr leicht die Scheidensekrete aufnimmt und bei längerer Feuchtigkeit zur Brutstätte für Keime werden kann. Ein steinernes Ei sollte vor seiner ersten Verwendung kurz in kochendes Wasser gelegt werden. Dann läßt man es einfach abkühlen und trocknen. Danach genügt es, wenn man es nach jeder Verwendung mit Wasser abspült. Vorsicht im Umgang mit Seife oder Spülmitteln: Manche Frauen sind gegen bestimmte, in Spülmitteln enthaltene Chemikalien allergisch, vor allem wenn sie in die Scheide gelangen, wo die Schleimhäute sehr empfindlich sind. Viele Frauen wissen auch nicht, daß sie gegen Alkohol (Isopropylalkohol oder Wundbenzin) allergisch sind. Daher sollte dieser nicht zur Reinigung benützt werden.

3. Vorsichtsmaßnahmen

a) Bevor Sie die Eier-Übung praktizieren, müssen Sie die Ovar-Atmung beherrschen.
b) Vor Einführen des Eis müssen Sie sexuell voll erregt sein. Wenn Sie von Natur aus wenig Scheidensekret produzieren, verwenden Sie eine Gleitflüssigkeit.
c) Frauen, die Kinder geboren haben, sollten ein kleineres Ei verwenden.
d) Praktizieren Sie nie im Liegen.
e) Sollten Schwierigkeiten auftreten und das Ei bleibt stecken, geraten Sie nicht in Panik. Legen Sie sich hin, entspannen Sie sich und das Ei kommt von alleine wieder heraus.

4. Verwendung des Eis

a. Beginn der Übung

Wenn Sie das Ei zum ersten Mal verwenden, möchten Sie wahrscheinlich vorsichtig beginnen (was auch empfehlenswert ist), bis Sie sich daran gewöhnt haben. Vor jeder Eier-Übung müssen Sie sich durch eine Massage der Brüste aufwärmen und darauf achten, daß sich die Scheide etwas erweitert und Gleitflüssigkeit absondert. In diesem Kapitel ist eine einfache Form der Brustmassage beschrieben. Wenn Sie aber direkt nach dem Großen Emporziehen üben wollen, brauchen Sie diese Variante nicht mehr zu versuchen, da Sie die Brüste schon vor dem Großen Emporziehen massiert haben. Sobald Sie die Eier-Übung beherrschen, können Sie sie in Verbindung mit dem Großen Emporziehen oder mit der Ovar-Atmung praktizieren. Zuerst ist es jedoch wichtig, die Übungen getrennt durchzuführen und sie erst später, wenn man die Techniken gut beherrscht, miteinander zu verbinden.

Abb. 7–1a

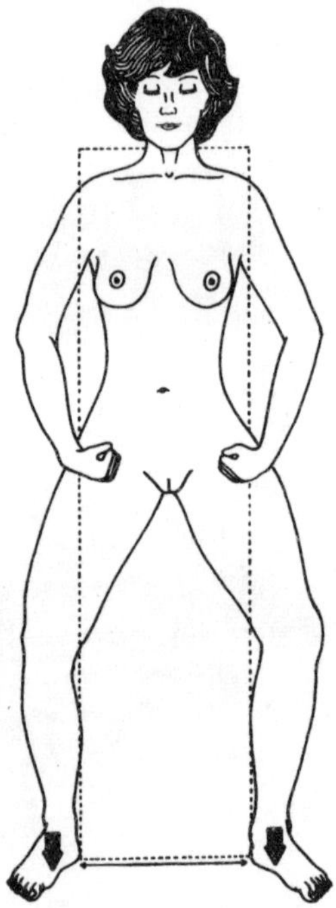

Abb. 7–1b

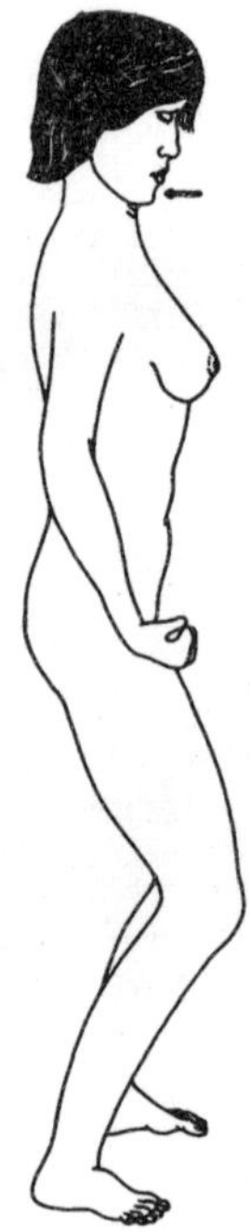

a) Die Füße in Schulterbreite gespreizt, fest mit dem Boden verwurzelt

b) Seitenansicht

Der Reiterstand für die Eier-Übung

Um das Einführen des Eis zu erleichtern, verwenden Sie, falls nötig, eine Gleitflüssigkeit oder Creme (spermizide Verhütungscremes, die nicht auf Erdölbasis hergestellt sind, sind geeignet oder natürliche Öle, auch Speiseöl, oder eine beliebige andere Gleitflüssigkeit, die Sie bereits verwendet und gegen die Sie keine allergischen Reaktionen entwickelt haben). Schieben Sie das Ei immer mit dem stumpferen Ende zuerst hinein. Nach dem Einführen nehmen Sie den sogenannten «Reiterstand» ein – die Füße schulterbreit fest auf dem Boden, Knöchel, Knie und Leisten leicht gebeugt, Rückgrat und Nacken in einer Linie. Heben sie die Arme in einem Winkel von 45 Grad vor dem Körper an, die Handflächen nach oben. Dann ballen Sie die Fäuste. Von dieser Grundhaltung aus, die der Verwurzelung dient, wird jede der Eier-Übungen durchgeführt.

Der Gebärmutterhals bildet die hintere Grenze der Scheide. Wenn Sie die Muskeln wie beim Stuhlentleeren anspannen, drükken Sie das Ei nach außen. Zu Beginn praktizieren Sie besser nicht in einem Raum mit sehr hartem Boden, denn sollte das Ei herausfallen, würde es zerbrechen. Sie können auch ein Handtuch unter die Füße legen, um das zu verhindern.

b. Die drei Abschnitte des Vaginalkanals

Durch die Praxis der Ovar-Atmung und des Großen Emporziehens haben Sie bereits eine gewisse Kontrolle über den Chi-Muskel erlangt.

Um diese durch die Eier-Übung auszubauen, unterscheiden wir im Vaginalkanal drei Abschnitte:

1) Der äußere Scheideneingang und der Vorderabschnitt des Vaginalkanals: Im ersten Teil befinden sich die Muskeln des Scheideneingangs und der vordere Abschnitt des Vaginalkanals. Wenn Sie das Ei eingeführt haben, kontrahieren Sie die Gebärmutter (Uterus), so daß sich die Scheidenmündung schließt und das Ei nicht herausfallen kann.
2) Der Vorhof zum Gebärmutterhals (Cervix): Die zweite Muskelpartie, die kontrahiert wird, liegt direkt vor dem Gebärmutterhals.
3) Der mittlere Abschnitt des Vaginalkanals: Der dritte Teil umfaßt

die Muskulatur im mittleren Abschnitt des Vaginalkanals. Diese Muskeln bewegen das Ei auf und ab, nach links und rechts und kippen es in verschiedene Richtungen (Abb. 7–3).

Abb. 7–2

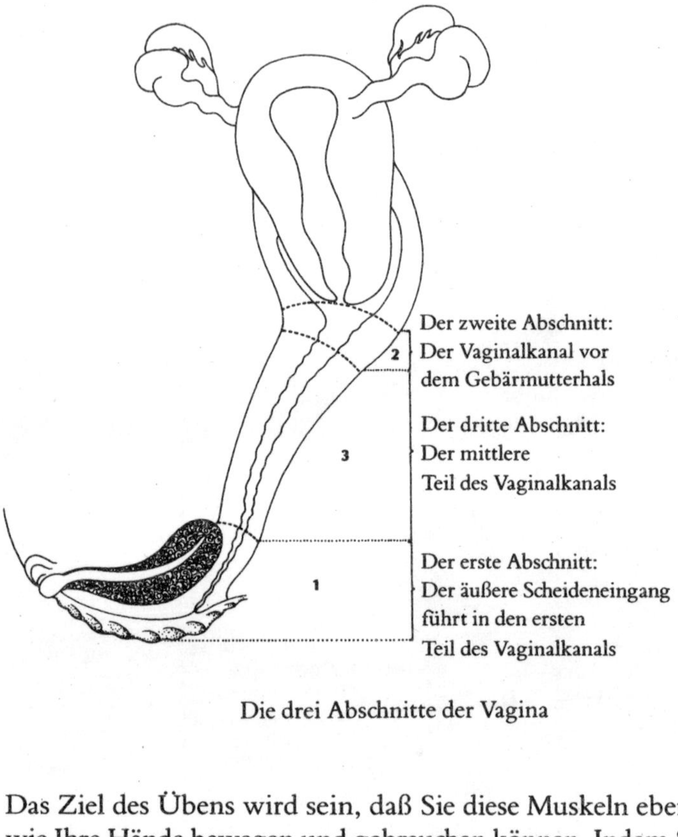

Die drei Abschnitte der Vagina

Das Ziel des Übens wird sein, daß Sie diese Muskeln ebenso leicht wie Ihre Hände bewegen und gebrauchen können. Indem Sie das Ei in verschiedene Richtungen schieben, lernen Sie die Bewegungen dieser Muskeln genau zu unterscheiden. Auch Ihr Partner wird beim Liebesakt bald die Ergebnisse dieser Praxis bemerken. Üben Sie, so oft Sie wollen, jeweils ein paar Minuten lang. Auch beim Tai Chi, Chi Kung oder anderen sanften Formen des Körpertrainings können Sie das Ei benutzen. Allmählich steigern Sie dann die

Abb. 7–3

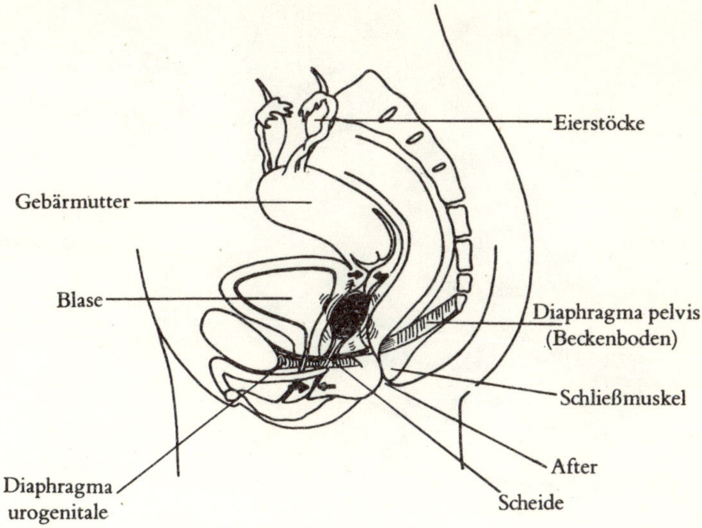

Das Ei wird bewegt

Übungsdauer. Vergessen Sie jedenfalls nicht, daß Sie es in der Scheide tragen, denn durch Lachen, Niesen oder Husten kann das Ei ganz unerwartet aus der Scheide fallen, was schon Anlaß zu manchen komischen Situationen gegeben hat.

5. Technik mit zwei Eiern

Eine höhere Übungsstufe besteht in der Verwendung von zwei Eiern gleichzeitig. Sie werden auf und ab in verschiedene Richtungen bewegt oder gegeneinander gestoßen, so daß die entstehenden Vibrationen die inneren Organe stimulieren (Abb. 7–4). Es ist etwas schwieriger, mit zwei Eiern gleichzeitig zu üben, genauso als würde man mit einer Hand einen Kreis und mit der anderen gleichzeitig ein Quadrat zeichnen. Man sollte also zuerst die Übungen mit einem Ei richtig beherrschen.

Sobald Sie sehr geübt sind und mit dem Chi-Muskel meisterhaft umgehen, können Sie auf die Eier wieder verzichten.

Abb. 7–4

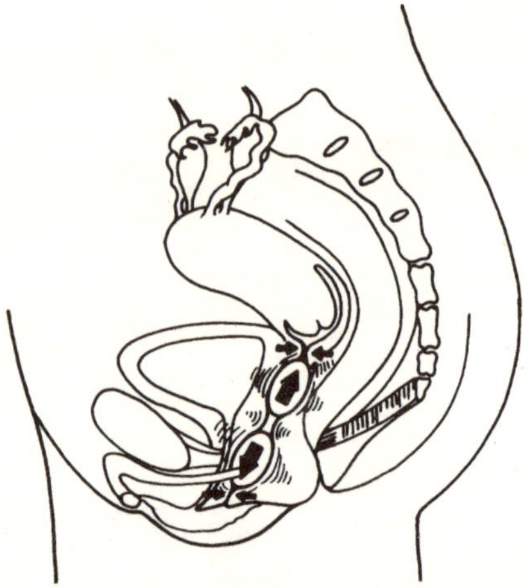

Die beiden Eier werden auseinandergedrückt

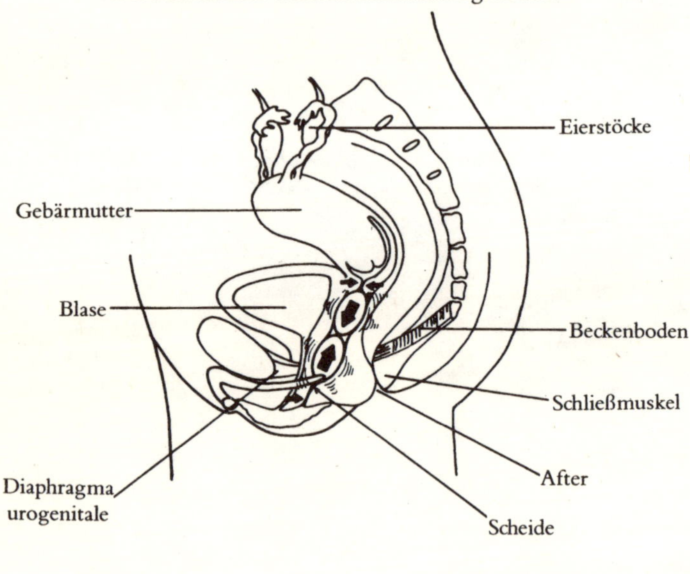

Die beiden Eier werden gegeneinandergepreßt

B. Die Massage der Brüste vor der Eier-Übung

Die vorbereitende Brustmassage ist wichtig und sollte nicht weggelassen werden. Sie soll die Hormonsekretion in den Eierstöcken und Brüsten anregen. Sind die Hormone einmal ausgeschüttet, können sie später im Verlauf des Großen Emporziehens in eine höhere Energie transformiert werden. Benutzt man zur Massage ein Seidentuch, wird eine bestimmte Reibung erzeugt, die die Hormonausschüttung noch fördert.

Massieren Sie sanft, indem Sie das Fettgewebe der Brust durch kreisende Bewegungen mit den Fingerspitzen gegen den Brustkorb drücken. Beginnen Sie bei den Brustwarzen und kreisen Sie weiter nach außen, bis die ganze Brust massiert worden ist. Wenn Sie ein Tuch verwenden, das lang genug ist (90 bis 100 Zentimeter Länge ist gerade richtig), können Sie beide Brüste gleichzeitig massieren.

Achten Sie auf die Körpersignale, die die Hormonausschüttung anzeigen: Die Brustwarzen richten sich auf, und die Brüste selbst erscheinen etwas fester. Die Brustmassage läßt auch mehr Energie in die Brüste strömen, was zur Auflösung von Energieblockaden führt, die über längere Zeit hindurch Krebs verursachen könnten.

Brustkrebs steht unter den verschiedenen Krebsarten an erster Stelle als Todesursache bei Frauen. Bei Früherkennung ist er heilbar. Im Interesse eines erweiterten Körper- und Gesundheitsbewußtseins, schlagen wir vor, daß man monatlich (am besten nach der Menstruation) eine einfache Technik der Selbstuntersuchung verwendet, die zur Früherkennung führen kann. Fühlen Sie die Brüste genau nach Veränderungen ab, die sich seit der letzten Untersuchung ergeben haben könnten. Blicken Sie in einen Spiegel und prägen Sie sich die äußere Form Ihrer Brüste ein. Sind ungewöhnliche Vertiefungen oder Falten in der Haut sichtbar? Hat sich die Farbe verändert oder sind Verhärtungen, Knötchen oder kleine Geschwülste aufgetreten? Sind die Oberflächenblutgefäße zahlreicher oder größer geworden? Habe sich Größe, Form oder Umriß der Brüste verändert? Dann heben Sie die Arme über den Kopf und überprüfen noch einmal die Brüste auf die genannten Merkmale.

Nach der Brustmassage kann auch noch der Genitalbereich massiert werden. Sie verwenden dazu dasselbe Tuch oder die Finger und massieren den Schamberg und die großen Schamlippen Zentimeter für Zentimeter mit kreisenden Bewegungen. Sobald die Klitoris ausreichend stimuliert worden ist, zeigt die warme, feuchte Scheidensekretion an, daß der Körper für die Aufnahme des Eis bereit ist. Eine ausführliche Erklärung der Brustmassage finden Sie im sechsten Kapitel.

C. Die Eier-Übung in Einzelschritten

1. Einführen des Eis

Wenn Sie fühlen, daß der Körper bereit ist, schieben Sie das Ei mit dem breiten Ende voran in die Scheide.

2. Der Reiterstand

Nehmen Sie die bereits beschriebene Reiterstand-Position ein.

3. Kontraktion des ersten Abschnitts

Isolieren Sie die Muskeln, die für das Verschließen der Scheidenmündung gebraucht werden und ziehen Sie sie fest zusammen. So bleibt das Ei leicht im Vaginalkanal.

4. Kontraktion des zweiten Abschnitts

Atmen Sie ein und ziehen Sie die Muskeln dicht vor dem Gebärmutterhals ebenfalls zusammen, so daß Sie nun zwei Abschnitte gleichzeitig kontrahieren. Halten Sie die Scheide an beiden Enden geschlossen. Es ist nicht unbedingt eine starke Muskelanspannung nötig. Es hängt vielmehr davon ab, wieviel Muskelkontrolle Sie bereits erlangt haben.

5. Zusammenpressen im dritten Abschnitt

Drücken Sie den mittleren Abschnitt des Vaginalkanals leicht zusammen, bis Sie spüren, daß Sie das Ei gut «im Griff» haben. Atmen Sie ein und drücken Sie nochmals, wobei Sie den Druck allmählich verstärken, nochmals einatmen und stärker drücken (Abb. 7–5). Sobald Sie das Ei fest genug umfassen, beginnen Sie mit einer langsamen Auf- und Abbewegung, die Sie nach und nach beschleunigen. Wenn Sie den Atem nicht länger halten können, atmen Sie aus und machen eine Pause. Die Ruhepause ist sehr wichtig, da Sie in diesem Zeitraum fühlen können, wie sich Chi-Druck aufbaut. Versuchen Sie jede der Bewegungen zu meistern, bevor Sie zum nächsten Schritt übergehen.

Abb. 7–5

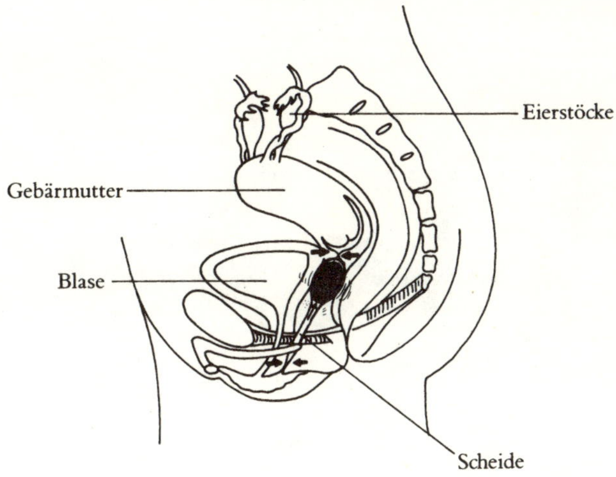

Das Ei wird nach oben gedrückt

6. Links- und Rechtsbewegung im zweiten Abschnitt

Nun bewegen Sie das Ei mit Hilfe des hinteren Abschnitts nach links und rechts. Üben Sie so lange, bis das gelingt (Abb. 7–6).

Abb. 7–6

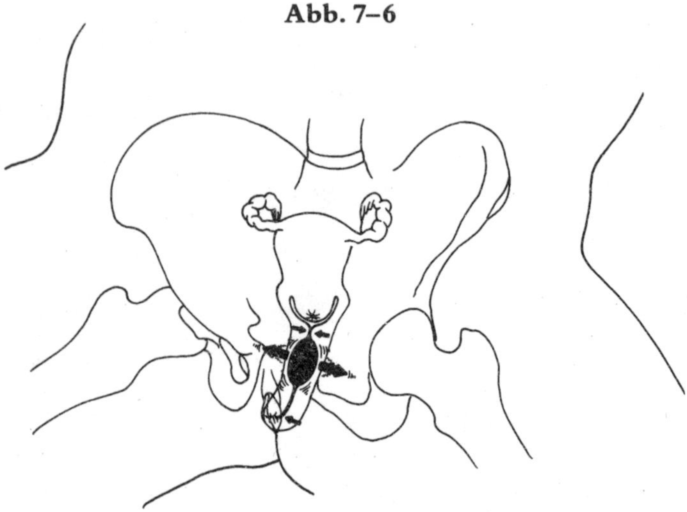

Bewegen Sie das Ei mit Hilfe des zweiten Abschnitts seitlich hin und her

7. Links- und Rechtsbewegung im ersten Abschnitt

Als nächstes üben Sie die Links- und Rechtsbewegung im ersten Abschnitt. Bewegen Sie das Ei auch mit Hilfe Ihrer Gedankenkraft, da starke Muskelkontraktionen allein nicht genügen. Es gibt im Vaginalkanal zahlreiche unwillkürliche Muskeln, die nur durch den gemeinsamen Einsatz des Chi-Muskels und der Vorstellungskraft bewegt werden können.

8. Links- und Rechtsbewegung im vorderen und hinteren Abschnitt

Jetzt bewegen Sie das Ei nach links und rechts, wobei es von den Muskeln des vorderen und hinteren Abschnitts festgehalten wird.

9. Auf- und Abbewegung im vorderen und hinteren Abschnitt

Nun bewegen Sie das Ei mit Hilfe des Vorder- und Hinterabschnitts auf und ab (von vorne nach hinten). Üben Sie, bis Sie auch diese Technik gemeistert haben.

10. Kombination aller Bewegungen

Nachdem Sie alle Einzelbewegungen beherrschen, können Sie die Bewegungen nun miteinander kombinieren. Das Ei wird nach links und rechts, auf und ab, bis zum Gebärmutterhals empor und bis hinunter zur Scheidenmündung bewegt. Während der gesamten Eier-Übung müssen das hintere (vor dem Gebärmutterhals) und das vordere Ende (am Scheideneingang) des Scheidenkanals ständig kontrahiert bleiben.

Die Eier-Übungen sollten zwei- bis dreimal die Woche durchgeführt werden. Sie sollten auch versuchen, ohne Ei zu praktizieren. Dabei üben Sie in der gleichen Reihenfolge, trainieren die verschiedenen Muskelpartien und saugen dabei ein imaginäres Ei ein, das Sie nach allen Seiten bewegen.

Um den Fortschritt zu beschleunigen, nehmen Sie am Anfang ein kleineres Ei. Später zeigt sich Ihr Können dann an entsprechend größeren Eiern. Es ist möglich, so weit zu kommen, daß man wie mit einer Saugpumpe ein Ei direkt von außen in die Vagina saugen kann. Solch eine starke Saugfähigkeit wird natürlich einige Erfahrungen in Ihrem Leben (z. B. den Geburtsvorgang oder den Liebesakt) eingehend verändern. Ihr Partner wird begeistert sein, wenn Sie ihm Ihre Kraft und Ihre Geschicklichkeit demonstrieren.

D. Die Eier-Übung in Kombination mit der Ovar-Atmung und dem Großen Emporziehen

Wenn Sie die Eier-Übung richtig beherrschen, kann sie mit der Praxis der Ovar-Atmung und des Großen Emporziehens verbunden werden. Das eine dient zur Förderung des anderen.

1. Vorbereitung durch Brustmassage

Stimulieren Sie die Brüste, bis der Körper bereit ist und das Ei eingeführt werden kann.

2. Reiterstand

Nehmen Sie die Reiterstand-Haltung wie beschrieben ein.

3. Verschließen der Scheidenmündung

Spüren Sie die entsprechenden Muskeln und verschließen Sie den Scheideneingang.

4. Sammeln der Energie im Ovar-Palast

Sammeln Sie die Energie der Brüste und Eierstöcke im Ovar-Palast. Atmen Sie langsam und tief ein. Ziehen Sie die Sexualenergie durch die Gebärmutter zur Klitoris hinab und halten Sie sie dort fest.

5. Fassen Sie das Ei und bewegen Sie es

Kontrahieren Sie die drei Abschnitte des Scheidenkanals und fühlen Sie, wie Sie das Ei umfassen. Dann drücken Sie das Ei weit nach hinten in den Vaginalkanal hinein. Bewegen Sie es auf und ab und spüren Sie, wie die Sexualenergie wächst.

6. Beginnen Sie die Ovar-Atmung und das Große Emporziehen

Wenn sich in der Scheide mehr Energie angesammelt hat, führen Sie wie gewohnt die Ovar-Atmung oder das Große Emporziehen durch. Ziehen Sie die Energie zum Vorderabschnitt des Perineums, dann über Kreuzbein, T-11, C-7, C-1 und Jade-Kissen bis zum Scheitelpunkt. Lassen Sie die Energie im Gehirn kreisen und lenken Sie sie dann über das Diener-Gefäß durch das dritte Auge, die

Zunge, den Hals, das Herzzentrum und den Solarplexus bis zum Nabel. Bitte beachten Sie die genaue Praxis der Ovar-Atmung und des Großen Emporziehens im 5. und 6. Kapitel!

E. Das Gewichtheben mit der Vagina

Im Unterschied zur Eier-Übung wird beim Gewichtheben dem Ei noch ein Gewicht hinzugefügt. Wie schon erwähnt, werden dazu hölzerne Eier verwendet. Gewöhnlich nimmt man ein Holz-Ei von etwa 3,5 Zentimeter Durchmesser, in das man Löcher bohrt, so daß eine Schnur durchgezogen werden kann, an der das Gewicht hängt. Verwenden Sie eine kräftige Schnur oder nehmen Sie den Faden doppelt, daß er ein Gewicht von fünf bis zehn Kilogramm tragen könnte. Beginnen Sie mit einem Gewicht von 250 g. Wenn das Gewicht keine Aufhängevorrichtung hat, können Sie es in einen Baumwoll- oder Plastikbeutel geben, an dem sich die Schnur leicht befestigen läßt.

Durch das Gewichtheben mit der Vagina kann man den gesamten Beckenboden und die Scheidenmuskulatur erheblich kräftigen. Auch Gebärmutterhals, Eierstöcke, Organe und Drüsen profitieren von dieser Praxis. Erhöht man das Gewicht, hat die Scheide allein nicht mehr genug Kraft, und so müssen alle übrigen inneren Organe und Drüsen ihre Kraft hinzufügen. Je schwerer das Gewicht, um so stärker muß der Gegendruck sein, der von Vagina, Gebärmutterhals, Eierstöcken, Organen, Drüsen und Diaphragmen ausgeht. Diese Anstrengung steigert den Chi-Druck und die Hormonausschüttung. Achten Sie darauf, daß Sie mit einem Gewicht gut umgehen können, bevor Sie ein schwereres verwenden.

Die Übungsschritte sind ähnlich wie bei der vorhin beschriebenen Eier-Übung. Jedoch wird das Ei nicht auf und ab bewegt. Sie halten es zum Schluß, indem Sie die drei Abschnitte des Vaginalkanals um das Ei fest zusammenpressen und es dann nach oben ziehen. Lassen Sie es nicht los. Diese Übung wird pro Sitzung einmal durchgeführt, etwa zwei- bis dreimal die Woche. Sie erhöhen das Gewicht allmählich um jeweils 250 g. Das Höchstgewicht soll nicht mehr als fünf Kilogramm betragen.

1. Praktische Einzelschritte

**a. Führen Sie das Ei ein,
während Sie Schnur und Gewicht festhalten**

Stellen Sie einen Stuhl vor sich hin, auf den Sie das Gewicht legen können. Wenn Sie noch nicht bereit sind, beginnen Sie mit der Brustmassage und massieren anschließend Schamhügel, Perineum und Steißbein. Sobald das Chi fließt, führen Sie das Holz-Ei in die Vagina ein und versuchen ständig, die innere Saugkraft zu verstärken. Mit der anderen Hand halten Sie die Schnur, an der das Gewicht hängt.

b. Nehmen Sie den Reiterstand ein

Bringen Sie Ihren Körper in die beschriebene Reiterstand-Position.

**c. Umfassen Sie das Ei mit den Scheidenmuskeln
und lassen Sie Schnur und Gewicht los**

Atmen Sie ein und verschließen Sie die Scheide fest. Gleichzeitig kontrahieren Sie die Gebärmutter, so daß sich der Scheidenkanal an beiden Enden zuzieht. Atmen Sie nochmals ein, drücken Sie das Ei zusammen und ziehen Sie es hoch, bis Sie es ganz umfassen. Dann lassen Sie Schnur und Gewicht langsam los, halten aber die Hand bereit, falls Sie das Ei nicht fest genug umfaßt haben. Wenn das Ei mit dem Gewicht herausfällt, könnte Ihnen das unter Umständen weh tun.

d. Ziehen Sie vom Gebärmutterhals aus nach oben

Halten Sie den Atem an und spannen Sie die Muskeln stärker an. Atmen Sie ein, ziehen Sie vom Gebärmutterhals aus hoch und fühlen Sie, wie diese Kraft das Gewicht anhebt. Wenn Sie spüren, daß Sie das Ei mit dem Gewicht sicher «im Griff» haben, beginnen Sie das Becken langsam vor und zurück zu schaukeln, daß das Gewicht mitschwingt (dreißig- bis sechzigmal). Das erzeugt äußerst große Energien. Wenn Sie die Energie ansteigen fühlen, atmen Sie langsam und tief zu den Eierstöcken ein, sammeln die Sexualenergie und leiten Sie durch die Gebärmutter zur Klitoris. Halten Sie die Energie dort fest.

e. Setzen Sie alle Muskeln des Vaginalkanals ein
Kontrahieren Sie nacheinander die drei Abschnitte des Scheidenkanals, so daß das Ei noch tiefer nach innen gedrückt wird und nicht durch das Gewicht herausgezogen werden kann.

f. Leiten Sie die Energie zum Kopf
Ziehen Sie die eben gesammelte Energie über die Wirbelsäule zum Kopf empor, während Sie das Ei tief innen festhalten.

g. Lenken Sie noch mehr Energie ins Gehirn
Während Sie immer noch den Atem anhalten, sammeln Sie noch mehr Sexualenergie, die zum Gehirn strömt und es in dieser nährenden Kraft geradezu badet.

h. Halten Sie die Energie im Gehirn
Halten Sie die Energie anfangs dreißig bis fünfundvierzig Sekunden im Gehirn fest. Später können Sie die Dauer erhöhen.

i. Leiten Sie die Energie zum Nabel
Zuletzt legen Sie die Zunge an den Gaumen, atmen aus und bringen die Energie zum Nabel, wo sie gespeichert wird.

j. Legen Sie das Gewicht auf den Stuhl und entfernen Sie das Ei
Fassen Sie die Schnur mit der Hand und legen Sie das Gewicht auf den Stuhl. Lassen Sie das Ei los und drücken Sie es mit Hilfe der Muskeln heraus.

k. Die Eierstöcke heben das Ei samt Gewicht hoch
Sobald Sie vom Gebärmutterhals aus hochziehen können, setzen Sie allmählich auch die Eierstöcke ein. Sie beginnen zuerst links, dann rechts und dann mit beiden Seiten gleichzeitig. Wenn das Ei sicher im Scheidenkanal gehalten wird, kontrahieren Sie mit Hilfe Ihrer Vorstellungskraft den linken Eierstock, umhüllen ihn mit Chi und ziehen dann vom linken Eierstock aus den Gebärmutterhals und Vaginalkanal – und damit das Ei samt Gewicht – empor. Das gleiche wiederholen Sie auf der rechten Seite und anschließend auf beiden Seiten gleichzeitig.

l. Das Hochheben des Gewichts mit den Nieren

Als nächstes führen Sie die Übung mit Hilfe der Nieren und Nebennieren durch. Zuerst üben Sie wieder getrennt auf jeder Seite, um ein Gefühl dafür zu bekommen. Atmen Sie ein und spannen Sie beide Nieren an. Dann beginnen Sie mit der linken Niere. Spüren Sie, daß die Kraft wirklich von ihr ausgeht und kontrahieren Sie mit Hilfe von Gedankenkraft die Muskeln um die linke Niere noch stärker, wobei Sie die Niere in Chi einhüllen. Dann ziehen Sie die linke Niere hoch, so daß an linkem Eierstock und Blase ein Zug spürbar wird. Der Eierstock zieht wiederum am Gebärmutterhals und die Cervix am Vaginalkanal, in dem sich das Ei befindet. Mit anderen Worten: Wenn das Ei sicher im Scheidenkanal ruht, ziehen Sie die höherliegenden Organe und Drüsen hoch, die wiederum auf die tieferliegenden wirken, welche das Ei samt Gewicht hochheben. Üben Sie den gleichen Vorgang mit der rechten Niere und anschließend mit beiden Nieren gleichzeitig. Das erzeugt eine wesentlich stärkere innere Kraft, mit der Sie ein noch schwereres Gewicht heben können.

m. Gewichtheben mit Milz und Leber

Als nächstes folgt das Gewichtheben mit Milz und Leber. Sie beginnen wieder links und kontrahieren die Muskeln um die Milz, die sich unterhalb des Brustkorbes befindet. Hüllen Sie die Milz dabei in das Chi ein. Der Zug setzt sich von der Milz über die linke Niere zu Blase und linkem Eierstock, zum Gebärmutterhals und zum Vaginalkanal fort, der das Ei hochhebt. Üben Sie mit der Leber (auf der rechten Seite) auf die gleiche Weise.

n. Das Hochziehen mit der Lunge

Auch hier beginnen Sie auf der linken Seite am linken Lungenflügel. Sie kontrahieren den linken Lungenflügel und umhüllen ihn mit Chi, bis die Kontraktion deutlich spürbar ist. Wenn das Ei fest von den Scheidenmuskeln umschlossen ist, kontrahieren Sie die Lunge mit noch mehr Kraft und dieser Zug setzt sich über Milz, Niere, Blase, linken Eierstock, Cervix und Vaginalkanal bis zum Ei fort. Anschließend wiederholen Sie die gleiche Übung für den rechten Lungenflügel.

o. Vorsicht beim Hochheben mit dem Herz

Wenn Sie zum Herz übergehen, seien Sie eher vorsichtig: Achten Sie darauf, daß Sie erst die übrigen Organe gut beherrschen können. In Herz und Lunge kommt es leicht zu Energiestauungen, was Schmerzen im Brustraum und Atembeschwerden verursachen kann. Falls derartige Probleme auftreten sollten, klopfen Sie den Herzbereich mit den Fingerspitzen ab und üben den Heilungslaut für das Herz. Praktizieren Sie, bis Sie die Kontraktion des Herzmuskels beherrschen und das Herz mit Chi umhüllen können. Dann üben Sie auf die bisher beschriebene Weise, wobei die Zugkraft diesmal vom Herz ausgeht.

p. Die Kontraktion der Thymusdrüse ist etwas schwieriger

Diese Kontraktion ist etwas schwieriger, da die Thymusdrüse hinter dem Brustbein liegt. Man muß die Brust einsinken lassen und das Brustbein nach hinten drücken. So erfolgt die Kontraktion und die Drüse wird mit Chi umhüllt. Sie schieben also das Brustbein nach hinten und kontrahieren die Lunge von links nach rechts in Richtung auf die Thymusdrüse. Anschließend kontrahieren Sie das Herz, das der Drüse sehr nahe liegt. Diese Herz-Kontraktion wird die Kraft der Thymusdrüse erheblich vergrößern. Fühlen Sie, wie in diesen drei Organen und der Drüse die Kraft entsteht, um alle weiteren Organe sowie das Ei emporzuziehen.

q. Das Hochziehen des Gewichtes mit Hilfe von Hypophyse und Zirbeldrüse

Hypophyse und Zirbeldrüse sind am schwierigsten zu meistern. Wenn Sie jedoch alle übrigen Organe gut beherrschen, wird Ihnen dieser Übungsabschnitt nicht allzu schwer fallen. Augen und Zunge dienen zur Druckausübung auf diese beiden Drüsen.

Machen Sie zuerst eine Vorübung, indem Sie die Zunge an den Gaumen pressen und die Augen nach oben drehen. Ziehen Sie die Schädelmuskulatur zusammen und drücken Sie dadurch das Gehirn nach innen, das wiederum Druck auf die Hypophyse und Zirbeldrüse ausübt. Konzentrieren Sie sich dann auf den mittleren Abschnitt des Afters, ziehen Sie ihn zusammen und hoch in Richtung Gehirn. Anschließend kontrahieren Sie Lunge, Herz und

Thymusdrüse und drücken die Kraft in die Gehirnmitte hoch. Dann erst umfassen Sie das Ei im Vaginalkanal fest, legen die Zungenspitze an den unteren Kieferrand und pressen die flache Oberseite der Zunge fest an den Gaumen. Drehen Sie die Augen in Richtung Gehirnmitte nach oben und ziehen Sie die Schädelmuskulatur fest zusammen. Kontrahieren Sie Lunge, Herz und Thymusdrüse und pressen Sie die Kraft ins Gehirn empor. Die Hypophyse (im Kopfinnern zwischen den Augenbrauen) wird nun zusammen mit den anderen Organen und Drüsen die Milz, Leber, Nieren, Blase, Eierstöcke, Cervix, den Vaginalkanal und das Ei samt Gewicht hochheben. Wiederholen Sie die Übung, diesmal in Richtung Zirbeldrüse (Scheitelpunkt).

Wenn Sie all diese Übungsschritte beendet haben, lassen Sie die Energie unbedingt mehrmals im Kleinen Energiekreislauf zirkulieren und speichern Sie sie dann im Nabel. Da jeder Einzelschritt sehr wichtig und sehr wirksam ist, gilt es vorsichtig zu sein. Sie werden allmählich feststellen, wie alle Organe und Drüsen zu der inneren Kraft beitragen, die das Gewicht hochhebt. Wenn Sie den Organ-Orgasmus bereits beherrschen, wird Ihnen diese Technik leichtfallen.

r. Reinigen Sie das Ei sorgfältig

Da die auf dem Ei verbliebenen Scheidensekrete einen idealen Nährboden für Bakterien darstellen, sollten Sie das Ei nach jeder Verwendung äußerst sorgfältig reinigen.

s. Massieren Sie sich

Massieren Sie den Hui-Yin-Punkt am Perineum und anschließend den Schamhügel und das Steißbein. Diese Massage soll nach jeder Übungssitzung vorgenommen werden. Sie trägt zur Klärung der verbleibenden Energie bei, die dann vom Körper leichter aufgenommen werden kann.

t. Lenken Sie überschüssige Energie in den Kleinen Energiekreislauf

Schlagen Sie mit den Handflächen leicht auf den Unterleib, um die überschüssige Energie aus den Eierstöcken, der Vagina und der

Klitoris zu lösen. Setzen Sie sich ruhig hin und lenken Sie diese Energie in den Kleinen Energiekreislauf, damit alle Organe davon profitieren können.

F. Kräuter zur Stärkung der Eierstöcke – Spezialrezepte von Maneewan Chia

Für Frauen, deren Sexualorgane noch etwas schwach sind, werden sich Maneewan Chia's einfache und wohlschmeckende Rezepte als vorteilhaft erweisen.

1. Stärkungstonikum

Zur Steigerung des Energieflusses in den Eierstöcken probieren Sie folgendes Rezept aus:
1 Tasse Whisky
1 Tasse Honig
1 Tasse Zitronensaft
Rühren Sie die Zutaten so lange, bis sich der Honig aufgelöst hat. Dann bewahren Sie die Flüssigkeit in einem vorher sterilisierten und gut verschließbaren Gefäß auf. Vor Gebrauch schütteln Sie die Mixtur jedesmal gut durch. Nehmen Sie ein bis zwei Teelöffel täglich ein.

Vorsicht: Wenn Sie während der Menstruation viel Blut verlieren, verzichten Sie einige Tage auf die Einnahme, bis sich die Blutungen normalisiert haben. Diese Mixtur hält sich mehrere Monate, und je länger man sie aufbewahrt, um so besser wird sie. Lagern Sie das Gefäß kühl und trocken.

2. Don Quai-Hühnersuppe

Das Don Quai-Kraut vereint zahlreiche positive Wirkstoffe in sich und sollte in der Gesundheitsvorsorge jeder Frau seinen Platz haben.

Es ist vor allem für die Eierstöcke und die Hormonbildung förderlich. Der Körper kann durch anhaltenden Gebrauch dieser Heilpflanze ein Leben lang gesund erhalten werden. Sie ist besonders eisenhaltig und stärkt daher das Blut. Außerdem wirkt sie bei Menstruationsbeschwerden lindernd. Don Quai wird nur ein- bis zweimal im Monat eingenommen, und zwar nach der Menstruation, niemals während der Periode.

Dieses Heilkraut ist in chinesischen Spezialgeschäften erhältlich, von denen einige auch über Versand zustellen.

Nehmen Sie ein oder zwei Blütenköpfe (etwa 3,5 Zentimeter lang) und erhitzen Sie sie in etwas Hühnersuppe oder Bouillon ganz langsam, die Sie dann zugedeckt etwa drei bis fünf Stunden auf ganz kleiner Flamme kochen lassen.

Vegetarier können die Suppe einfach mit Gemüsebrühe auf gleiche Weise zubereiten.

Wenn Sie einige Monate lang regelmäßig Don Quai verwendet haben, werden Sie eine deutliche Besserung Ihrer Konstitution feststellen können.

G. Das Aufnehmen von Sonnenenergie

Es ist eine sehr angenehme Übung, die Sie genießen werden. Sie brauchen dazu nur einen sonnigen Platz, wo Sie völlig ungestört sein können (Abb. 7–7).

Die Sonnenenergie wirkt auf die Geschlechtsorgane heilsam und beruhigend. Sie kann von den Eierstöcken durch die Scheide aufgenommen werden. Am besten eignet sich die Zeit zwischen 7 und 9 Uhr morgens oder 3 und 5 Uhr nachmittags. Anfangs sollte diese Praxis nur fünf Minuten lang durchgeführt werden. Später können Sie auf zehn Minuten übergehen.

Massieren Sie den Schamhügel und den Bereich um die großen Schamlippen. Öffnen Sie die Schamlippen für die Sonne und ziehen Sie die Sonnenenergie mit Hilfe Ihrer Vorstellung in die Eierstöcke. Vermengen Sie diese Yang-Energie mit der Ihren und lassen Sie sie im Kleinen Energiekreislauf zirkulieren.

Abb. 7–7

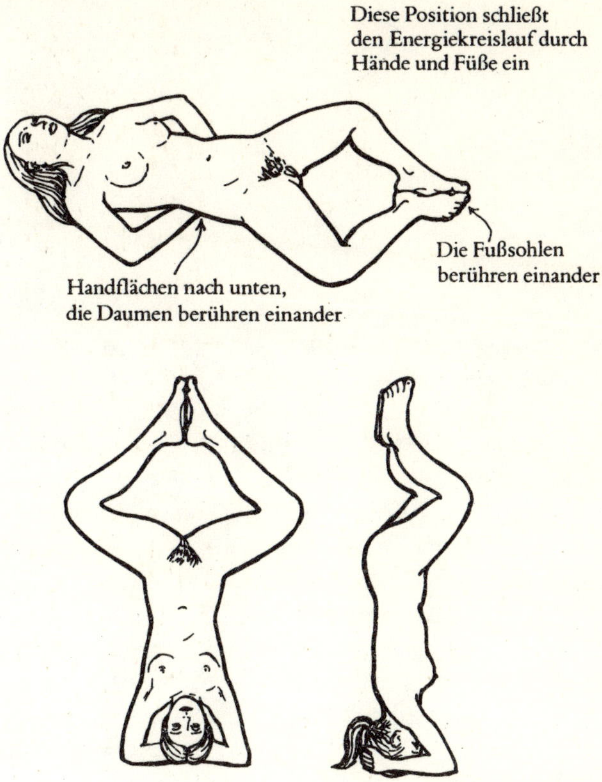

Das Aufnehmen der Sonnenenergie

8. Kapitel

Die Zweifache Höherentwicklung – die Praxis mit einem Partner

A. Eine Einführung in die Partnerpraxis

1. Öffnung des Meridians für die heilende Liebesenergie

Sexualität ist nicht nur etwas, das man genießen kann. In diesem Buch lernen Sie, Ihre normale Sexualenergie bewußt zu gebrauchen und zu vervielfachen. Sie sollten inzwischen erkannt haben, daß Sie Ihrer Lebenskraft schaden, wenn Sie Ihre sexuelle Energie beim Geschlechtsakt einfach unkontrolliert austreten lassen. Sie entziehen damit jedesmal allen Organen und Drüsen ihre Vitalität und beuten Ihren Körper aus. Folgeerscheinungen sind allgemeine Schwäche, Müdigkeit, Depressionen oder auch körperliche Beschwerden wie Kreuz- und Rückenschmerzen.

Um die Sexualkraft umwandeln zu können, muß sie einbehalten und in ein höheres Energiezentrum gebracht werden. Dazu muß der Energiestrom richtig gelenkt werden. Wir haben bereits hervorgehoben, wie wichtig die Öffnung der Energiebahnen des Kleinen Kreislaufs ist, denn durch diese Hauptkanäle strömt auch die Sexualkraft.

Im alten China wurden die Methoden zur Erweckung und Lenkung des Chi-Stromes streng geheim gehalten. Noch strenger wurde das Geheimnis über den Umgang mit der heilenden Sexualenergie gehütet, weil die Verwendung von Sexualkraft eine äußerst effektive Methode zur Verjüngung und zum Aufstieg auf eine höhere spirituelle Ebene darstellt. Einige alte Schriften wie z. B. das *Plain Lady Book*, ein sexualkundliches Buch, das vor Tausenden von Jahren von einem unbekannten Autor geschrieben worden ist, zeigen zwar verschiedene traditionelle Stellungen für den Liebesakt, die auch Heilwirkung haben. Aber keines dieser Bücher erklärt, in welche Bahnen die heilende sexuelle Energie gelenkt werden muß. Auch als dieses Buch zugänglich wurde, konnte die Allgemeinheit dadurch nichts über die damit verbundenen taoistischen Praktiken erfahren. Sie wurden geheimgehalten und nur dem Kaiser und wenigen anderen mündlich überliefert, denen es verboten war, das Wissen schriftlich festzuhalten.

Wir sind der Ansicht, daß es jetzt an der Zeit ist, diese Lehren weiterzugeben. So können die Menschen die Vorteile der transformierten Energie – der heilenden Liebe – kennenlernen, denn viele Leute mißbrauchen heute ihre Sexualenergie und schaden damit sich selbst und anderen. Ziel dieses Buches ist es, daß viele aus diesem alten Wissen Nutzen ziehen können.

2. Die Sexualorgane sind die Wurzeln des Lebens

Das taoistische System betrachtet die Sexualorgane als die Wurzeln des Lebens, die mit allen übrigen Organen und Drüsen verbunden sind. Sobald Sie die in diesem Buch beschriebenen Techniken ausüben, wird dieser enge Zusammenhang, vor allem zwischen Zirbeldrüse, Hypophyse, Nieren, Leber, Lunge und Herz deutlich spürbar.

3. Das Energetisieren der Organe und Drüsen

Die Eierstöcke sind mit den Geschlechtsteilen eng verbunden und wenn man die Energie durch bestimmte Handstellungen und Positionen beim Liebesakt lenkt, können wir die sexuelle Heilkraft zur Vitalisierung des ganzen Körpers einsetzen. Es gibt hunderte solcher Handstellungen und Liebespositionen. Zweck dieser Positionen ist es, die inneren Organe und Drüsen über verschiedene Reflexzonen zu stimulieren. Alle Stellungen sind nur wirksam, wenn der Kanal, durch den die Energie nach oben gelangen soll, tatsächlich geöffnet ist, sonst sind sie nahezu bedeutungslos.

Die in diesem Buch beschriebenen Übungen sind Teil eines umfassenden Systems, des Tao Yoga der Heilenden Liebe. Wenn Sie an der taoistischen Zielsetzung dieser Praxis, der Umwandlung von Sexualenergie in spirituelle Energie, nicht interessiert sind, können Sie trotzdem einzelne Übungen durchführen. Vor allem die Übungen für den Chi-Muskel und die Brustmassage sind sehr hilfreich für die Sexualität einer jeden Frau.

4. Energieaustausch mit dem Partner

Viele Paare haben die hier beschriebenen Techniken bereits verwendet. Sie sind kein Geheimnis mehr, das ausschließlich taoistischen Meistern zugänglich ist. Diese Techniken erhöhen die Wahrscheinlichkeit, daß Sie den Tal-Orgasmus jederzeit herbeiführen können, was eines der Ziele dieses Buches ist.

Bei den meisten Paaren kommt ein gemeinsamer Atemrhythmus und die Harmonisierung des Atems ganz von selbst zustande. Liegt man Gesicht an Gesicht, fühlt man, wie die beiden Atemströme allmählich zu einem verschmelzen. Gemeinsames Ein- und Ausatmen bildet die Grundlage für das Entstehen von Chi in Ihnen und Ihrem Partner. Dieser Vorgang kann entspannend oder auch erregend sein, je nach Absicht.

Zweifellos wollen Sie und Ihr Partner sexuelle Freuden gemeinsam genießen. Lernen Sie das Große Emporziehen, so daß sich Ihre Orgasmen vervielfachen und beide an den Punkt des Tal-Orgasmus gelangen. Ihr Partner setzt die parallele Technik für den Mann ein, die in dem Buch *Tao Yoga der Liebe – der geheime Weg zur unvergänglichen Liebeskraft* beschrieben ist. Durch diese Praktiken werden Sie viel Energie miteinander teilen können. Diese Energie kann zwischen Ihnen durch die Zunge oder die Genitalien übertragen werden, die wie ein Schalter wirken, der die beiden Kanäle des jeweiligen Energiekreislaufs miteinander verbindet. Bei fortgeschrittener Praxis können Sie auf verschiedenste Weise Energie miteinander austauschen, sogar über physische Entfernung hinweg.

Einige Frauen spüren deutlich das Strömen im eigenen Energiekreislauf und fühlen, wie es sich auf den Partner überträgt. Manche Paare erleben dies auch als eine Art Energiekokon, der sie umgibt, andere spüren den Energiestrom direkt zwischen oder über ihnen.

5. Wie man den Tal-Orgasmus erreicht

Dieser Bereich ist mit Worten schwer zu erklären, da man eine bestimmte Ebene im Liebesspiel erreicht haben muß, um den Begriff des Tal-Orgasmus zu verstehen. Am wichtigsten ist die Atmosphäre, die zwischen Ihnen und Ihrem Partner herrscht. Wenn Sie beide nicht in guter Stimmung sind oder sich einer der Partner in einem energetischen Tief befindet, ist dieser Punkt nur schwer zu erreichen. Die Meditation des Kleinen Energiekreislaufs wird es Ihnen erleichtern, auf die gleiche energetische Ebene zu gelangen. Es ist auch die wichtigste Voraussetzung für die Aktivierung sexueller Lust. Je mehr Sie mit Ihrem Partner meditieren und das Große Emporziehen praktizieren, um so leichter wird Ihnen die Harmonisierung Ihrer Energien fallen.

Mit der Technik des Zungen-Kung Fu kann Ihr Partner wesentlich zum Vorspiel und zu Ihrer sexuellen Erregung beitragen. Sobald Sie für den Liebesakt bereit sind und genügend sexuelle Erregungsenergie aufgebaut worden ist, können Sie beide das Große Emporziehen praktizieren. Nach jedem Emporziehen beginnt die Sexualenergie zwischen Ihnen zu pulsieren und vereint Sie in einem energetisch-meditativen Zustand, der Sie verbindet und gleichzeitig eine kosmische Ruhe empfinden läßt. Sie werden verstehen, daß dieser Zustand nur schwer zu beschreiben ist. Es ist ähnlich, als wollte man erklären, wie sich Meditation anfühlt. Sie müssen es selbst erleben.

Damit Sie und Ihr Partner diese Energien erfahren können, müssen Sie mit den grundlegenden Übungen in diesem Kapitel beginnen. Am Anfang setzen Sie noch Hilfsmittel ein (wie Atemtechniken, Muskelkraft, die Hände), bis Sie die innere Praxis (also die geistige Kontrolle) beherrschen. Einige der Handstellungen und Positionen für den Liebesakt werden nun genauer erklärt, so daß Sie und Ihr Partner die Energiebahnen leichter öffnen und den Tal-Orgasmus gemeinsam erleben können.

6. Die neun Grundpositionen für den Liebesakt

Es gibt einige Grundstellungen für den Liebesakt, aus denen sich dann Hunderte anderer ableiten lassen. Bei manchen ändert sich lediglich die Stellung der Beine, also ein Bein angehoben, das andere unten oder beide Beine oben etc. Diese kleinen Unterschiede bedingen eine große Anzahl verschiedener Positionen. Aber, wie schon erwähnt, dienen diese nur zur Stimulierung bestimmter Reflexzonen mit Hilfe der Sexualorgane. Viel wichtiger ist das Kanalisieren der heilenden Sexualenergie. Wenn man die Energie nicht richtig lenken kann, sind diese Positionen ziemlich sinnlos. Die neun Grundpositionen sind folgende:

a. Einander zugewandt

1) Die Frau liegt auf dem Rücken, der Mann ist oben. (Abb. 8–1 a).

2) Mann und Frau liegen auf der Seite. Die Frau hat die Hüfte etwas gedreht, so daß das Becken nach oben weist (Abb. 8–1 b).

3) Der Mann liegt auf dem Rücken, die Frau ist oben (Abb. 8–1 c).

4) Der Mann sitzt aufrecht, die Frau sitzt auf seinem Schoß (Abb. 8–1 d).

5) Mann und Frau liegen auf der Seite, das Gesicht einander zugewandt (Abb. 8–1 e).

Abb. 8–1

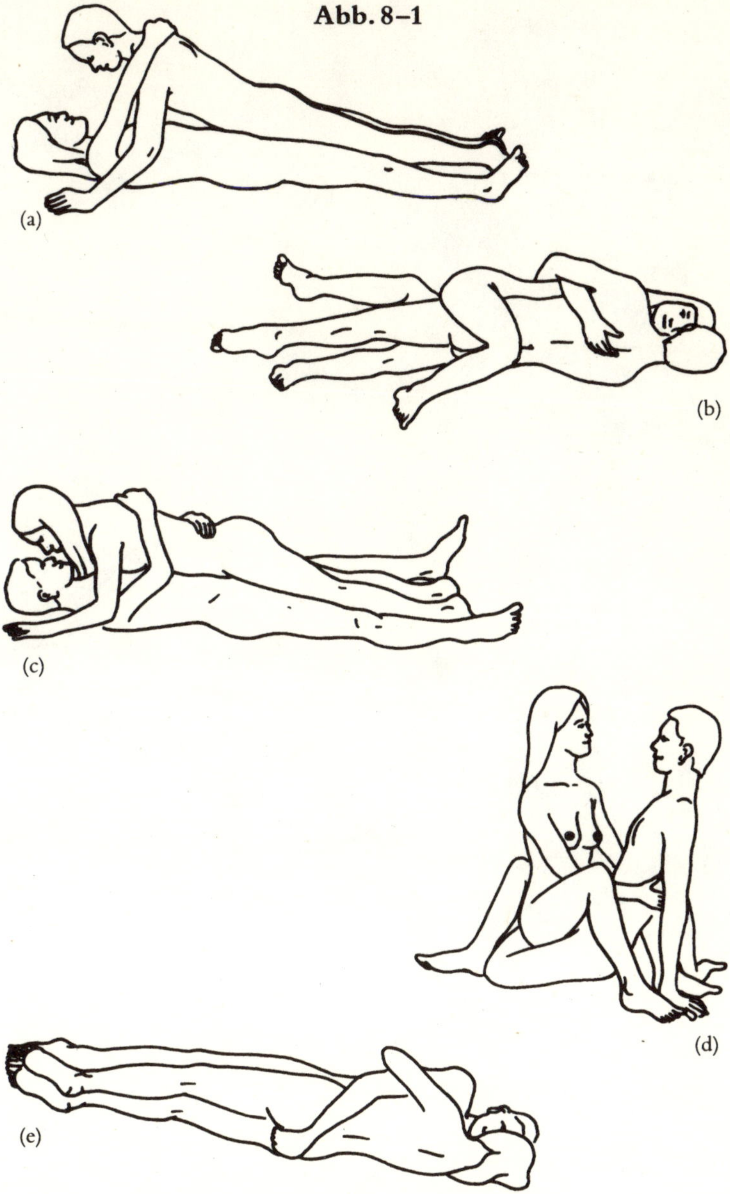

Einander zugewandte Positionen

Abb. 8–2

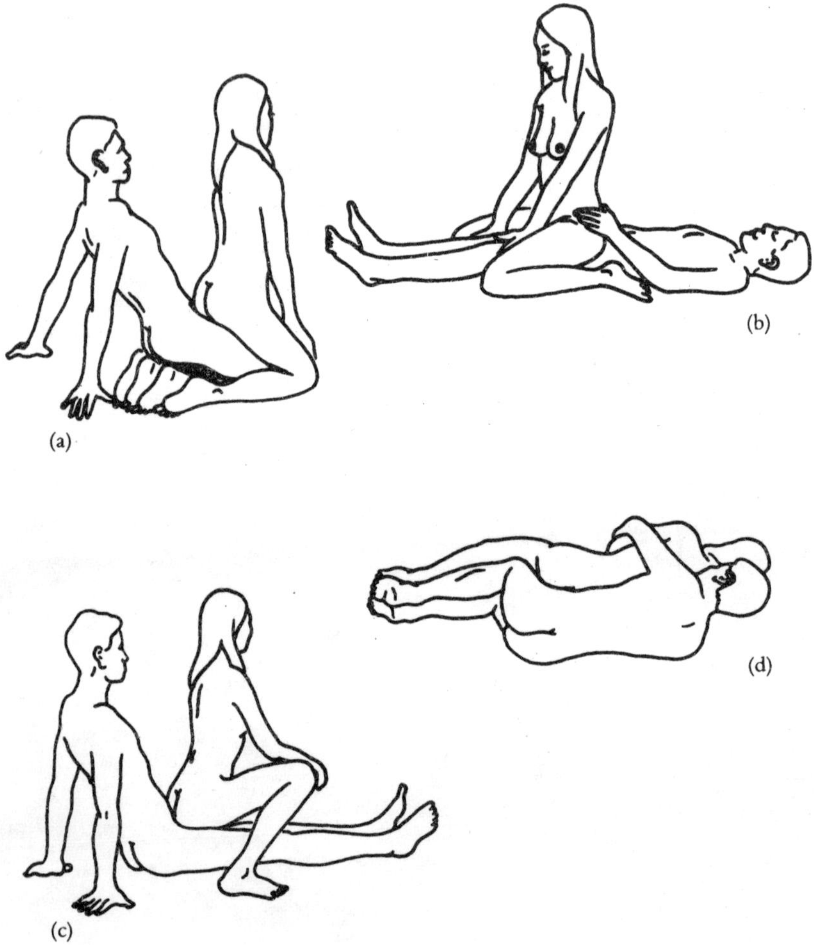

Mit dem Rücken zum Partner

b. Mit dem Rücken zum Partner

1) Die Frau beugt sich vornüber, stützt sich auf Hände und Knie, der Mann kniet hinter ihr (Abb. 8–2 a).

2) Der Mann liegt auf dem Rücken, die Frau kniet über ihm, mit dem Gesicht den Füßen zugewandt (Abb. 8–2 b).

3) Der Mann sitzt aufrecht, die Frau sitzt mit dem Rücken zu ihm auf seinem Schoß (Abb. 8–2 c).
4) Mann und Frau liegen auf der Seite, die Frau kehrt dem Mann den Rücken zu (Abb. 8–2 d).

Das Grundprinzip der Heilenden Liebe ist folgendes: Derjenige, der sich bewegt, bringt dem anderen Heilung, während derjenige, der ruhig liegt, die Heilenergie empfängt. Der inaktive Partner kann sich leichter konzentrieren. Wenn sein/ihr Geist ruhig ist, wird er/sie die sexuelle Heilenergie des Partners leichter fühlen können.

7. Handstellungen verbinden die Meridiane der Finger und Zehen mit den zugeordneten Organen

Hände und Füße, die äußeren Extremitäten des Körpers, sind mit den Organen, Drüsen und dem Nervensystem durch ein Netz von Meridianen oder Energiebahnen verbunden. In den ritualisierten taoistischen Praktiken wurden Gesten häufig eingesetzt. Sie sind besonders geeignet, um den energetischen Schaltkreis zu schließen und die Energie durch die Meridiane zu lenken. Beim Liebesakt wird die sexuelle Heilenergie stimuliert und gesteigert, so daß sie die feinstofflichen Meridiane durchströmt. Wird die Energie von den Extremitäten nicht zurückgelenkt, kann sie über Hände und Füße austreten. Wenn man die den Fingern und Zehen zugeordneten Meridiane kennt, kann man den nach außen gerichteten Energiestrom leichter wieder zurückleiten.

Es gibt Hunderte solcher Hand- und Fingergesten, die auch in verschiedenen anderen Systemen bekannt sind. Ist man in der Verwendung der Gesten nicht geschult und nicht mit ihnen vertraut, wird man ihre Wirksamkeit nicht unterscheiden können, obwohl viele Leute diese Fähigkeit für sich in Anspruch nehmen. Sie verwenden viel Zeit darauf, unzählige Gesten zu lernen, die aber in Wirklichkeit ähnliche oder sogar die gleiche Wirkung haben. Bei sorgfältiger Untersuchung zeigt sich, daß nur einige grundlegende Handstellungen wirksam sind. Die einfachsten sind auch die nützlichsten, aber am wichtigsten ist nicht die Einfachheit, sondern der Energiefluß selber.

Abb. 8–3

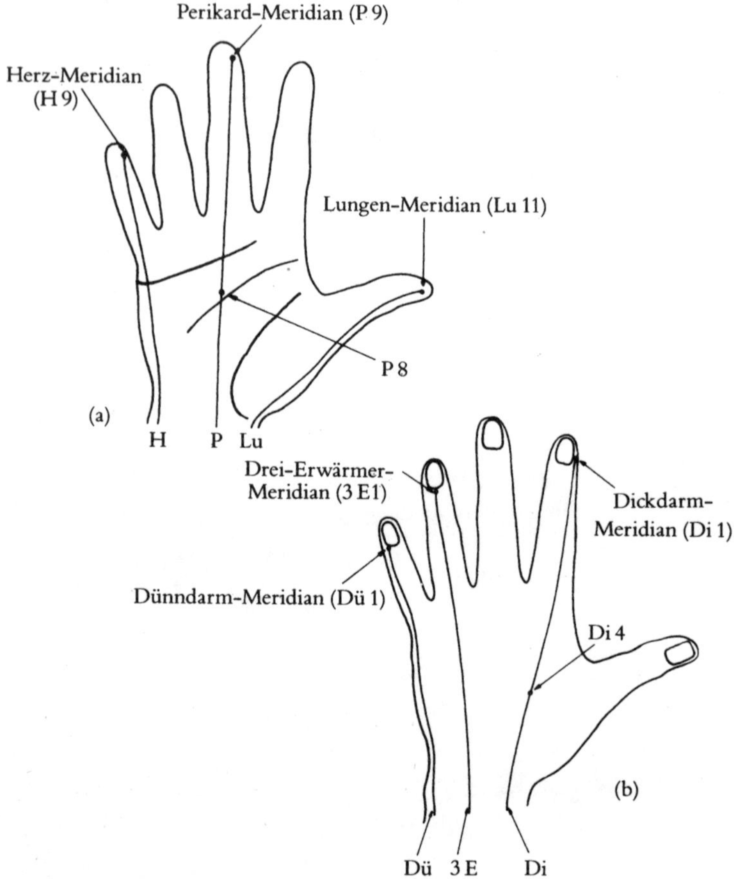

Die Finger und ihre zugeordneten Organ-Meridiane

a. Die Finger und ihre zugeordneten Organe

Die Finger sind bestimmten Organen zugeordnet, und diese energetische Verbindung beeinflußt auch die körperlichen Funktionen:

1) Der Daumen gehört zum Lungen-Meridian,
2) der Zeigefinger zum Dickdarm-Meridian,

3) der Mittelfinger zum Perikard-Meridian,
4) der Ringfinger zum Drei-Erwärmer-Meridian,
5) der kleine Finger zum Herz- und Dünndarm-Meridian.

b. Die Zehen und ihre zugeordneten Organe

Auch die Zehen sind bestimmten Organen zugeordnet. Über die energetische Verbindung werden auch die körperlichen Funktionen beeinflußt:

1) Die große Zehe gehört zum Leber- und Milz-Meridian,
2) die zweite und dritte Zehe zum Magen-Meridian,
3) die vierte Zehe zum Gallenblasen-Meridian,
4) die kleine Zehe zum Blasen-Meridian.

Abb. 8–4

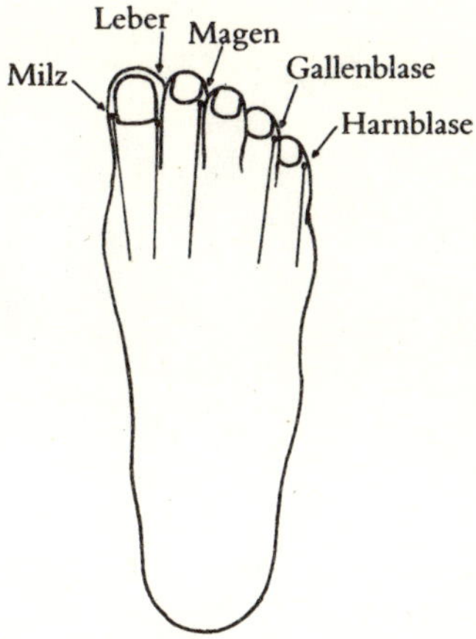

Die Energiemeridiane in den Zehen

B. Die Positionen und Handstellungen für die «Heilende Liebe»

1. Die beiden beliebtesten Stellungen beim Liebesakt

Nach dem schon genannten *Plain Lady Book* (auch *Shu Nu Chin* oder *Weiße Dame* genannt) gibt es für Männer acht, für Frauen sieben Heilpositionen. All diese Positionen steigern das Erlebnis des Liebesaktes, aber ihre wichtigste Funktion besteht in der Heilwirkung durch die erzeugte Energie. Da jedoch nichts über den Energiefluß gelehrt wird, müssen die beschriebenen Positionen mehrmals pro Tag und über einen Zeitraum von vielen Tagen praktiziert werden, um die heilende Wirkung zu bringen. In unserem System des Tao Yoga der Heilenden Liebe haben wir dagegen mit den Praktiken der Ovar-Atmung, des Großen Emporziehens, den Eierübungen u.a.m. begonnen. Sie ermöglichen die Beherrschung der Sexualenergie, wodurch man die Kraft in den gewünschten Bereich lenken kann, ohne ausschließlich von Reflexpunkten und bestimmten Positionen abhängig zu sein.

Wir beschreiben nur zwei der Grundstellungen ausführlich. Sie können zum Wohle beider Partner gebraucht werden. Wenn sich die Partner abwechselnd bewegen, lenken sie dadurch das Chi in einen bestimmten Körperbereich, eine Drüse oder ein Organ des anderen. Achten Sie auf das Grundprinzip: Derjenige, der sich bewegt, bringt Heilung, während der andere Partner im Zustand der Ruhe die heilende Sexualenergie leicht fühlen und aufnehmen kann.

Sobald Sie den Energiefluß nach Belieben mit Hilfe Ihrer Vorstellung und einiger Muskelkontraktionen lenken können, sind die Positionen und Gesten nicht mehr allzu wichtig.

a. Der Mann liegt oben (erste Grundposition)

Das ist die häufigste Stellung beim Liebesakt. Die Frau liegt mit gespreizten Beinen auf dem Rücken, vielleicht mit einem Kissen unter dem Gesäß, um das Becken etwas anzuheben. Der Mann liegt flach auf der Frau und verlagert sein Gewicht ganz oder teilweise auf Ellbogen, Hände oder Knie (Abb. 8–5). Nach taoistischer Auf-

Abb. 8–5

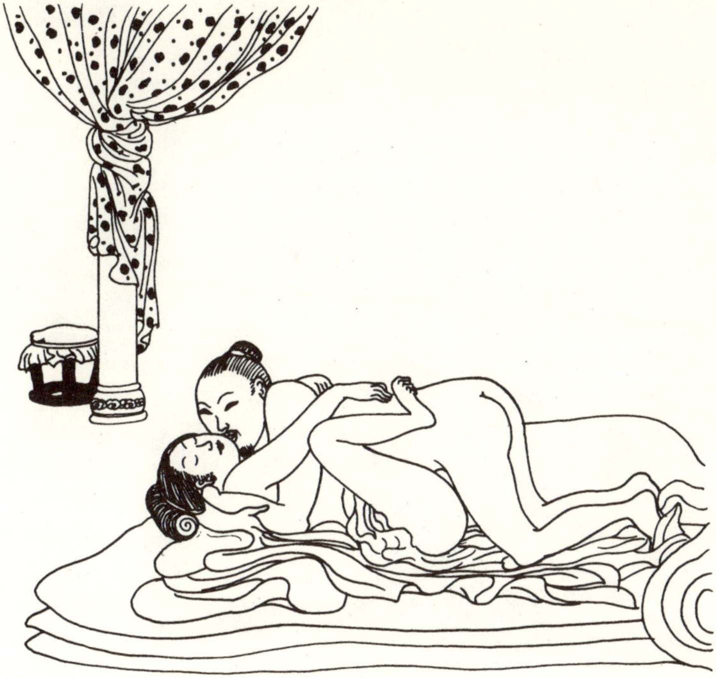

Der Mann liegt oben

fassung ähneln Männer dem Feuer, Frauen dem Wasser. Feuer ist leicht zu entflammen und es brennt rasch, so wie Männer rasch sexuell erregt werden und dadurch aggressiv wirken können. Eine Frau mag, wie das Wasser, anfänglich passiv erscheinen und wird meist erst vom Mann zum Liebesspiel veranlaßt. Daher ist es zu Beginn von Vorteil, wenn die Frau auf dem Rücken liegt und vom Mann durch sein Vorspiel zum «Siedepunkt» gebracht wird. Sobald die Frau erregt ist, sollte sie eine aktive oder aggressive Rolle übernehmen, die sich durch Küssen, Spielen mit Ohren und Zunge sowie Umfassen und Massieren des Penis ausdrücken kann. All diese Aktivitäten rufen eine bestimmte Harmonie hervor. Gewöhnlich beginnt ein Paar den Liebesakt mit der genannten Grundposition, geht dann zu anderen Stellungen über und endet vermutlich wieder mit der Grundposition, bei der der Mann oben liegt.

b. Die Vorzüge der ersten Grundposition

1) Der gesamte Körper beider Partner wird auf diese Weise energetisiert. Das *Plain Lady Book* empfiehlt, über einen Zeitraum von zwanzig Tagen drei Phasen zu je neun flachen und einem tiefen Stoß dreimal täglich zu praktizieren. (Die neun flachen Stöße stimulieren den Nervenplexus, der den G-Punkt umgibt und eignen sich zum Energieaustausch am besten. Der tiefe Stoß verdrängt die Luft aus der Vagina, wodurch während der folgenden neun flachen Stöße ein Vakuum im Innern entsteht, das sehr stimulierend auf die Frau wirkt.) Wir konnten allerdings in den vielen Jahren der Praxis und der Lehrerfahrung feststellen, daß beide Partner schon durch einen einzigen ausgedehnten Liebesakt revitalisiert werden, wenn die sexuelle Heilenergie in die Organe und Drüsen gelenkt wird. Dabei ist hervorzuheben, daß der Mann nicht ejakulieren und somit keine Energie verlieren soll. In der eher passiven Haltung der ersten Grundposition ist es für die Frau leichter, die Energie anzunehmen und sie dann in gewohnter Weise, wie in der Einzelpraxis erlernt, im Großen Emporziehen in den Kleinen Energiekreislauf einzubringen. Auf diese Weise kann sie die sexuelle Heilenergie in ihre Organe und dann über den Kleinen Energiekreislauf in die des Partners lenken.

2.) Die einander zugewandte Position wirkt für die Sinne und die Emotionen sehr befriedigend. Die fünf Sinnesorgane beider Partner können dadurch in Kontakt treten: Zunge, Ohren, Augen, Mund, Nase, Haare und Haut. Die Sinne, vor allem die Zunge und die Augen, sind die wichtigsten Träger der Lebenskraft-Energie. Die Zunge wirkt außerdem als Schalter. Sobald durch die Verbindung über die Zunge der Kleine Energiekreislauf geschlossen ist, wird sie von Chi durchströmt. Wenn Sie die Zunge bewegen und den Partner küssen oder seine Zunge Ihre Sinnesorgane berührt, werden diese dadurch stimuliert, was wiederum den Energiefluß in den zugeordneten Organen anregt.

3) In dieser Stellung ist es leichter, den Kleinen Energiekreislauf zu öffnen oder zu klären, indem man eine Hand auf den blockierten Punkt legt und den Energiestrom zum Fließen bringt.

4) Diese Stellung ermöglicht der Frau die intensivste Stimulierung, da die Klitoris direkt berührt wird und der Mann auch den G-

Punkt erreichen kann. Das Gewicht des Mannes erzeugt auf dem Schambein und den Brüsten Druck, und dieser Druck beschleunigt die Erregung der Frau.

5) Die Frau kann auf diesen Druck durch rhythmische Hüftbewegungen, Schieben oder Drücken antworten, während der Mann in sie eindringt. Diese Bewegungen erzeugen in den Organen und Drüsen eine bestimmte Art Chi-Druck, der sich in den Körperhöhlungen noch verdoppelt und so den Energiestrom und Austausch beschleunigt und erleichtert.

6) Je höher in dieser Position die Frau die Beine hebt, um so tiefer kann der Mann in sie eindringen. Diese Haltung ist sehr günstig, wenn eine Schwangerschaft gewünscht wird. Der Mann sollte jedoch beim Eindringen darauf achten, den Uterus nicht zu verletzen.

c. Die Frau liegt oben (zweite Grundposition)

Im *Lady Plain Book* steht diese Position an sechster Stelle. Sie regt den Blutkreislauf an. (Abb. 8–6).

In der heutigen Ernährung überwiegen oft fetthaltige Nahrungsmittel, durch die das Blut verklumpt und sich in bestimmten Bereichen und Organen staut. Die Verdickung des Blutes verlangsamt den Blutfluß. Die entstehende Hitze kann nicht abgebaut oder zum Temperaturaustausch in einen kühleren Körperbereich gebracht werden. Die gesamte Körpertemperatur steigt an, und es kommt schließlich zur Überhitzung der Organe und Drüsen. Die Liebesenergie, diese besondere Art von Kraft, die wir beim Liebesakt durch die Verschmelzung der Sexual-, Drüsen- und Organenergien erzeugen, vermag diese Blutstauungen aufzulösen. Leber und Nieren spielen dabei die wichtigste Rolle.

Liegt die Frau oben, ist es für den Mann leichter, die Sexualenergie zu Nieren und Leber emporzuziehen. In dieser Position kann die Frau eher aktiv sein und durch einen bestimmten Winkel in ihrer Haltung, den nur sie kennt, Klitoris und Scheide besser stimulieren. Diese Stellung ist besonders zur Lösung von Menstruationsbeschwerden geeignet, die von unzureichender Blutzufuhr in den Eierstöcken und im Gebärmutterhals verursacht worden sind. Werden die Geschlechtsdrüsen, Klitoris und G-Punkt direkt angeregt und die sexuelle Heilungsenergie in Eierstöcke und Gebärmutterhals gelenkt, kann das Problem behoben werden.

Abb. 8–6

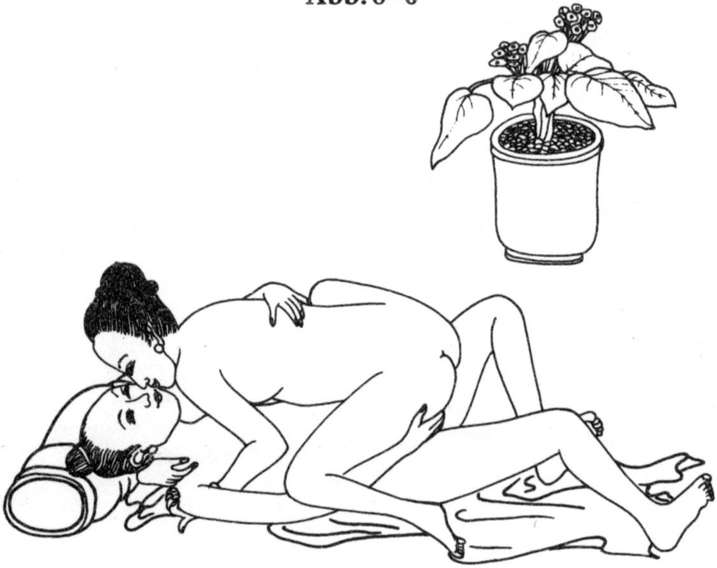

Die Frau liegt oben

Bei dieser Position liegt der Mann auf dem Rücken, die Frau kniet über ihm, das Gesicht dem seinen zugewandt. Entweder führt der Mann oder die Frau selbst den Penis in die Vagina ein. Ein Paar kann das Liebesspiel in dieser Position beginnen oder aus der ersten Grundstellung oder der Seitenlage zu dieser Stellung übergehen. Zuerst übernimmt der Mann die aktive Rolle, damit die Frau die Heilenergie empfangen kann und zum «Siedepunkt» gelangt. Bei der Umarmung soll der Penis nicht geknickt werden oder aus der Vagina gleiten.

d. Die Vor- und Nachteile der zweiten Grundposition

1) Liegt die Frau oben, kann sie eine aktivere Rolle übernehmen, sich überlegen fühlen, sich bewegen, wie sie möchte und Freiheit und Selbständigkeit erleben. Das wird sie weltoffener machen, und sie wird auch Männer besser verstehen können. Denn viele Frauen lehnen sich dagegen auf, daß die Welt in vielerlei Hinsicht von Männern regiert wird. Glücklicherweise ist es ein Naturgesetz, daß sich Yin und Yang ständig ausgleichen müssen. Frauen spielen in jeder Situation eine gleichbedeutende Rolle. Es kommt nur auf den richtigen Zeitpunkt an. Gerät das Yang ins Übergewicht, wird das Yin wieder die Führung übernehmen und umgekehrt. Ähnlich ist es in der Sexualität: Anfangs ist der Mann oben, um die Frau zu stimulieren, denn er – als Feuer – ist leichter erregt. Anschließend nimmt die Frau diese Position ein, um das Feuer von neuem zu entfachen. So können die Rollen immer wieder ausgetauscht werden.

Ist die Frau oben, kann sie erleben, wie es ist, wenn sie den Penis in die Scheide einführt. Sie kann diesen Vorgang nach Belieben ausdehnen und die Sensibilität im Genitalbereich genießen. Beide Partner werden fühlen, wie sich die Vagina sanft für den Penis öffnet.

2) Führt sie den Penis nur bis in die äußere Scheide (etwa sechs Zentimeter tief), kann sie ihre Eichel besonders subtil stimulieren. Für den Mann sind flache Stöße meist schwieriger. Er neigt eher dazu, tief in den engeren Bereich der Vagina einzudringen. Das erleichtert zwar seine Erwartung, bereitet dem Vergnügen aber oft ein vorzeitiges Ende.

3) Der Mann kann in dieser Stellung die Stimulierung der Leber-Energie über die Augen erfahren. Er genießt den Anblick der erregten Frau, ihres Gesichtes, der Brüste und ihrer Bewegungen. Sobald die Augen angeregt worden sind, kann er die Sexualenergie durch Hochziehen des rechten Afterabschnittes zur Leber emporlenken. Die Frau kann ihre Brustwarzen oder die des Partners mit der Hand stimulieren, was die Organe und Drüsen noch aktiviert.

4) Diese Position eignet sich auch in den späteren Monaten der Schwangerschaft, weil der Bauch dabei nicht im Wege ist. Für dicke Männer erleichtert sie ebenfalls den Geschlechtsakt. Älteren Männern oder Männern mit Herzproblemen hilft diese Position dabei, nicht zuviel Energie zu verbrauchen. Der Mann muß weniger aktiv sein und kann die Energie ins Herz lenken, um es zu stärken.

5) In dieser Stellung muß die Frau darauf achten, sich nicht zu heftig zu bewegen, da sie sonst den erigierten Penis knicken und verletzen kann. Solche Verletzungen heilen nur sehr langsam. Der Penis soll also zur Gänze erigiert sein. Wird der Penis schlaffer, beginnen Sie mit langsamen Bewegungen, bis die Erregungsenergie wieder zum Höhepunkt ansteigt. Wenn er noch zu weich ist oder zu heftige Bewegungen vollführt werden, kann er zur Hälfte aus der Vagina gleiten und dabei leicht verletzt werden.

2. Traditionelle Liebesstellungen und ihre Heilwirkung

Im folgenden werden einige klassische Positionen mit Heilwirkung beschrieben, die dem *Plain Lady Book* entnommen sind. Diese Aufzählung soll Ihnen nur zur Information dienen. Denn sind die Meridiane einmal richtig geöffnet, kann man die Liebesenergie jederzeit und in jeder Position zur Heilung benutzen. Also spielt es keine Rolle, wieviele dieser Stellungen Sie verwenden. Im Normalfall können Sie von einer der genannten Grundpositionen ausgehen und sie dann vielfach variieren. Es geht nicht um die Position oder die Gesten, sondern um die Konzentration auf die Energie selbst. Die Praxis wird Ihnen das nötige Verständnis vermitteln. Viele Leute lesen zwar gerne und beschäftigen sich mit Theorien, aber wenn sie das Gelesene nicht selbst in die Praxis umsetzen, werden sie es nie wirklich verstehen können. Die Arbeit mit der eigenen Energie bietet die beste Möglichkeit, auch etwas über höhere, spirituelle Energien zu erfahren.

Erinnern wir uns an den Grundsatz: Der aktive Teil überträgt die heilende Energie. Wenn der Mann also aktiv ist, überträgt er die Heilkraft. Die Frau liegt empfänglich still, fühlt die Energie und lenkt sie mit Hilfe ihrer Konzentration in den gewünschten Bereich, wo Heilung erforderlich ist. Liegt der Mann ruhig, ist er der empfangende Teil und die Frau überträgt ihm die Heilkraft.

a. Die erste Heilposition

Die erste Position dient zur Heilung von Menstruationsbeschwerden wie Krämpfen, starkem Blutverlust, Gefühlsverlust in der Vagina oder sonstigen spezifisch weiblichen Problemen. Die Frau liegt mit weit gespreizten Beinen seitlich oder auf dem Rücken und behält diese Stellung bei, um die Heilenergie des Mannes aufzunehmen, der sich ihrer Position anpaßt und so in sie eindringt. Wiederholen Sie zwei Serien zu je neun Stößen täglich über einen Zeitraum von fünfzehn Tagen (Abb. 8–7).

Abb. 8–7

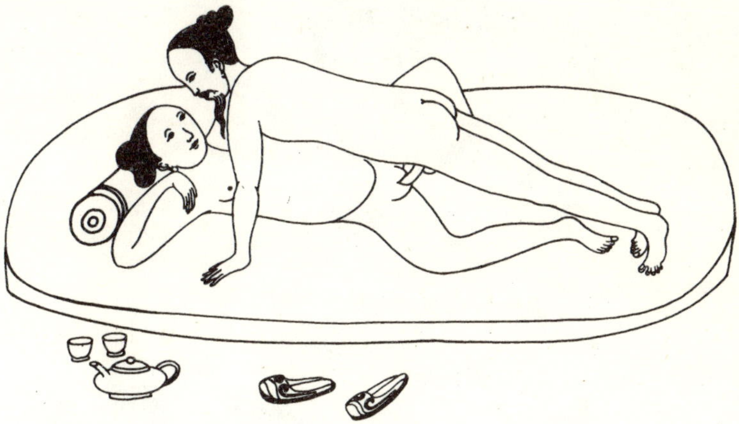

Die erste Position

Zur Behebung von Menstruationsbeschwerden, Gefühlsverlust in der Vagina und anderen Komplikationen im Bereich der weiblichen Geschlechtsorgane liegt die Frau seitlich, mit weit gespreizten Beinen

b. Die zweite Heilposition dient der Energetisierung des Körpers und heilt die Geschlechtsorgane

Diese Position wirkt belebend auf den Körper und eignet sich besonders bei Energiemangel. Durch die Heilung der weiblichen Geschlechtsorgane, die primär zur Energetisierung des Körpers dienen, lassen sich auch eine allgemein schwache Konstitution und fehlende Vitalität beheben. Die Frau liegt mit weit gespreizten Beinen auf dem Rücken, Kopf und Schultern von einem großen Kissen gestützt. Diese Position beugt den Kopf nach vorne und krümmt auch den Scheidenkanal etwas. Der Mann dringt von vorne ein, und zwar in drei Serien zu je neun Stößen, dreimal täglich über einen Zeitraum von zwanzig Tagen (Abb. 8–8).

Abb. 8–8

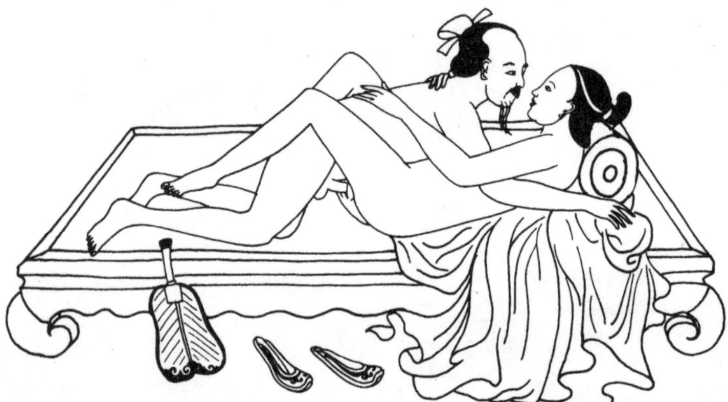

Die zweite Position dient zur Energetisierung des Körpers und der Heilung der Sexualorgane

c. Position Nr. 3 dient zur Kräftigung aller inneren Organe

Die dritte Position heilt und kräftigt alle inneren Organe. Die Frau liegt auf der Seite, mit geschlossenen, hochgezogenen Beinen, von den Knien aus nach hinten gebeugt. Der Mann dringt in vier Serien zu je neun Stößen von vorne in sie ein, bis zu viermal täglich, zwanzig Tage hindurch (Abb. 8–9).

Abb. 8–9

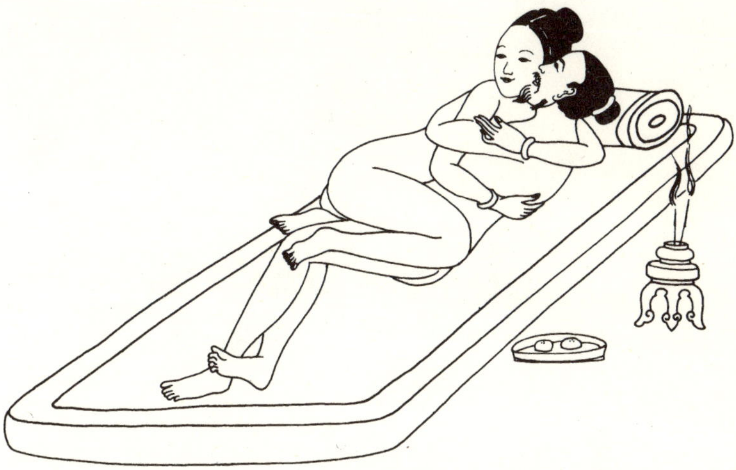

Die dritte Position stärkt die inneren Organe

Zur Kräftigung der Organe der Frau liegen beide Partner auf der Seite. Die Frau beugt beide Beine nach hinten, während der Mann von vorne in rhythmischen Serien von neun Stößen in sie eindringt.

d. Position Nr. 4 heilt und kräftigt die Knochen und Gelenke

Diese Position stärkt das Skelettsystem und hilft z. B. bei schwachem Knochenbau. Sie beschleunigt den Heilungsverlauf bei Knochenbrüchen. Auch Kreislaufstörungen und Arthritis können mit dieser Stellung behandelt werden. (Nach Auffassung der chinesischen Medizin wird Arthritis unter anderem durch schlechte Blutzirkulation verursacht.) Werden Stoffwechsel und Kreislauf durch diese Position angeregt, vermindert sich auch das Risiko von Knochenmarkserkrankungen, wie z. B. Leukämie.

Die Frau liegt auf der linken Seite, das linke Bein so weit wie möglich zurückgebogen, während das rechte gerade ausgestreckt wird. Der Mann dringt in fünf Serien zu je neun Stößen von vorne in sie ein, bis zu fünfmal täglich, zehn Tage lang (Abb. 8–10).

Abb. 8–10

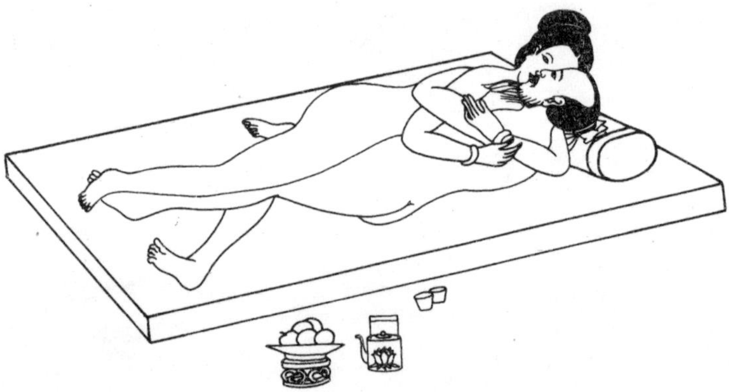

Die vierte Position heilt das Knochengerüst

Zur Behebung von Kreislaufbeschwerden und zur Kräftigung von Knochen und Gelenken liegt die Frau auf der linken Seite, das linke Bein so weit wie möglich zurückgebogen. Das rechte sollte ausgestreckt sein. Der Mann liegt der Frau zugewandt auf der rechten Seite und dringt in Serien von neun Stößen in die Frau ein.

e. Position Nr. 5 heilt die Blutgefäße

Die fünfte Position hilft bei Krankheiten im Bereich der Blutgefäße, wie Krampfadern, Arteriosklerose, Thrombosen, zu hoher oder zu niedriger Blutdruck. Auch zu starke Blutgerinnung stellt in der Pathologie der chinesischen Medizin einen bedeutsamen Faktor dar und wird als Blutkrankheit behandelt. Die Haltung ist die gleiche wie bei Nr. 4, nur daß die Frau auf der rechten Seite liegt und das rechte Bein nach hinten gebeugt hat. Der Mann dringt in sechs Serien zu je neun Stößen in sie ein, bis zu sechsmal täglich, über einen Zeitraum von zehn Tagen (Abb. 8–11).

Abb. 8–11

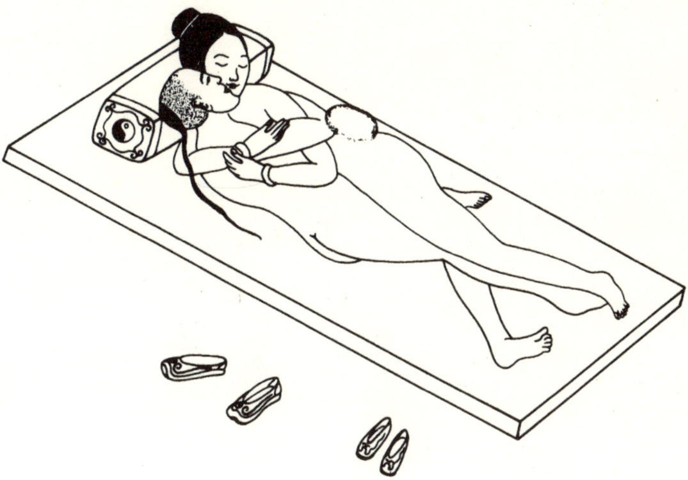

Die fünfte Position behebt Probleme in den Blutgefäßen

Zur Behebung von Gefäßbeschwerden – Krampfadern, Arteriosklerose und hohem Blutdruck – liegt die Frau auf der rechten Seite, das rechte Bein so weit wie möglich nach hinten gebogen. Das linke Bein ist ausgestreckt, der Mann dringt im Neunerrhythmus in sie ein.

f. Position Nr. 6 fördert die Blutbildung

Diese Position dient der vermehrten Blutbildung und der Kräftigung des Blutes, vor allem für Frauen, die unter Anämie oder zu starken Menstruationsblutungen leiden. Sie stabilisiert außerdem den Blutdruck. Der Mann liegt entspannt auf dem Rücken, die Frau kniet mit dem Gesicht ihm zugewandt über ihm. Sie bleibt ruhig, während sich der Mann unter ihr auf und ab bewegt. Die Frau muß die Beine entsprechend weit spreizen, um diese Position richtig halten zu können (Abb. 8–12).

Abb. 8–12

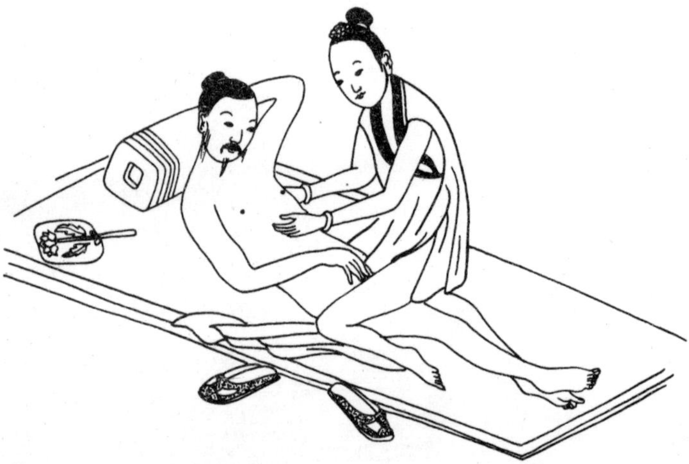

Die sechste Position fördert die Blutbildung

Um die Blutbildung zu erhöhen, hohen Blutdruck oder andere Leiden, die mit dem Blut zu tun haben, zu lindern, liegt der Mann auf dem Rücken, die Frau sitzt auf ihm. Die Frau bleibt passiv, während sich der Mann bewegt.

g. Position Nr. 7 behebt Störungen im Lymphsystem

Diese Position verbessert die Funktion des Lymphsystems. Der Mann liegt wiederum entspannt auf dem Rücken, während die Frau auf Hände und Knie abgestützt über ihm kniet, mit dem Gesicht ihm zugewandt. Der Mann dringt so in sie ein und bewegt sich. Die Frau kann sich auch leicht bewegen, aber die Heilung erfolgt primär durch den Mann (Abb. 8–13).

Abb. 8–13

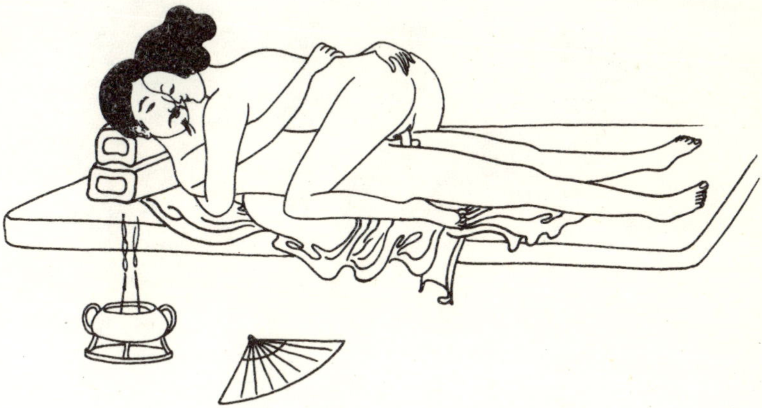

Die siebente Position hilft bei Störungen im Lymphsystem

Der Mann liegt auf dem Rücken, die Frau kniet über ihm. Sie hält still, während sich der Mann im Neunerrhythmus bewegt.

h. Position Nr. 8 dient zur allgemeinen Tonisierung des Körpers

Die achte Position wirkt heilsam auf den Körper im allgemeinen. Sie ist etwas schwieriger durchzuführen. Die Frau kniet und beugt sich dann so weit wie möglich nach hinten. Je weiter sie sich zurückbeugen kann, um so positiver ist die Wirkung. Wenn Ihnen dieses Zurückbeugen sehr schwer fällt, nehmen Sie ein Kissen als Stütze und gehen nur so weit nach hinten, wie es Ihnen möglich ist. Spreizen Sie die Beine, so daß der Mann von vorne in Sie eindringen kann. Er vollführt dabei die meiste Bewegung (Abb. 8–14).

Abb. 8–14

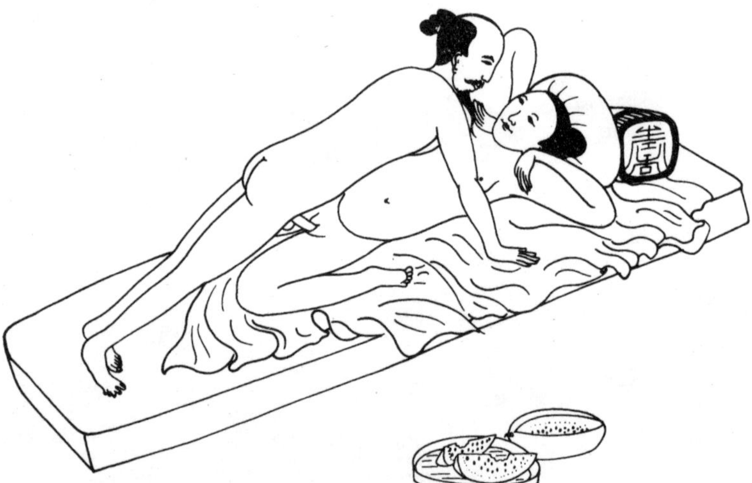

Die achte Position dient zur allgemeinen Tonisierung des Körpers

Zu allgemeinen Heilzwecken liegt die Frau auf dem Rücken, die Knie ganz nach hinten gebeugt, den Rücken flach auf dem Bett. Der Mann dringt im Neunerrhythmus von vorne in sie ein.

i. Position Nr. 9 behebt Energiemangel

Diese Position hilft Menschen, die unter Schwächeerscheinungen leiden, denen z. B. alles vor den Augen verschwimmt, die oft übermäßig stark schwitzen, sich schwach fühlen, unter Herzklopfen oder ähnlichen Symptomen leiden. Bei dieser Position vollführt hauptsächlich die Frau die Bewegungen, indem sie ihre Hüften kreisen läßt, also sie vermittelt die Heilung. Wenn der Mann zu erregt wird und beinahe ejakuliert, hält die Frau eine Zeitlang inne. Der Mann kann das Große Emporziehen praktizieren oder ausruhen, um eine Ejakulation zu verhindern.

Die Frau liegt auf dem Rücken, der Mann kniet vor ihr, stützt sich auf seine Hände, um nicht all sein Gewicht auf sie zu verlagern, und dringt so tief wie möglich in sie ein (Abb. 8–15). Die Frau braucht genügend Bewegungsfreiheit. Sie vollführt zuerst neun kreisende Bewegungen im Uhrzeigersinn, dann neun im Gegenuhrzeigersinn, und dann folgt wieder eine Ruhepause.

Abb. 8–15

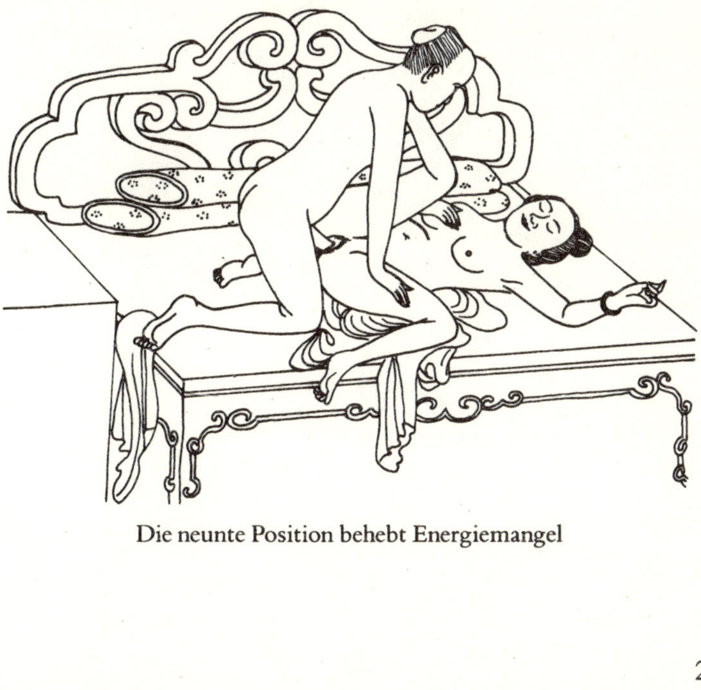

Die neunte Position behebt Energiemangel

Wenn es ihr angenehm ist, kann sie mit den Hüften richtige große Kreise ziehen. Sie ist die Heilende und sollte die Bewegungen so lange fortsetzen, bis genügend Energie erzeugt worden ist. Diese Praxis kann zehn Tage lang bis zu neunmal täglich angewendet werden.

j. Position Nr. 10 heilt die Geschlechtsorgane und -drüsen, die endokrinen Drüsen, Bauchspeicheldrüse und Leber

Die zehnte Position heilt oder verbessert die Funktion der Geschlechtsorgane und -drüsen, der endokrinen Drüsen und der Leber. Vor allem für Diabetiker ist sie besonders hilfreich. Die Frau liegt auf dem Rücken und umschlingt den Mann (am besten die Schenkel, nicht seinen Rücken oder das Gesäß) mit den Beinen. Der Mann dringt nur mit der Penisspitze etwa fünf Zentimeter tief ein. Die Frau kreist mit den Hüften, zuerst neunmal im Uhrzeigersinn, dann neunmal im Gegenuhrzeigersinn, dann folgt eine Ruhepause. Sie kann auch schon nach den ersten neun Kreisbewegungen pausieren und anschließend in der Gegenrichtung kreisen (Abb. 8–16).

Abb. 8–16

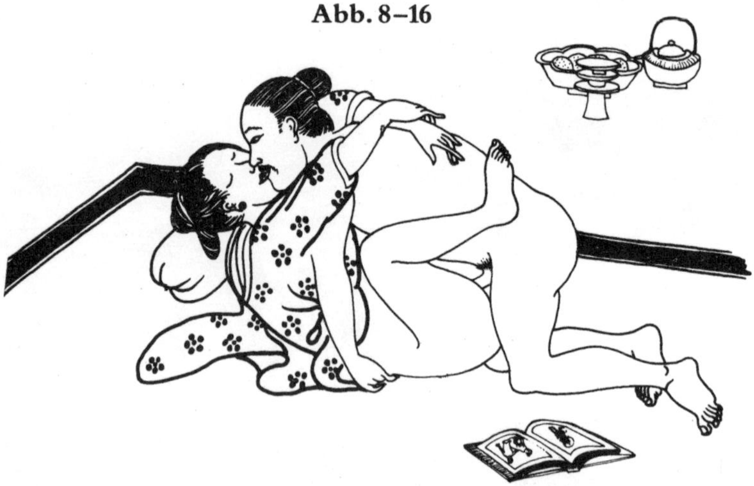

Die zehnte Position heilt die Geschlechtsdrüsen und -organe, die endokrinen Drüsen und Bauchspeicheldrüse und Leber

3. Die wichtigsten Handstellungen zur gegenseitigen Energetisierung des Körpers

Die Handhaltungen, die das Kreisen der Sexualenergie durch die Zentren unterstützen, bilden eine wichtige Hilfe in der Praxis des Tao Yoga der Heilenden Liebe. Je länger der Orgasmus beim Liebesakt durch das Große Emporziehen ausgedehnt werden kann (was für beide Partner gilt), umso mehr kann die Sexualenergie gesteigert werden. Gelingt es, den Energiestrom in diesem Augenblick in die richtigen Bahnen zu lenken, wird daraus sehr großer Nutzen erwachsen.

Es gibt bestimmte Unterschiede zwischen den einzelnen Energiezentren, die sich in dem Maße bemerkbar machen, in dem sich unsere Bewußtheit erweitert. Wenn wir uns öffnen und diese Unterschiede entdecken, öffnen wir uns auch den Möglichkeiten, die diese Zentren enthalten. Lassen Sie sich dabei nicht von Ihrem Ego begrenzen. Nur durch die Erweiterung und Reifung des Bewußtseins können diese Unterschiede gespürt werden.

Als erstes beginnen wir die Energie im Geschlechtszentrum zu spüren, das sich beim Mann im Samen-Palast an der Peniswurzel, bei der Frau im Ovar-Palast am Schambein befindet. Ist das Sexualzentrum blockiert, wird es viele sexuelle Schwierigkeiten geben. Andere Anzeichen sind selbstzerstörerische Gefühle, Selbsthaß, eine negative Einstellung zum Leben, mangelnde Vitalität, keine Begeisterungsfähigkeit und Teilnahmslosigkeit. Man fühlt eine Mischung aus Ruhelosigkeit und gleichzeitiger Lethargie, die leicht zu heftigem, gewalttätigem Verhalten führt. Lenken Sie Ihre Aufmerksamkeit auf dieses Zentrum und lassen Sie die Sexualenergie wie Sonnenstrahlen aus den Organen dorthin strömen. Sobald sich das Zentrum öffnet und die Energie fließt, spürt man seine innere, schöpferische Kraft. Man fühlt sich fähig, Dinge in die Tat umzusetzen, ist voller Vitalität und hat Freude am Leben.

Ist der Perineumbereich (Erdzentrum) geöffnet, spüren wir Erdung und Gegründetsein, eine Art friedvolle Festigkeit. Wir ruhen in uns selbst und begegnen Veränderungen mit einem Gefühl der Sicherheit und des Vertrauens. Ist dieses Zentrum verschlossen, hat man Angst vor Veränderungen. Negative Gefühle wie Unsicherheit, Wankelmut, Launenhaftigkeit oder Einsamkeit treten auf. Ist die Energie während der Übungen in diesem Zentrum blockiert, können Sie ein Schütteln, Zerren oder Schauer durch den Körper gehen fühlen. Lassen Sie die Sexualenergie bis ins Perineum hinunterstrahlen, und lassen Sie dort eine leuchtende Sonne oder einen strahlenden Stern entstehen. Fühlen Sie Ihre Verwurzelung, friedvolle Festigkeit und Sicherheit, mit der man auch Veränderungen entgegentreten kann. Nun sind Sie bereit, die Sexualenergie zum ersten Energetisierungspunkt zu lenken.

a. Die Hände liegen auf dem Energiepunkt der Kreuzbeinpumpe

Sobald Sie oder Ihr Partner sich dem Orgasmus nähern, praktizieren Sie das Große Emporziehen, tauschen die überschüssigen Yin- und Yang-Energien aus und fühlen den Orgasmus emporsteigen. Bleiben Sie eine Zeitlang ganz ruhig liegen, umarmen Sie Ihren Mann und legen Sie die Finger unten auf den Rand seiner Gesäßbacken, die Handflächen ruhen auf dem Kreuzbeinbereich (Abb. 8–17). Ihr Mann tut das gleiche bei Ihnen. Fühlen Sie, wie die heilende Sexualenergie aus seinen Händen in Ihre Gesäßbacken strömt und Ihnen hilft, Ihre eigene Sexualkraft leichter die Wirbelsäule emporzuführen. Gleichzeitig ziehen Sie die Vagina und den Vorderabschnitt des Afters hoch, anschließend den mittleren und hinteren Abschnitt, um die Kreuzbeinpumpe zu aktivieren. Wenn sich das Energiezentrum des Kreuzbeins öffnet, können Sie dort Wärme, Prickeln oder ähnliche Empfindungen wahrnehmen.

Abb. 8–17

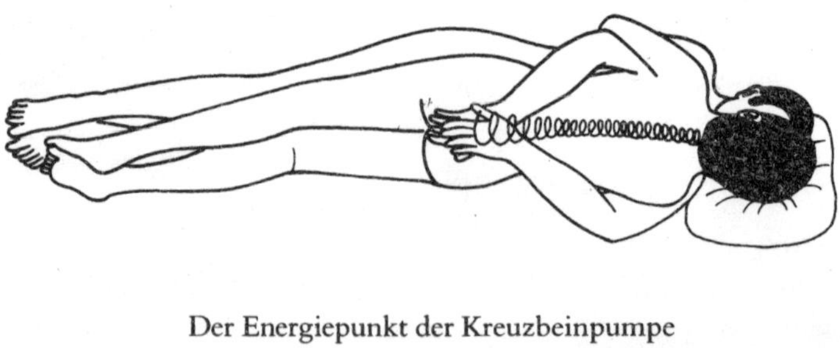

Der Energiepunkt der Kreuzbeinpumpe

Genießen Sie diesen Moment des Friedens. Spüren Sie, wie die aufgestauten Spannungen in Beinen, Hüften, Becken, Brustraum und Kopf schwinden, sobald sich dieser Punkt mit Energie füllt. Er bildet die Brücke zwischen Vergangenheit und Gegenwart, seine Wurzeln reichen bis in die Beine hinab und sind mit den Nerven dort verbunden.

Ist der Kreuzbeinpunkt blockiert, wirkt die Vergangenheit wie ein Gefängnis voll unbewußter Ängste und Hoffnungslosigkeit, die jegliche Veränderung zum Guten unmöglich erscheinen lassen. Energiegefüllt, erstrahlt dieser Punkt dagegen in der Schönheit aller Schätze aus Ihrer Vergangenheit. Sie werden Ihnen zur Quelle, die all Ihre Fähigkeiten erwachen läßt, um im täglichen Leben zu bestehen und Ihr Gleichgewicht im Hier und Jetzt zu finden. Körperlich spürt man ein Gefühl der Weite, weil die Energie in allen Bereichen erwacht. Die verschiedenen Energien, Erdkraft, Sexualenergie und bereits verfeinerte Energie, können wir hier miteinander verschmelzen. Genießen Sie diese Empfindung so lange Sie wollen.

b. Die Hände auf dem Energiepunkt der Nieren

Sobald die Empfindung in den Sexualorganen nachläßt, wird auch der Energiestrom schwächer, und Sie können den Liebesakt nun wieder fortsetzen. Vor dem herannahenden Höhepunkt praktizieren Sie wieder das Große Emporziehen, tauschen Ihre Yin- und Yang-Energien aus und umarmen einander sanft und ruhig. Beide Partner legen sich die Hände nun in Hüfthöhe auf den Rücken. Die Handwurzeln liegen auf der linken und rechten Hüfte, die Daumenspitzen berühren sich, die Handflächen mit aneinandergelegten Fingern bedecken die Nieren (Abb. 8–18).

Gleichzeitig ziehen Sie den vorderen, mittleren und hinteren Abschnitt des Afters hoch, um die Kraft zum Tor des Lebens (gegenüber dem Nabel zwischen zweitem und drittem Lendenwirbel) zu lenken. Halten Sie die Energie hier einen Augenblick fest und ziehen Sie dann die linke und die rechte Seite des Afters hoch, damit mehr Energie direkt in die Nieren strömt. Zuerst umhüllen Sie die Nieren wie mit einem Kokon aus Energie und dann füllen Sie sie innen mit Kraft.

Abb. 8–18

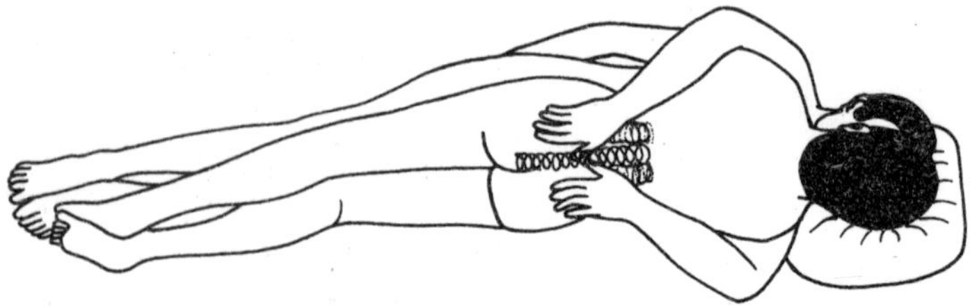

Der Energiepunkt der Nieren

Im taoistischen System gelten die Nieren als bedeutende Energiequelle und als Umwandlungsstation. Kräftige, gesunde Nieren, die mit Chi gefüllt sind, können ihre Aufgabe – die Reinigung der Zellen von den dort angesammelten Gift- und Abfallstoffen – besser erfüllen. In den Nieren und dem sie umgebenden Bereich werden außerdem pränatale Energie (oder Primär-Energie) und Sexualenergie gespeichert. Die verfälschten, industriell hergestellten Nahrungsmittel, der Medikamentenmißbrauch und die Umweltverschmutzung mit ihrer Schadstoffbelastung tragen dazu bei, die Nieren als Energiequelle allmählich völlig zu erschöpfen. Nach taoistischer Ansicht bilden die Erschöpfung der Nieren, Blockaden im Nieren-Energiefluß oder ein Verschließen des Nierenpunktes die Hauptursache für ernstliche Störungen des Wohlbefindens wie Rückenschmerzen, Unausgeglichenheit, Depression, Angst und das Gefühl, ausgenützt zu werden.

Auch übermäßiger Samenverlust schwächt die Nieren. Diese Art der Erschöpfung ist eine der Hauptursachen für Angst bei Männern, die heute gar nicht so selten vorkommt. Sie verlieren immer mehr ihr Vertrauen in das Leben und die Sexualität. Die Verwendung sexueller Aufputschmittel, um diese Erschöpfung zu überwinden, beschleunigt den Verbrauch der Sexualenergie noch, ähnlich, als würde man altes, halbverbranntes Holz mit Benzin übergießen: Man verbraucht die im Körper gespeicherte Vitalenergie, die eigentlich zum Leben notwendig wäre, nur noch schneller. Haben Sie einen Partner, der nicht die Methode der Sameneinbehaltung praktiziert, sondern ejakuliert, können Sie ihm bei der Revitalisierung und der Wiederherstellung seiner Energie am besten behilflich sein, indem Sie während des Samenergusses Ihre Hände auf seine Nierenpunkte legen und ihn wieder «aufladen». Das ist besser als jede Droge oder andere sexuelle Anregungsmittel.

Auch wenn Sie den Partner am kleinen Finger halten, können Sie ihn bei der Überwindung dieser Furcht unterstützen. Der kleine Finger stellt Anfang und Ende des Herz- und Dünndarm-Meridians dar. Wenn die Nieren Angst erzeugen, wirkt sich das auf die Nebennieren aus. Ihre Adrenalinausschüttung wird angeregt, was das Herz und damit den ganzen Organismus aus dem Gleichgewicht bringt. Wenn Sie Ihren Partner am kleinen Finger fassen, reguliert das den Fluß und das Gleichgewicht seiner Energien. Auf diese Weise kann Ihr Partner wieder Vertrauen gewinnen und Ihnen sein Herz schenken. Bedenken Sie, daß der Liebesakt auch die Fürsorge füreinander ausdrückt.

Ist der Nierenpunkt geöffnet und strahlt aus, empfindet man Großzügigkeit, Offenheit, Fülle und Ausgewogenheit. Alle Ängste werden von diesem Strahlen ausgelöscht.

c. Legen Sie die Hände auf den Nebennierenpunkt

Wenn die Sexualenergie abgesunken ist, setzen Sie den Liebesakt wieder bis zum Höhepunkt fort. Als nächstes lenken Sie die Energie zum ersten Verjüngungszentrum, am T-11 (11. Brustwirbel), empor. Es befindet sich in der Höhe der beiden untersten falschen Rippen. Legen Sie die Handwurzeln seitlich auf die untersten Rippen. Die Handflächen, mit den Fingerspitzen zueinander, decken den Bereich zwischen zweitem und drittem Lendenwirbel ab (Abb. 8–19). Hier liegt das Nebennierenzentrum, direkt über dem Nierenzentrum.

Die Nebennieren, an denen ein langer, im Rücken deutlich spürbarer Muskelstrang vorbeiläuft, produzieren bestimmte Hormone zur Steigerung von Wachstum und Kraft der Milliarden Körperzellen. Die Nebennieren verlängern die Lebensdauer der Zellen und wirken verjüngend auf sie.

Unser heutiges Leben konfrontiert uns mit ungeheurem Streß.

Abb. 8–19

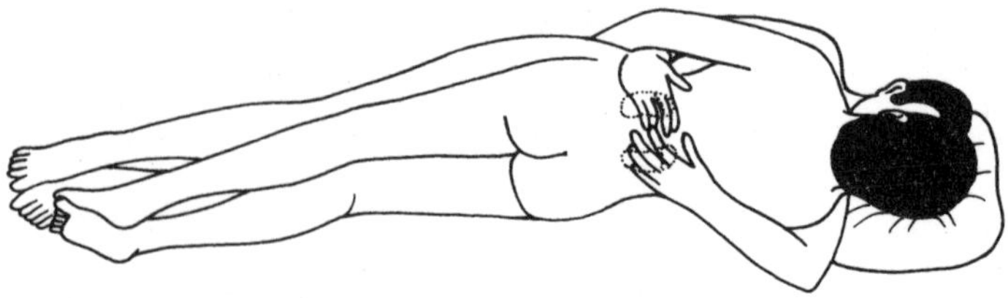

Der Energiepunkt der Nebennieren am T-11

Man muß ständig auf der Hut und abwehrbereit sein – auf der Straße, in Verkehrsmitteln, am Arbeitsplatz. Wir lassen uns von Reizen überfluten – ständig prasselt Werbung auf uns ein, die uns irgend etwas zu verkaufen versucht. Solcher Streß schwächt die Funktion der Nebennieren, blockiert dieses Energiezentrum und stellt die Hauptursache für Überspanntheit, Teilnahmslosigkeit, Depression, Bedrücktheit, Frustration, Schlaflosigkeit und Leistungsabfall dar.

Um die heilende Energie zu den Nebennieren zu lenken, ziehen Sie den vorderen, mittleren und hinteren Abschnitt des Afters, also den Chi-Muskel, empor. Fühlen Sie die Energie zum T-11 fließen. Dann kontrahieren Sie den linken und den rechten Abschnitt des Afters, so daß mehr Energie direkt in Nieren und Nebennieren fließt. Umhüllen und füllen Sie die Nebennieren mit Energie und spüren Sie die Vitalisierung durch diesen warmen Strom. Vergessen Sie nicht, daß diese Übungen immer von beiden Partnern gleichzeitig durchgeführt werden können.

Ist der Nebennierenpunkt geöffnet, verspüren Sie Tatkraft, Vertrauen und Vitalität, um Ihre Ziele zu erreichen.

d. Die Hände auf dem Leber- und Milzenergiepunkt

Der vierte Energetisierungspunkt beim Großen Emporziehen stärkt Leber und Milz. Er befindet sich zwischen neunter und zehnter Rippe am Muskelstrang, der unterhalb der Schulterblätter verläuft. Legen Sie die Finger auf die Schulterblätter, die Handflächen liegen unter dem auslaufenden Ende des Schulterblattes (Abb. 8–20).

Fühlen Sie, wie die Energie aus Ihren Händen das Chi des Partners aktiviert. Kontrahieren Sie leicht die drei Abschnitte des Afters, dann die linke und die rechte Seite, lenken Sie Ihre eigene Energie zu Leber und Milz und schließlich bis zum Punkt unten zwischen den Schulterblättern. Die Leber ist ein Hauptenergiespeicher, der auch das Potential für natürliche Schönheit enthält. Wenn dieser Energiepunkt geöffnet ist, fühlen wir Freiheit und die Fähigkeit, für uns selbst und andere Verantwortung zu übernehmen und Risiken einzugehen. Außerdem kann eine Öffnung in diesem Bereich Wut, Panik, Sorgen, Beklemmungen und Ängste aus der Vergangenheit beheben. Man fühlt, daß man sich dem gegenwärtigen Augenblick öffnen kann. Rückenschmerzen und Verkrampfungen des Zwerchfells werden gelindert und Atmung und Verdauung verbessern sich. Wenn sich das Verdauungssystem reinigt, kann sich das in vermehrtem Windlassen und Gähnen zeigen.

Am Anfang genügt es, wenn Sie die Energie nur zu ein oder zwei Punkten emporziehen oder Ihrem Partner dabei helfen. Bei fortgeschrittener Praxis ergeben sich auch die Kontraktionen fast mühelos, und Sie können schließlich alle Punkte in einem Zug energetisieren. Verwechseln Sie jedoch die Punkte nicht mit den Organen selbst, sie sind nur den Organen zugeordnet (wie Reflexpunkte).

Abb. 8–20

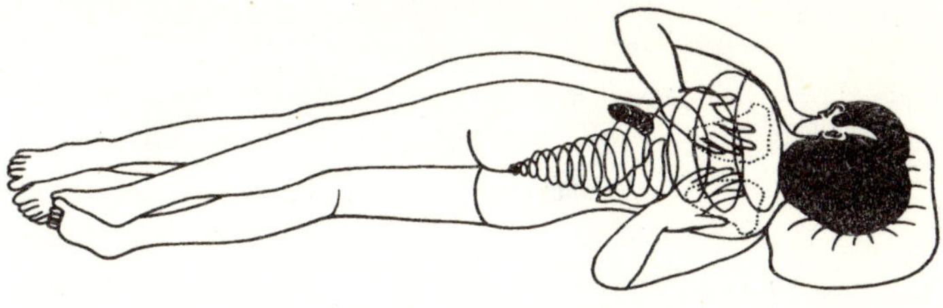

Der Energiepunkt von Leber und Milz

e. Unterstützen Sie den Herz- und Lungenpunkt
Der fünfte Energetisierungspunkt liegt zwischen vierter und fünfter Rippe. Folgen Sie dem Verlauf der Schulterblätter bis zu dem Punkt der Wirbelsäule, der genau in der Mitte zwischen den Schulterblättern (gegenüber dem Herzzentrum) liegt. Decken Sie nun den Bereich zwischen den Schulterblättern und der Wirbelsäule mit den Handflächen ab (Abb. 8–21). Fühlen Sie wieder den

Abb. 8–21

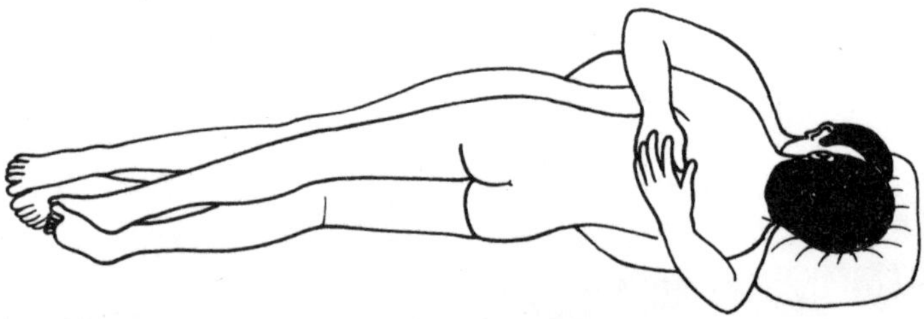

Der Energiepunkt von Herz und Lunge

gegenseitigen Energieaustausch. Spannen Sie nun nacheinander alle fünf Abschnitte des Afters an und lenken Sie die Energie zu Lunge und Herz. Gehen Sie dabei sorgsam vor, denn überschüssige Energie in diesen Organen kann Schmerzen im Brustraum verursachen. Solche Energiestaus lassen sich durch die Übung des Kleinen Energiekreislaufs verhindern. Auch die Heilungslaute für Herz und Lunge, das Abstreifen der Energie mit den Händen oder leichtes Klopfen mit den Fingerspitzen bringen Erleichterung. Ist unser Herzzentrum blockiert, leben wir in Unwissenheit. Wir kennen nicht unsere wahre Beziehung zu allen Dingen. Das äußert sich vielleicht in Selbstmitleid, Liebesunfähigkeit oder dem Gefühl, nicht geliebt zu werden. Man fühlt sich leicht angegriffen oder überwältigt, gehetzt, grausam, hochmütig und einsam. Als negativste Empfindung tritt ein Gefühl des Unwürdigseins und der Wertlosigkeit auf. Ist das Herzzentrum geöffnet, strahlt unsere innere Sonne. Wir sind von Liebe und Freude erfüllt und «gehen wie auf Wolken». Bei all unseren Meditationen sollten wir das Herz mit der liebevollen Energie des Lächelns erfüllen. Nur durch die Liebe sind wir mit allen Dingen wahrhaft verbunden, so daß wir Achtung und Respekt für sie empfinden.

Die Öffnung dieses Zentrums unterstützt auch den Blutkreislauf und die Atmung, was dem ganzen Körper zugute kommt. Schmerzen und Verspannungen im oberen Rückenbereich, im Nacken, den Schultern und Armen verschwinden, und man erholt sich rascher von Müdigkeit. Lassen Sie Ihr Wesen von dieser Energie durchfluten, bis das Gefühl der Dankbarkeit entsteht. Dankbarkeit wird der Katalysator für Ihren spirituellen Weg sein.

f. Die Handhaltung zur Öffnung des C-7

Das sechste Energiezentrum, der C-7, liegt am Kreuzungspunkt von Schultern und Nacken, an dem Halswirbel, der am stärksten hervortritt. Er kontrolliert alle Sehnen im Körper. Nach taoistischer Auffassung treffen sich an diesem Punkt die Chi-Ströme, die Hände, Kopf und Wirbelsäule miteinander verbinden. Legen Sie die linke Hand auf den C-7, die rechte auf das Kreuzbein (Abb. 8–22). Nun lenken Sie die Sexualenergie wieder mit Hilfe der Kontraktion des Afters zu diesem Punkt.

Abb. 8–22

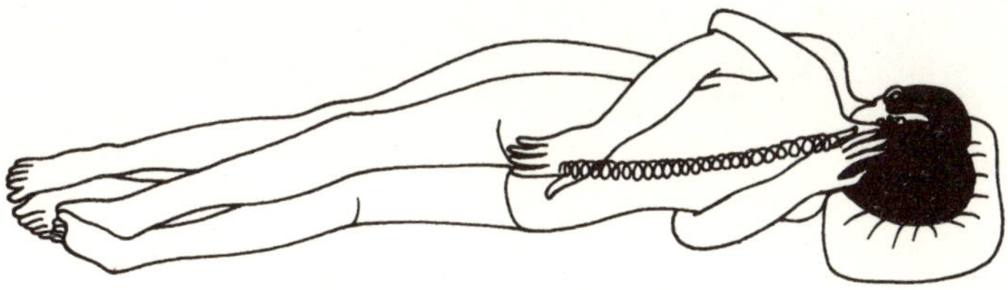

Der C-7 am untersten Halswirbel

Ist der C-7 blockiert, scheint man jegliche Verbindung zur Umwelt zu verneinen, als wäre man alleine gegen den Rest der Welt. Man fühlt sich als Außenseiter, der immer fehl am Platz ist. Das äußert sich zum Teil als Starrköpfigkeit, während man gleichzeitig unter seiner Abgeschlossenheit leidet. Sobald die Energie in diesem Zentrum frei fließen kann, fühlt man eine Art Schutzmantel, der sich vom Nacken her über die Arme ausbreitet und es uns ermöglicht, die Menschlichkeit der anderen anzunehmen, eine flexiblere Sichtweise zu entwickeln und unseren Platz in der Welt zu finden. Wenn sich dieses Gefühl der Verbundenheit bis in unsere Hände ausdehnt, wird uns ihre Heilkraft deutlicher bewußt.

g. Energetisieren Sie den mittleren Nackenpunkt

Das siebente Energiezentrum befindet sich genau in der Mitte des Nackens zwischen dem zweiten und dritten Halswirbel. Bedecken Sie diesen Punkt mit der linken Hand und legen Sie die rechte auf das Kreuzbein, während Sie den vorderen, mittleren und hinteren Abschnitt des Afters leicht anspannen (Abb. 8–23). (Linker und rechter Abschnitt brauchen nicht hochgezogen zu werden.) Lenken Sie die Energie nun in diesen Bereich. Der Nacken ist der wichtigste «Verkehrsknotenpunkt» im Körper. Alle Körpersignale einschließlich der Emotionen, die vom und zum Gehirn gehen, passieren diesen «Engpaß». Bei Streß und emotioneller Belastung sammelt sich die Spannung hier an und verursacht Blockaden.

Abb. 8–23

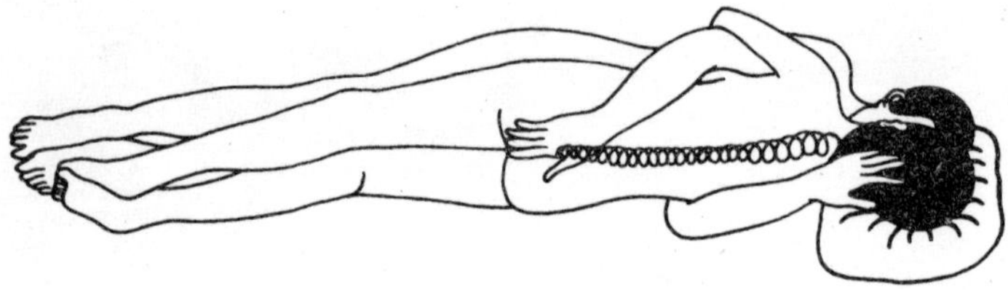

Der mittlere Nackenpunkt

Zahlreiche Meridiane passieren den Nacken und leiten das Organ-Chi zu den höheren Energiezentren und umgekehrt. In der Mitte verläuft das Lenker-Gefäß, während die Meridiane für Blase, Dreifachen Erwärmer und Dickdarm seitlich am Rand des Nackens entlangführen. Die von den Organen erzeugten negativen Emotionen (Zorn in der Leber, Angst in Nieren und Blase, Trauer in Lunge und Dickdarm, Gehetzheit in Herz und Dünndarm, Sorge in Milz, Magen und Bauchspeicheldrüse) «verstopfen» den Nakken, so daß er steif wird.

Hat Ihr Partner zuviel Sexualenergie verloren, fühlt er oft starke innerliche und äußerliche Anspannung, die einen «Emotionsstau» im Nacken verursacht. Sie erkennen es daran, daß er leichter reizbar ist, ängstlich oder frustriert wirkt. Der Nackenpunkt eignet sich besonders gut, um dem Partner bei der Lösung von Spannungen und Emotionen zu helfen. Berühren Sie ihn ganz sanft an diesem Punkt. Sie brauchen den After nicht zu kontrahieren, es genügt, die Finger auf diesen Punkt zu legen und mit Hilfe der eigenen sexuellen Heilenergie alle Spannungen und Emotionen im anderen aufzulösen. Sie können ihn an dieser Stelle auch ganz leicht massieren.

h. Die Handhaltung zur Öffnung des Jade-Kissens

Das achte Energiezentrum, das Jade-Kissen, liegt in der kleinen Vertiefung zwischen dem ersten Halswirbel und der Schädelbasis (dem Okkzipitalknochen). Es befindet sich zwischen zwei Muskelsträngen, außerhalb der Wirbelsäule. Umarmen Sie den Partner sanft und legen Sie die linke Hand über diese Vertiefung, die rechte auf das Kreuzbein (Abb. 8–24). Fühlen Sie die Wärme, die beim Austausch der Sexualenergie entsteht. Auch diesmal sind keine Kontraktionen nötig. Lenken Sie die Energie mit Hilfe Ihrer Konzentration in diesen Bereich, um Spannungen aufzulösen und das Denken zu klären.

Abb. 8–24

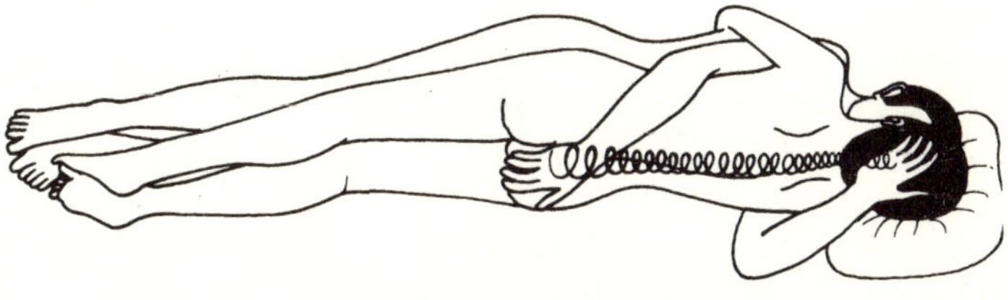

Der Energiepunkt an der Schädelbasis (das Jade-Kissen)

Die Aktivierung des Jade-Kissens öffnet uns für die Kraft der Inspiration. Dieser Punkt ist mit einem Teil des Gehirns verbunden, in dem sich auch das Atemzentrum befindet. Ist er blockiert, fühlt man eine erdrückende Last, die einen nahezu erstickt. Durch die heilende Sexualenergie läßt sich diese Blockade beseitigen. Das Gehirn wird dann revitalisiert, der Geist klärt sich, das Bewußtsein weitet sich aus, und das Gedächtnis wird gestärkt. Man empfindet die Unbegrenztheit eines weiten Himmels. Durch die Öffnung dieses Zentrums verbessert sich auch die Atmung und man fühlt sich inspiriert, als würde etwas, das jenseits unserer Vorstellung liegt, in uns eindringen und durch uns wirken. Richten Sie Ihre Aufmerksamkeit auf diesen Punkt, gehen Sie in die Stille und nehmen Sie die Weite des Raumes und das Strahlen wahr. Dieser Punkt beeinflußt auch Augen, Ohren, Nase und Mund.

i. Legen Sie eine Hand auf den Scheitelpunkt

Der neunte Energiepunkt, oben an der Schädeldecke über dem Mittelhirn, wird Pai-Hui genannt. Er steht mit der Zirbeldrüse in Verbindung. Dem Scheitelzentrum sind die allgemeine Sensibilität und der Sexualzyklus zugeordnet. Es wirkt ebenfalls bestimmend auf das Gehör, auf körperliche Rhythmen, auf den Gleichgewichtssinn und auf die Lichtwahrnehmung über Haut und Augen. Es stellt das dem Gehirn und Rückenmark übergeordnete Zentrum dar. Im Chinesischen heißt der Scheitelpunkt auch die «Verbindung der hundert Punkte».

Ist das Scheitelzentrum blockiert, fühlt man keinerlei Verantwortung für das eigene Leben, eher eine Art Unkontrolliertheit und Unbesonnenheit. Man unterliegt Täuschungen und falschem Stolz und hat unter sprunghaften Launen und Kopfschmerzen zu leiden. Ist das Zentrum geöffnet, erfährt man die Führung durch höhere Kräfte und blüht auf wie eine Blume, die ihren Duft und ihr Glücksgefühl verströmt. Dann ist man Herr über die eigene Erfahrung und deren Ausdruck im Leben.

Auf den höheren Stufen der taoistischen Praxis dient der Scheitelpunkt als Kompaß, der Seele und Geist eines Menschen an den Ort führt, an den er schließlich gelangen soll. Bei voller Entwicklung dieses Zentrums können Sie ein klares, schöpferisches Licht wahrnehmen, das Ihrem Geistkörper als Stütze und Wegweiser dient.

Legen Sie die linke Hand auf die Schädeldecke, die rechte auf das Kreuzbein, kontrahieren Sie die drei Abschnitte des Afters und den Chi-Muskel ganz sanft und lenken Sie das Chi bis zum Scheitelpunkt (Abb. 8–25). Unterstützen Sie diesen Energiefluß, indem Sie nach oben blicken und Ihre Konzentration auf diesen Punkt lenken. Anfangs spüren Sie dabei im Innern des Kopfes möglicherweise etwas Druck oder eine Art Ausdehnung. Das zeigt, daß die Energie dieses Zentrum erreicht hat. Mit Hilfe Ihrer Geisteskraft, der Augen und der übrigen Sinne lassen Sie die Energie neun-, achtzehn- oder sechsunddreißigmal im Uhrzeigersinn kreisen.

Abb. 8–25

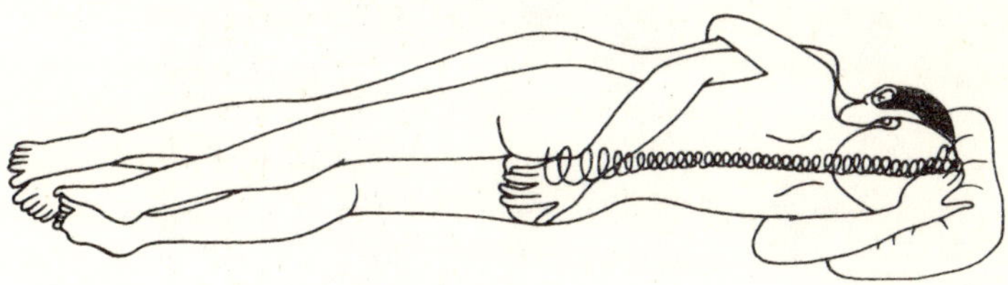

Der Scheitelpunkt

j. Die Bedeutung des dritten Auges

Dieses Zentrum, das zwischen den Augenbrauen in der Stirnmitte liegt, strahlt wie eine Sonne und öffnet sich wie eine Blüte, wenn die heilende Sexualenergie vom Scheitelpunkt herabströmt. Ist das Stirnzentrum geöffnet, kennt man seine Bestimmung im Leben. Es ist ein direktes und einfaches Wissen, das uns mit intuitiver Weisheit erfüllt und uns den Weg weist. So wird man sich seines wahren Wesens bewußt. Sobald sich dort genügend positive Energie angesammelt hat, nimmt man einen feinen Duft wahr, spürt den Nektar auf die Zunge herabfließen, oder man sieht eine leuchtende blaue Perle. Bei Blockaden in diesem Zentrum ist der Geist ruhelos, wandert unentschlossen umher und der innere Dialog der Selbstkritik und der Herabsetzung scheint sich endlos fortzusetzen. Ist dieser

Punkt verschlossen, hat man den Eindruck, über kein direktes Wissen oder keinerlei direkte Wahrnehmung zu verfügen.

k. Die Funktion des Halszentrums

Vom dritten Auge strömt die Energie durch Nase, Gaumen und Zunge bis zum Halszentrum hinab. Es liegt in der Vertiefung am unteren Ende des Halses, am Brustbeinansatz. Das Halszentrum stellt das Zentrum für Kommunikation und Veränderung dar. Ist es geöffnet, kann unser Selbstausdruck verbal und nonverbal frei fließen. Dieses Zentrum enthält die Macht des Wortes: Was man ausspricht und worum man bittet, geschieht tatsächlich. Es klärt, was und wie wir reden, bis wir das, was wir sagen, auch wirklich leben. Außerdem ermöglicht ein geöffnetes Halszentrum luzide Träume, also die Kommunikation zwischen unserer Seele und unserem wahren Selbst. Ist dieses Zentrum hingegen verschlossen, empfindet man ein würgendes Schuldgefühl und hat Schwierigkeiten beim Schlucken, als hätte man einen Kloß im Hals. Man weigert sich gegen jede Veränderung. Lassen Sie die warme Energie zum Hals und zur Kehle ausstrahlen, als würden Sie die Wärme der Sonne dort fühlen. Lassen Sie die Verschlossenheit und alle Erinnerungen an dieses Gefühl los. Das Zentrum wird sich allmählich öffnen und die Macht des Wortes wird für Sie fühlbar. Spüren Sie die Klarheit in Ihren Träumen und die neue Fähigkeit, sich auszudrükken.

Der Energiestrom fließt von selbst weiter zum Herzzentrum in der Brustmitte, etwa drei Zentimeter unterhalb des Brustbeins. Dieser Punkt ist für Frauen besonders bedeutsam. Er ist ein zentrales Transformationszentrum für die weibliche Sexualenergie und beherbergt die Heil- und Liebesenergie der Frau.

l. Die Bedeutung des Nabelzentrums

Durch die Öffnung des Nabelzentrums erfahren wir Ausgewogenheit, Gleichmut und Zentriertheit. Wir können uns selbst und andere mühelos akzeptieren. Wir sind von einer Achtsamkeit erfüllt, die es uns ermöglicht, die Dinge einfach sein zu lassen, wie sie sind, in ihrer Eigenart zu schätzen und wahre Fülle zu erleben. Ist das Zentrum blockiert, sind wir labil und haben keine innere

Mitte. Der Nabel dient als Speicher für überschüssige Energie und nimmt so auch die Energie unserer Arbeit auf. Wenn der Energiestrom kontinuierlich fließt, öffnet sich der Nabel von selbst. Je mehr sich das Nabelzentrum mit Energie füllt, um so stärker werden Sie es als Ihren sicheren Platz empfinden. Hier spüren Sie die ursprüngliche Verbindung zur Mutter, aus diesem Zentrum wurden Sie genährt, als Sie in diese Welt kamen. Es repräsentiert die natürliche Fülle.

Für die Energiepunkte des vorderen Kanals (Stirn-, Hals- und Nabelzentrum) ist die Unterstützung durch Handstellungen nicht unbedingt erforderlich, da die Energie von selbst hinabfließt, wenn man die Zunge an den Gaumen legt. Sie können jedoch, wenn Sie möchten, eine Hand auf dem Scheitel Ihres Partners ruhen lassen und mit der anderen sanft jeweils eines der angesprochenen Energiezentren berühren. Hier handelt es sich um keine Reflexpunkte.

Wenn Sie nun die Handstellungen beim Liebesakt praktisch anwenden wollen, nehmen Sie sich einen Punkt nach dem anderen in der angegebenen, richtigen Reihenfolge vor. Am Anfang sollten Sie noch nicht alle Energiezentren in einem Übungsdurchgang behandeln. Später, sobald die Meridiane Ihres Partners geöffnet sind, können Sie auch einzelne Energiepunkte auswählen. Richten Sie sich nach den Bedürfnissen des Partners. Erklären Sie ihm vorher die Handstellungen und was Sie damit erreichen wollen. Lassen Sie ihn zum besseren Verständnis auch dieses Buch lesen. Beiderseitiges Verstehen und gemeinsame Praxis werden zu einem harmonischen Ergebnis führen.

C. Zusammenfassung der Methode des Handauflegens beim Liebesakt

Wenn beim Liebesakt die Geschlechtsorgane beider Partner miteinander in Kontakt sind, sind dadurch gleichzeitig ihre vorderen Energiekanäle (Diener-Gefäß) miteinander verbunden. Die energetische Verbindung über das Diener-Gefäß erfolgt bei sexueller Erregung sogar noch leichter. Zu diesem Zeitpunkt erzeugen alle Organe und Drüsen große Mengen an Energie, die in den Genitalbereich hinabfließt. Wird diese Kraft nicht nach oben umgeleitet, strömt ein Großteil der vom Körper produzierten Vitalenergie ins Universum aus und ist Ihnen in keiner Weise dienlich, außer Sie streben eine Schwangerschaft an.

Lenken Sie die sexuelle Erregungsenergie mit Hilfe der Hände zunächst in der beschriebenen Reihenfolge die Wirbelsäule empor. Bei fortgeschrittener Praxis können Sie die Hände dann gleich auf bestimmte Stellen legen, damit die Energie rascher von einem Punkt zum nächsten springt.

1. Lenken Sie die sexuelle Erregungsenergie zum Nierenpunkt

Beginnen Sie mit einem Vorspiel, um Ihren Partner (oder er Sie) zum «Siedepunkt» zu bringen. Denken Sie daran, daß die Organe und Drüsen und die Sexualenergie «bereit» sein müssen, wenn Sie mit dem Liebesakt beginnen. Sonst kann nur wenig Energie ausgetauscht werden. Das kann den Organen, Drüsen und Geschlechtsorganen sogar schaden. Ist die Sexualkraft fühlbar aktiviert, umarmen Sie einander eine Zeitlang. Dann setzen beide Partner die Hände gleichzeitig ein. Es kann aber auch nur einer diese Methode anwenden und dem anderen helfen. Legen Sie die Innenfläche der rechten Hand auf das Kreuzbein, so daß sie über dem Kreuzbeinspalt ruht, während der Mittelfinger die Spitze des Steißbeins berührt (Abb. 8-26). Fühlen Sie, wie die Hitze von der Wirbelsäule

Abb. 8–26

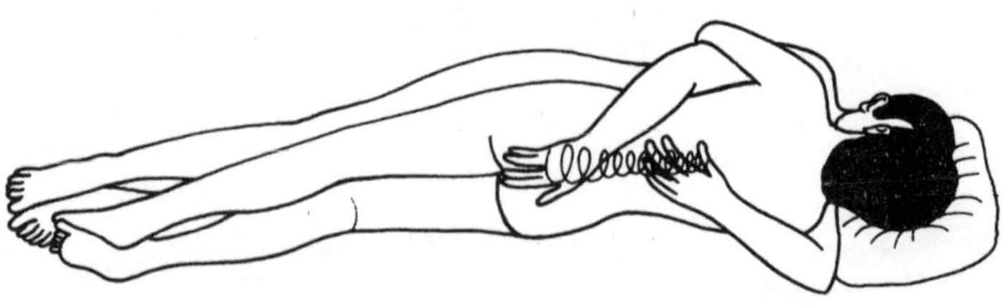

Lenken Sie die Energie zum Nierenpunkt

aufgenommen wird und die Kreuzbeinpumpe aktiviert. Legen Sie die linke Hand auf das Tor des Lebens (zwischen zweitem und drittem Lendenwirbel gegenüber dem Nabel). Nun strömt die Sexualenergie vom Genitalbereich über das Kreuzbein bis zum Nierenpunkt hoch. Falls nötig, nimmt der Behandelte zum Lenken der Energie den Aftermuskel zu Hilfe. In diesem Augenblick kann er auch die sexuelle Heilenergie in die Nieren «einatmen» und sie mit dieser kreativen, wohltuenden Kraft umhüllen und erfüllen.

2. Gehen Sie bis zum T-11

Sobald die Sexualenergie wieder abgesunken ist, kann sie durch eine Reihe von Stößen – dreimal flach, einmal tief; sechsmal flach, einmal tief oder neunmal flach, einmal tief – des Mannes wieder angeregt werden. Die Tao Meister entdeckten den G-Punkt schon vor Jahrtausenden. In all ihren Aufzeichnungen über Sexualkraft empfehlen sie flache Stöße, da die Eichel des Penis auf diese Weise die Eichel der Frau, die Klitoris, und gleichzeitig den G-Punkt stimulieren kann. Steigern Sie die Energie so lange, bis wieder ein Austausch erfolgen kann. Umarmen Sie einander wieder eine Zeitlang, die rechte Hand verweilt am Kreuzbein, während Sie die linke auf den T-11, den Nebennierenpunkt, legen (Abb. 8-27). Bleiben Sie so lange in dieser Stellung, bis beide Partner den Energiestrom fühlen.

Abb. 8–27

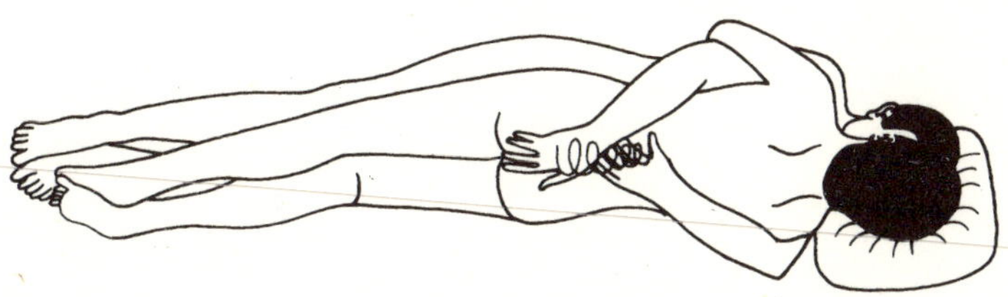

Lenken Sie die Energie zum T-11

3. Der Leber- und Milzpunkt

Wiederholen Sie die Übung in der oben beschriebenen Weise, wobei Sie diesmal die linke Hand auf den Leber- und Milzpunkt in der Mitte des Rückens, unterhalb der Schulterblätter, legen (Abb. 8-28).

Abb. 8–28

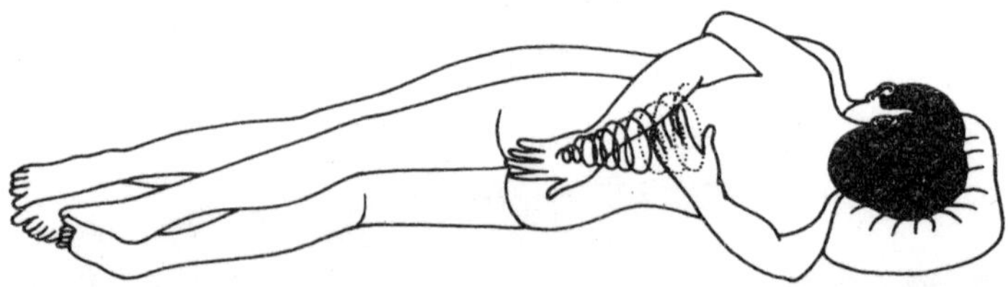

Lenken Sie die Energie zum Leber- und Milz-Punkt

4. Der Herzpunkt

Nachdem Sie die Sexualenergie durch eine Serie von Bewegungen wieder gesteigert haben, umarmen Sie einander. Die rechte Hand bleibt am Kreuzbein, die linke liegt auf dem Herzpunkt, der sich zwischen vierter und fünfter Rippe (dem Herzzentrum gegenüber) befindet (Abb. 8-29).

Abb. 8–29

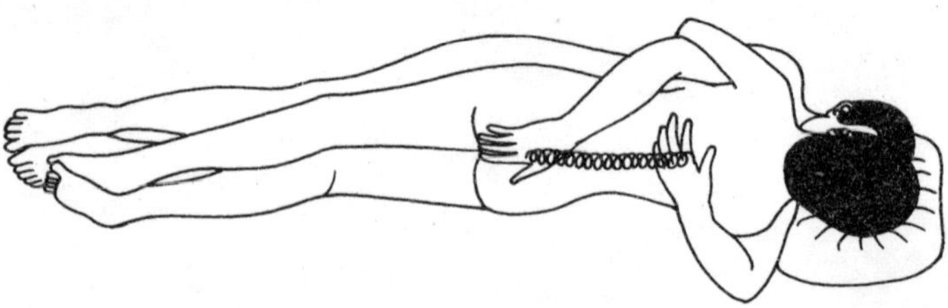

Lenken Sie die Energie zum Herzpunkt

5. Der C-7

Verstärken Sie die Sexualenergie wieder bis zum Höhepunkt und umarmen Sie einander. Die Stellung der rechten Hand bleibt gleich, während Sie die linke auf den C-7 am unteren Ende des Nackens legen. Die Sexualenergie wird mit Hilfe der Hände Ihres Partners, des Chi-Muskels, der Augen und der Konzentrationskraft emporgezogen.

6. Lenken Sie die Erregungsenergie bis zum Jade-Kissen

Sie lassen wiederum die Sexualenergie ansteigen und umarmen einander. Die rechte Hand liegt auf dem Kreuzbein, die linke an der Schädelbasis des anderen. Wenn dieser Punkt mit dem Kreuzbein verbunden wird, aktivieren sich Kreuzbein- und Schädelpumpe und der Fluß der Sexualenergie intensiviert sich. Die ständige Steigerung dieser Pumpenaktivität ist für Ihre Gesundheit sowie für die spirituelle Praxis äußerst wichtig.

7. Die Energie strömt bis zum Scheitelpunkt

Wiederholen Sie die Übung auf die gewohnte Weise, wobei die linke Hand nun auf dem Scheitelpunkt des Partners liegt. Wenn Ihre Energiebahnen weit genug geöffnet sind, werden Sie allmählich eine Art Jungbrunnen fühlen, der wie eine Fontäne die Energie über das Gehirn versprüht. Sobald das Gehirn gefüllt ist, strömt die Energie wie ein Schauer über das Diener-Gefäß zu Zunge, Herz und Nabel.

8. Der Energieaustausch über Augen, Nase und Zunge

Nun sehen Sie Ihrem Partner in die Augen. Die Augen sind in diesem Moment von Energie erfüllt, die Sie miteinander austauschen können. Sie fühlen deutlich, daß Sie in die Seele des Partners blikken. Ihre Augen und die seinen ziehen einander magnetisch an und der Energieaustausch über Augen und Zunge kann in diesem Moment sehr intensiv sein.

Reiben Sie Ihre Nase an der des Partners und lassen Sie den Energiefunken überspringen.

Jetzt küssen Sie Ihren Partner und streicheln seine Zunge mit der Ihren. Fühlen Sie, wie sich die prickelnde Energie überträgt. Der Duft der Energie, die über Mund und Gaumen ausgetauscht wird, ist unbeschreiblich.

Augen, Nase und Mund fördern den Energiefluß und -austausch über das Diener-Gefäß. Bei dieser Praxis verstärkt sich der Speichelfluß oft sehr. Sie sollten den Speichel des anderen aber nur schlucken, wenn Sie beide wirklich gesund sind.

9. Die Heilwirkung ist zu bestimmten Tageszeiten stärker

Nach taoistischer Ansicht werden die Organe des Körpers und ihre zugeordneten Meridiane zu bestimmten Tageszeiten besonders stimuliert und aktiviert (Abb. 8-30).

Gute Gesundheit beruht auf dem vollkommenen Gleichgewicht aller Organ- und Meridianenergien. Richtig gelebte Sexualität wirkt anregend und belebend, kann aber einen Körper, dessen Energien nicht im Gleichgewicht sind, schwächen, wenn sie zu einer energetisch falschen Zeit vollzogen wird. Da der Liebesakt den Menschen öffnet und für universelle Energien empfänglich macht, sollte man weise sein und einen Zeitpunkt wählen, zu dem diese Energien wohltuend wirken.

Am besten geeignet ist der frühe Morgen, wenn der Körper ausgeruht ist. Wenig empfehlenswert ist Sex am späten Abend, vor allem, wenn man müde oder abgespannt ist, weil die Organenergien dann zur Bewältigung der Sexualkraft nicht stark genug sind. Falls das für Sie der einzig mögliche Zeitpunkt ist, sollten Sie vorher kurz schlafen oder sich zumindest ein wenig ausruhen. Die in diesem Kapitel beschriebenen Positionen beim Liebesakt können Ihnen und Ihrem Partner helfen, jeweils einen bestimmten Bereich der Sexualorgane zu stimulieren, um damit eine heilende Reflexwirkung in den Körperorganen zu erzielen. Der wichtigste Teil der Praxis besteht jedoch im Öffnen der Meridiane durch die verschiedenen Handstellungen, so daß die Sexualenergie den Organen und

Drüsen direkt zufließen kann. Sobald Ihnen das gelungen ist, können Sie die Sexualenergie mehr mit Hilfe gedanklicher Kraft lenken und brauchen die Handstellungen nur noch selten oder gar nicht mehr zu benutzen.

Am Anfang probieren Sie jeweils nur eine Handhaltung aus und beobachten, ob sich die Energiebahnen des Partners öffnen. Wenn Sie seine Meridiane nicht öffnen können, senden Sie noch mehr von Ihrer eigenen Sexualenergie dorthin. (Dasselbe gilt natürlich auch umgekehrt.) Die Frau kann den Energieaustausch erleichtern, indem Sie den Penis fest mit der Vagina umfaßt und ihn zusammendrückt. Achten Sie jedoch auf den richtigen Zeitpunkt. Ihr Partner darf nicht zu erregt sein, sonst ejakuliert er. Quetschen Sie eine Zeitlang und lassen Sie dann wieder los. Nun atmen Sie aus und senden die Sexualenergie geistig an den Punkt, an dem sie Ihr Partner benötigt, indem Sie ihn dort mit den Handflächen berühren. Bei fortgeschrittener Praxis wird die Energie immer leichter durch Ihre Hände an die gewünschte Stelle strömen. Sie werden die Kraft eindeutig spüren oder sogar schmecken können.

Tafel der Entsprechungen

(Abb. 8–30)

Element	**Metall**	**Wasser**	**Holz**	**Feuer**	**Erde**	**(Feuer)**
Hauptorgan (tsang)	Lunge	Nieren	Leber	Herz	Milz,	Perikardium (Herzbeutel)
Nebenorgan (fu)	Dickdarm	Blase	Gallenblase	Dünndarm	Magen, Bauch-speicheldrüse	Drei Erwär-mer
Körperteile	Brust, Innen-seite der Arme	Brust, Innen-seite der Beine, Seite des Fußes	Innenseite der Beine, Leisten, Zwerchfell, Rippen	Achselhöhlen, Innenseite der Arme	Gesicht, Brust, Seiten der Beine, Leisten	Schläfe, Außenseite der Arme, Ohren-gegend
Finger	Zeigefinger	kleiner Finger	Ringfinger	Mittelfinger	Daumen	
Gewebe, Flüssig-keiten etc.	Schleimhäute, Haut	Knochen	Sehnen und Faszien, Nägel	Blut, Schweiß	Muskeln	
Sinnesorgan	Nase	Ohren	Augen	Zunge	Mund, Lippen	
Sinn	riechen	hören	sehen	reden	schmecken	
Geschmack	scharf	salzig	sauer	bitter	süß	
Jahreszeit (der größ-ten Aktivität)	Herbst	Winter	Frühling	Sommer	Spätsommer	
Tageszeit	Abend	Nacht	Morgen	Mittag	Nachmittag	
Stunde: tsang (fu)	3–5 (5–7)	17–19 (15–17)	1–3 (23–1)	11–13 (13–15)	7–9 (9–11)	19–21 (21–23)
Klima	Trockenheit	Kälte	Wind	Hitze	Feuchte	

Farbe	weiß	dunkelblau/ schwarz	grün	rot	gelb	
positive Emotionen	Rechtschaffenheit, Mut, Loslassen, Leere, Anpassungsfähigkeit	Sanftheit, Gelassenheit, Wachheit, Stille	Freundlichkeit, Phantasie, Tatkraft	Freude, Liebe, Glück, Ehre, Respekt, Kreativität, Enthusiasmus, Geist, Ausstrahlen, Konzentration, Einsicht, Selbstbewußtsein	Ausgeglichenheit, Offenheit, Mitgefühl, Nachdenken, Musikalität, Gerechtigkeit	
negative Emotionen	Trauer, Depression, Kummer	Furcht, Angst, Streß	Ärger, Zorn, Wut, Aggressivität	Ungeduld, Hektik, Launenhaftigkeit, Grausamkeit, Arroganz	Sorgen, Grübeln, Mitleidigkeit	
Gefühlsäußerung	weinen	stöhnen	rufen	lachen	singen	
Heilender Laut	SSSSS	Kerze ausblasen	SCHHH	HHAAA	HHUUU	HHIII
Artikulation des Lautes	Zunge hinter den Zähnen	Lippen gerundet wie bei «O»	Zunge nahe am Gaumen	Mund weit geöffnet	guttural	Luft strömt zwischen gespreizten Lippen aus

Tabelle der wichtigsten energetischen Entsprechungen nach der Lehre von den Fünf Elementen (Wandlungsphasen)

D. Der taoistische Liebesakt und der Tal-Orgasmus

Der Tal-Orgasmus verhilft uns zu größerer Lust, zu mehr Heilkraft und einem Plus an Energie, das auf die spirituelle Ebene übertragen werden kann. Beim Mann tritt der Tal-Orgasmus auf, wenn die Erregung 99% erreicht hat und er knapp vor der Ejakulation steht. In diesem Augenblick zieht er den Penis etwas zurück und praktiziert das Große Emporziehen, um die Prostata sozusagen zu «melken». Anstatt den Samen austreten zu lassen, lenkt er den Strom nach innen und oben, wo die orgasmische Energie transformiert wird. Dann entspannt er sich und läßt die Erregung auf etwa 60% absinken. Anschließend beginnt er mit einer Serie von neun flachen und einem tiefen Stoß, um die Erregung wieder bis auf 99% zu steigern. Nun folgt wieder das Große Emporziehen mit dem Energieaustausch und die Entspannungsphase. Der gesamte Vorgang wird wiederholt. Bei jedem Großen Emporziehen verdoppelt und verdreifacht sich seine Sexualenergie. Diese Vervielfachung kann nach Belieben fortgesetzt und die Energie in höhere Zentren gelenkt werden, solange man sie nicht austreten läßt. Sexualenergie ist die einzige Energie, die sich unbegrenzt steigern und vervielfachen läßt. Die Orgasmusempfindung klettert mit jedem Mal höher als vorher und strömt durch den Kleinen Energiekreislauf zu den Organen und Drüsen. Dieser Organ-Drüsen-Orgasmus auf höherer Ebene unterscheidet sich deutlich von dem auf die Genitalien beschränkten, kurzen Orgasmus, der den Verlust von Vitalenergie verursacht.

Verwechseln Sie nicht Orgasmus mit Ejakulation, das sind zwei verschiedene Dinge. Der Orgasmus ohne Ejakulation kann beliebig ausgedehnt werden, und der Mann kann dabei beliebig hoch steigen. Sobald aber eine Ejakulation erfolgt ist, bedeutet dies den Verlust des Orgasmus. Am lustvollsten ist der Höhepunkt direkt vor der Ejakulation. Viele Männer wollen über diesen Punkt noch hinaus, was aber das Ende des Orgasmus und den Verlust der aufgebauten Sexualenergie darstellt, wenn man auf diesem Gebiet nicht geschult ist.

Bei Frauen ist der Tal-Orgasmus noch wesentlich intensiver.

Die Frau kann dabei in unbegrenzte Höhen emporsteigen und den Orgasmus immer noch weiter verfeinern und erhöhen. Wie schon erwähnt, verliert die Frau ihre Sexualenergie kaum durch den Liebesakt, sondern vor allem durch die Menstruation. Frauen können zwar ebenfalls ejakulieren, verlieren aber nur Flüssigkeit und keine Eizelle. Der Mann verliert bei einer Ejakulation etwa zweihundert Millionen Samenzellen. Die Frau kann 99% der Erregung erreichen, das Große Emporziehen durchführen und die Energie in den Kleinen Energiekreislauf lenken, den Energieaustausch mit den Organen vollziehen, sich entspannen und von neuem beginnen, um einen höheren Orgasmus zu erlangen. Auch bei ihr verdoppelt und verdreifacht sich die Energie mit jedem Mal, solange Sie sie nach innen und oben lenkt. Im Vergleich zum Mann fällt der Frau das Erlernen des Großen Emporziehens viel leichter, da sie die Ejakulation nicht zu kontrollieren braucht. Auch die emotionale Verhaftung, die viele Männer in bezug auf ihre Ejakulation entwickeln, gilt für die Frau in Zusammenhang mit ihrer Periode nicht. Die Aussicht, weniger Menstruationsbeschwerden zu haben, erscheint wohl kaum einer Frau als Bedrohung ihrer Weiblichkeit.

1. Die Erhöhung der heilenden Sexualkraft durch die mehrmalige Wiederholung des Großen Emporziehens

Wie schon erwähnt, wiederholen wir das Große Emporziehen beim Tal-Orgasmus mehrmals, um die Energie nach innen und oben zu lenken. In dem Maße, wie die Kraft nach oben gezogen wird, steigert sie sich nahezu ins Unerschöpfliche, vorausgesetzt, man läßt sie nicht vorher ausfließen. Dieses Zurückhalten oder Emporziehen besteht darin, daß beide Partner ihre Erregung bis auf 99% ansteigen lassen, dann die Sexualenergie nach oben lenken und ausruhen, bis die Erregung wieder auf etwa 60% abgesunken ist. Bei jedem Emporziehen erhöht sich die Energie merklich und sie verinnerlicht sich auch immer mehr. Anstatt diese Kraft durch «normalen» Sex zu verlieren und danach Erschöpfung und Depression zu verspüren, werden Sie sich nach dem Emporziehen vitaler und erfrischter als vorher fühlen und mit Heilenergie erfüllt sein.

Das taoistische System beschreibt die Vorzüge der verschiedenen Stufen des Großen Emporziehens folgendermaßen:

a. Das erste Emporziehen
Die Energie des ersten Großen Emporziehens hebt das gesamte Energieniveau des Körpers.

b. Die zweite Stufe
Die zweite Stufe stärkt die Sinnesorgane und wirkt verjüngend auf den ganzen Körper.

c. Die dritte Stufe
Mit der dritten Stufe verbessert sich das Immunsystem, wodurch die Abwehrkraft gegen die verschiedensten Krankheiten gestärkt wird. Viele meiner Schüler haben diese Methode verwendet, um Grippe oder andere Erkältungskrankheiten rascher auszuheilen.

d. Die vierte Stufe
Das vierte Emporziehen stabilisiert die inneren Organe. Viele Menschen werden mit Organen geboren, die nicht ganz an der richtigen Stelle liegen oder die sich leicht verlagern. Bei einigen setzen z. B. die Ohren höher an, bei anderen etwas tiefer, oder die Form ist anders. Dasselbe gilt für die innere Anatomie. Bei manchen liegen die Nieren zu weit hinten oder zu weit vorne, oder der Magen hat sich gesenkt, die Bauchspeicheldrüse liegt zu hoch, oder die Lunge ist zu groß oder zu klein. Zahlreiche körperliche Probleme, auch chronische Beschwerden, die dem Betreffenden möglicherweise gar nicht bewußt sind, können darauf zurückgehen. Durch die Kraft der Sexualenergie können eine Magensenkung oder ein Gebärmuttervorfall zumindest gemildert werden. Sobald man den inneren Chi-Druck steigern kann, werden auch die Organe gekräftigt und stabilisiert.

e. Die fünfte Stufe
Die fünfte Stufe kräftigt die Blutgefäße, behebt hohen Blutdruck und fördert die Blutbildung (z. B. bei Anämie).

f. Die sechste Stufe
Das sechste Emportziehen wirkt bei Beschwerden im unteren Rückenbereich heilsam.

g. Die siebente Stufe
Die siebente Stufe stärkt die Extremitäten, die Knochen und das Knochenmark.

h. Die achte Stufe
Das achte Emporziehen kräftigt die Milz und die Aura des Körpers. Es schützt damit auch vor negativen Emotionen, die von außen her auf uns zukommen.

i. Die neunte Stufe
Die neunte Stufe des Großen Emporziehens dient zum Aufbau und zur Kräftigung des spirituellen Körpers und versieht uns mit spiritueller Nahrung.

j. Die zehnte Stufe
Das zehnte Emporziehen versetzt uns in einen völlig vergeistigten oder luziden Zustand, der nicht durch Raum und Zeit begrenzt ist.

2. Einseitiger oder wechselseitiger Energieaustausch?

a. Einzelpraxis als Vorbereitung
Anfänglich ist das Große Emporziehen körperlich etwas anstrengend. Übt man zunächst allein, ist es leichter, die Energie bis zum Gehirn hochzulenken. Wenn die Steuerung schließlich nur durch Gedankenkraft erfolgt, wird das Große Emporziehen mühelos. Die Einzelpraxis ist vor allem deshalb so wichtig, weil man sich sonst zu rasch entmutigen läßt, wenn man mit dem Partner nicht zum Orgasmus gelangt. Der *Hite Report* gibt an, daß Frauen beim Masturbieren innerhalb weniger Minuten zum Orgasmus gelangen. Sind Sie nach der Einzelpraxis «orgasmusgeübt», kann nun mit einem Partner die Erregungsphase wesentlich gesteigert und intensiviert werden. Die Präzision und die zeitliche Abstimmung ergeben sich aus der Praxis.

b. Der gegenseitige Energieaustausch

Vom Kleinen Energiekreislauf her wissen Sie, daß die Zunge die Funktion eines Schalters hat, der die beiden Hauptkanäle im Körper miteinander verbindet. Über die Zungen können Sie auch beim Liebesakt Ihre beiden Energiekreisläufe miteinander verbinden. Die Genitalien wirken auf dieselbe Weise. Die aufgebaute Energie kann nun unabhängig von der Position, die Sie einnehmen, über diese beiden «Schalter» in den Kleinen Energiekreislauf Ihres Partners gelenkt werden und umgekehrt.

Die Energie kann über verschiedene Routen ausgetauscht werden. Sie können z. B. einen gemeinsamen Kreislauf bilden: Der Energiestrom geht von Ihrer Zunge auf die des Partners über, fließt durch sein Diener-Gefäß hinunter zum Nabel und zum Penis, fließt in Ihre Scheide, hinunter zum Damm und strömt Ihr Lenker-Gefäß (Wirbelsäule) empor zum Gehirn, hinunter zur Zunge und wieder zum Partner. Die Kraft kann auch in einer Achterschleife jeweils abwechselnd durch den ganzen Energiekreislauf beider Partner fließen, oder man erfährt sie als einen umhüllenden Kokon außerhalb des Körpers oder als eine Präsenz, die über dem Kopf fühlbar ist. Da die Erregungsenergie der Frau nicht so warm ist wie die des Mannes, kann der Partner ihre kühle bzw. sie seine wärmere Energie deutlich wahrnehmen, wie sie in den Körper eindringt.

c. Die Frage des sexuellen Vampirismus

Die Frage, ob ein Partner die Sexual- bzw. Lebenskraft des anderen schwächen kann, ist in taoistischen Kreisen schon lange bekannt. Legenden berichten, daß sich alte Männer in China früher gerne junge, kinderlose Frauen aussuchten, von denen sie annahmen, daß sie über besonders viel Yin-Energie verfügen würden. Beim Geschlechtsverkehr vollführten sie dann – ohne Wissen der Frau – das Große Emporziehen, um die weibliche Yin-Energie aufzunehmen und ihre eigene Kraft auf Kosten der Frau zu stärken. Sobald jedoch eine Frau die taoistischen Liebestechniken beherrscht, ist sie noch wesentlich stärker als der Mann. Eine Frau kann die Kraft ihres Partners viel schneller absaugen als umgekehrt. Es kursieren viele Geschichten über Personen, die diese Methoden in schlechter Absicht und auf falsche Weise verwendet haben und dadurch viel

Macht und starke negative Kräfte erlangten. Die selbstsüchtige Verwendung dieser auf das Höhere gerichteten taoistischen Methoden bewirkt immer die Entwicklung einer negativen Energie, die schließlich den Ausübenden selbst zerstört. Wird die gleiche Ausgangskraft, die Sexualenergie, aber richtig eingesetzt, kann sie zur Erreichung guter Gesundheit und zur spirituellen Weiterentwicklung sehr hilfreich sein.

Nach den taoistischen Lehren kann die Schwächung des Partners allerdings auch ohne böse Absicht, d. h. unabsichtlich, erfolgen. Das geschieht vor allem, wenn nur einer der Partner diese Praxis beherrscht. Als Sicherheitsmaßnahme dient hier das Kreisenlassen der eigenen Energie durch den Körper beider Partner. Dieser Austausch verhindert, daß einer der beiden Energie gewinnt, während sie dem anderen verlorengeht.

3. Die Umwandlung von Sexualenergie in spirituelle Liebe durch den Austausch von Yin und Yang.

> «Das Yang kann nur zusammen mit dem Yin wirksam werden, und das Yin kann nur durch die Gegenwart des Yang wachsen.»
>
> (Die Liebesberaterin des Gelben Kaisers)

Unser Universum verändert sich unaufhörlich durch den ewigen Strom der Energien von Yin und Yang. Der zyklische Wechsel von Tag und Nacht stellt eine Verkörperung des Yin-Yang-Prinzips dar. Durch diesen ständig wechselnden Energiefluß – das Atmen des Himmels – kann erst Leben entstehen und wachsen. Gäbe es nur den Tag und keine Nacht, würde alles verbrennen. Würde ständig Nacht herrschen, besäße nichts genügend Kraft, um zu wachsen. Als Lebewesen ist auch der Mensch dem Gesetz der Wechselwirkung von Yin und Yang unterworfen.

Der Mensch kann nur dann ein erfülltes Leben führen, wenn er sich mit den Grundkräften des Lebens in Harmonie befindet. Verstößt er gegen das Gesetz des Austauschs von Yin und Yang, indem er die sexuelle Vereinigung der Yin- mit der Yang-Energie unterbindet, kann die Energie im Körper nicht richtig fließen, die Lebenskraft wird langsam zum Stillstand kommen und entweichen. Das Leben wird zum Abgleiten in die Depression, nur hin und wieder durch ein anfallartiges Aufflammen der versklavten Leidenschaften unterbrochen.

Wenn Sie sich vorgenommen haben, das Tao der Heilenden Liebe zu lernen oder schon damit begonnen haben, stehen Sie an der Schwelle zu neuen Erfahrungen. Diese Erfahrung wird Ihre Körper- und Geisteswahrnehmung gründlich verändern. Sie werden Ihren Liebespartner mit völlig anderen Augen sehen und zu einem neuen Verständnis von Sexualität und Liebe finden.

Das «Emporziehen des Nektars in die Goldene Blüte» ist unvollständig, solange kein Austausch von Yin und Yang stattfindet (Abb. 8-31). Die Goldene Blüte ist das Licht, das sich am Scheitelpunkt befindet. Das Große Emporziehen zieht den Nektar oder die Sexualessenz dorthin und speichert sie. Erst durch den Austausch mit Ihrem Geliebten wird die Ching-Energie transformiert. Während dieses Vorgangs erleben Sie eine Sexualität, die als innige Liebe empfunden wird. Der Orgasmus dabei gleicht in nichts mehr dem einfachen, lokal begrenzten äußeren Orgasmus, der nur sehr kurz ist.

Während des ausgedehnten Liebens wird Freude und Lust den gesamten Körper durchströmen und erfüllen. Im Gegensatz zum normalen Höhepunkt, dem «Gipfel»-Orgasmus, erfahren Sie durch diesen andersartigen Orgasmus ein inneres Gleichgewicht, das noch lange, nachdem die Freuden der sexuellen Begegnung längst verklungen und zu einem Schimmer der Erinnerung geworden sind, im Körper gegenwärtig bleibt.

Die Taoisten haben noch viele andere Gründe, um den Tal-Orgasmus zu bevorzugen. Wie eine ständig anwachsende Welle durchflutet das Orgasmusgefühl den ganzen Körper, wodurch sich der innere Orgasmus auf eine halbe Stunde oder ein bis zwei Stunden, unter Umständen sogar noch mehr, verlängert. Damit gipfelt er in einer intensiven Ekstase. Zudem können Sie diese Form der sexuellen Liebe unbegrenzt genießen, ohne mit Ihrer Lebenskraft dafür bezahlen zu müssen.

Während des Tal-Orgasmus können die Liebenden sich entspannen und sich so viel Zeit lassen wie sie wollen, um ihre Zärtlichkeit miteinander zu teilen. Es findet keine heftige Explosion statt, sondern eine Welle höherer, feinstofflicher Energie folgt auf die andere und umhüllt das miteinander verschmolzene Paar. Der Tal-Orgasmus ist keine Technik, sondern vielmehr eine besondere Art der Erfahrung, die die Liebenden geschehen lassen können. Diese Erfahrung kann allerdings durch die bisher beschriebenen Methoden gefördert werden.

Abb. 8–31

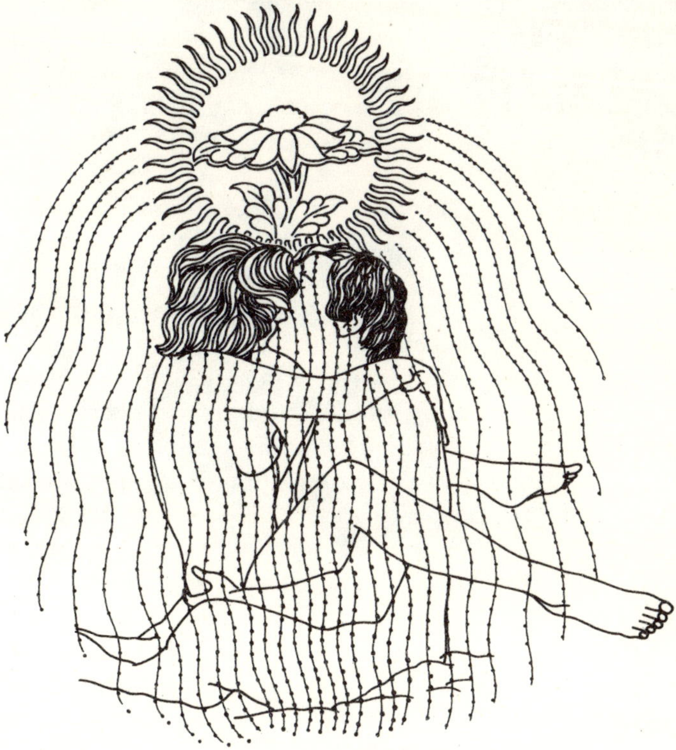

«Der Nektar wird zur goldenen Blüte emporgezogen»

4. Der taoistische Liebesakt in Einzelschritten

a. Das erste Emporziehen

1) Der richtige Zeitpunkt: Wenn Sie als Frau die aktive Rolle übernehmen, können Sie die jeweilige Serie von Stößen (neunmal flach, einmal tief) besser steuern, um die Eichel der Klitoris und den G-Punkt zu stimulieren. Die flachen Stöße reichen nur etwa sechs Zentimeter in die Scheide hinein, so daß sie gerade den G-Punkt berühren. Sobald Sie die Erregung fühlen, versuchen Sie das Orgasmusgefühl zu einer höheren, noch intensiveren Empfindung zu verstärken. Verwenden Sie die Ovar-Atmung, öffnen und schließen Sie die Vagina sanft und ziehen Sie den Chi-Muskel leicht hoch, um den Orgasmus emporzulenken. Wenn Sie den Punkt des Orgasmus erreicht haben, verharren Sie ruhig, während die Eichel des Penis den G-Punkt berührt. Die richtige Stelle fühlt sich wie eine kleine Einkerbung an, in die der Penis genau hineinpaßt. Bleiben Sie eine Zeitlang in dieser Position und tauschen Sie Ihre Energie aus.

Sie müssen mit darauf achten, daß Ihr Partner nicht bis zu dem Punkt gelangt, an dem es kein Zurück mehr gibt. Wenn er kurz vor der Ejakulation steht, können Sie ihm helfen, indem Sie seinen Penis aus der Scheide bis zum G-Punkt zurückziehen, dort wo die Energie ausgetauscht wird. Halten Sie an diesem Punkt inne. Um seinen Drang zur Ejakulation noch stärker zu unterbinden, können Sie nun die Basis, nicht den Kopf, der Eichel kräftig mit den Muskeln des vorderen Scheidenabschnitts zusammenpressen (Abb. 8–32). Sie sollten diese Technik «des festen Umfassens» noch vor dem Drang zur Ejakulation einsetzen, nicht in dem Moment, in dem sie schon beginnt. Wenn Sie das feste «Zupacken» noch nicht richtig beherrschen, kann es sonst leicht zum Samenverlust kommen. Die entsprechenden Muskeln können Sie durch das Große Emporziehen, die Eier-Übungen und das Gewichtheben trainieren.

Abb. 8–32

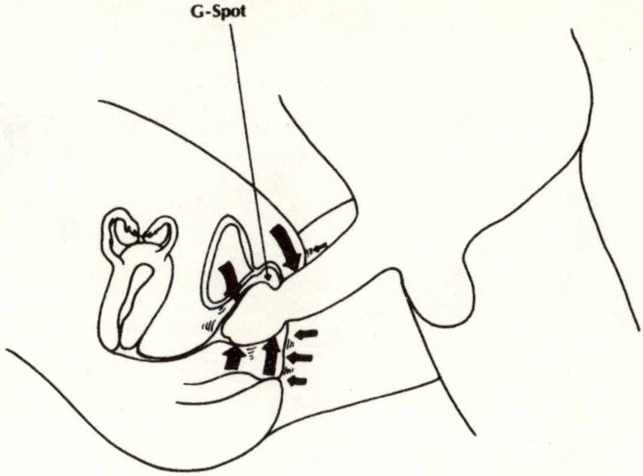

Zum Hinauszögern oder Vermeiden der Ejakulation umfaßt die Frau den Kopf des Penis fest mit der Scheide

Abb. 8–33

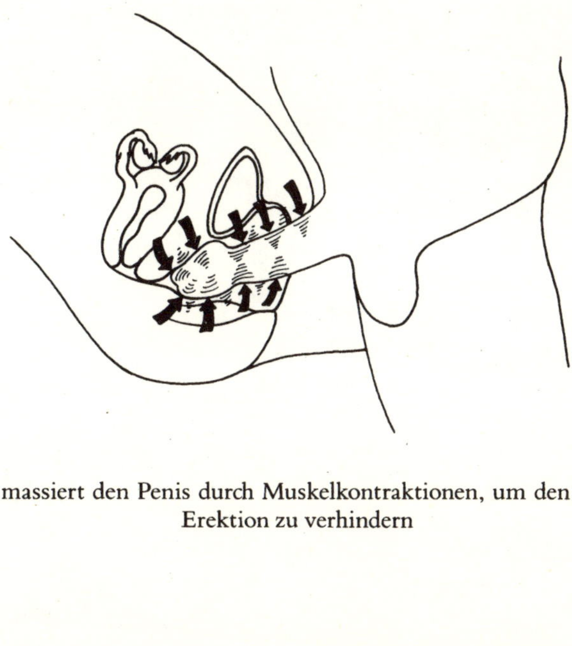

Die Frau massiert den Penis durch Muskelkontraktionen, um den Verlust der Erektion zu verhindern

Das Hinauszögern der Ejakulation ermöglicht Ihrem Partner die Aufrechterhaltung der Erektion, so daß Sie zur nächsten Phase und zum nächsten Energieaustausch gelangen können. Sollte die Erektion nachlassen, können Sie Ihrem Mann wieder helfen, indem Sie nun den ganzen Penis mit Ihren Scheidenmuskeln zusammendrükken und wieder loslassen, wieder zusammendrücken und loslassen usw. (Abb. 8–33).

Entspannen Sie sich und tauschen Sie Ihre Energien aus. Es wäre gut, wenn Ihr Partner wenigstens die starken Muskelkontraktionen des Großen Emporziehens lernen und jetzt praktizieren würde. Beherrscht er einmal diese Technik, brauchen Sie ihn auch nicht mehr durch das Zusammenpressen der Eichel zu unterstützen. Sobald Sie seine männliche, heiße Yang-Energie in sich eindringen fühlen, atmen Sie ein und praktizieren Ihrerseits das Große Emporziehen, wobei Sie Ihre sexuelle Yin-Energie, mit seiner Yang-Kraft vermengt, zu den höheren Energiezentren emporlenken. Lassen Sie die Energie zuerst in Ihren Kleinen Energiekreislauf einfließen. Dann atmen Sie aus und Ihre kühle, weibliche Yin-Energie strömt nun in Ihren Partner ein (Abb. 8–34).

Hier kann Ihr Partner die sanfte Hoden-Atmung einsetzen (die später beschrieben wird), um die eigene kühle Yin-Energie seiner Hoden zusätzlich in seinen Kreislauf aufzunehmen.

Denken Sie daran, daß Sie seine Kraft nicht aufnehmen können, ohne selbst großzügig von der Ihren zu geben. Der gegenseitige Austausch wirkt auf beide Partner heilend. Der Mann benötigt für sein Gleichgewicht die sanfte, empfängliche Energie der Frau. Die Frau braucht hingegen die expandierende männliche Kraft, um ihre innere Harmonie zu erreichen. Darin liegt auch der natürliche Grund für die Anziehung zwischen den Geschlechtern.

War der Mann bisher inaktiv, geht nun er zum Stoßen über. Gelangt er an den «kritischen Punkt», sollte er den Penis wieder bis zum G-Punkt herausziehen und das Große Emporziehen durchführen. Damit gewinnt er wieder die Kontrolle über seine Erregung, während er seine überschüssige Yang-Energie zu Ihnen hin ausatmet. Sie folgen ihm wieder mit dem Großen Emporziehen, lenken die vermengten Energien empor und senden ihm Ihre überschüssige Yin-Energie.

Abb. 8–34

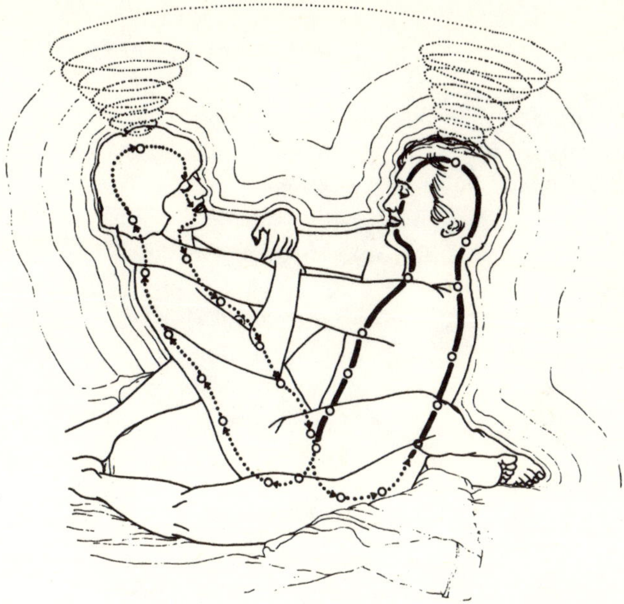

Atmen Sie aus und lassen Sie Ihre kühle, weibliche Yin-Energie in den Partner einströmen

2) Die Umarmung nach der aktiven Phase des Liebesakts: Wenn die aktive Phase des Liebens beendet ist, umarmen Sie sich in einer Ihnen angenehmen Position. Ist der Mann schwerer, liegt die Frau gewöhnlich auf ihm. Wenn die Frau kräftiger ist, bleibt sie auf dem Rücken liegen, so daß der Mann die Energie leichter hochziehen kann. Achten Sie in jedem Fall auf eine bequeme Stellung, in der Sie beide längere Zeit bleiben können. Legen Sie sich zu diesem Zweck vielleicht noch zwei weitere Kissen bereit.

3) Bringen Sie den Atem in Einklang: Vergessen Sie nicht, daß «Chi» im Chinesischen soviel wie «Luft» oder «Atem» bedeutet. Leben ist Atem. Alles Lebendige folgt dem Rhythmus von Ein- und Ausatmen oder einer Kombination beider. Daher klassifiziert die chinesische Philosophie alle Dinge bis zu einem bestimmten Grad als

Yin (Ausatmen) oder als Yang (Einatmen). Der Liebesakt ist im Grunde der Vorgang des Atmens. Sie atmen Ihr Ching in den Körper und die Seele des Partners. Er atmet diese Lebensenergie ein, zieht sie zum Kopf hoch und gibt sie beim Ausatmen wieder an Sie weiter.

Nachdem Sie Ihre Sexualenergien ausgetauscht und einander umarmt haben, wird sich Ihr Atem fast von selbst harmonisieren. Liegen Sie Brust an Brust, legen Sie entweder ein Ohr oder die Nase an die des Partners. So können Sie einander atmen fühlen. Beim Liebesakt stimuliert und aktiviert der Atem alle Lebensvorgänge. Gemeinsames Atmen, im Einklang miteinander, vereint das Paar und richtet ihre Energien so aus, daß sie gemeinsam bis an die Quelle ihres Lebensstromes gelangen können. Sie sollten für den Atem des Partners so sensibel werden, daß sich jeder seiner tiefen, starken Atemzüge genauso intensiv anfühlt wie das Eindringen seines Glieds in die Scheide.

Um Ihrer beider Atem zu koordinieren, atmen Sie zuerst tief aus und lassen Ihre Yin-Essenz zum Partner übergehen. Warten Sie, bis er einatmet und diese Yin-Essenz aufnimmt. Nun atmet er aus und sendet Ihnen über seinen Atem die Yang-Essenz (Abb. 8–35). Setzen Sie dieses Atmen so lange fort, bis Sie sich beide in Harmonie fühlen.

Abb. 8–35

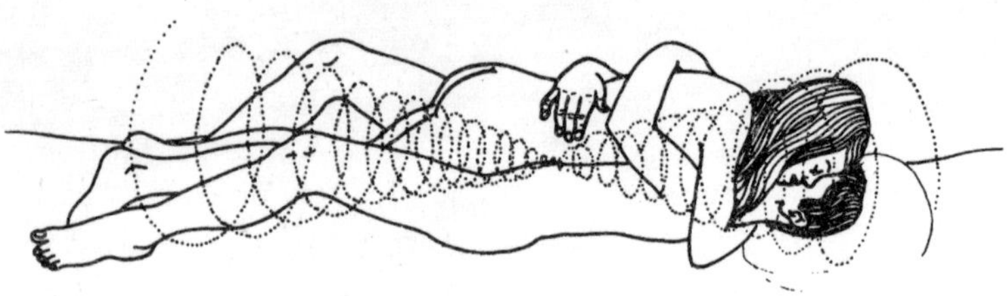

Harmonisieren Sie Ihren Atem in der Ruhephase

4) Atmen Sie die Kraft über die Wirbelsäule bis zum Kopf ein und atmen Sie durch den G-Punkt bzw. Penis aus: Nachdem Sie eine Zeitlang zusammen geatmet haben, ziehen Sie allmählich die Energie zum Scheitelpunkt. Beim Einatmen empfängt der Mann geistig die Yin-Kraft, die von der Vagina in den Penis strömt; die Frau lenkt das Yang aus dem Penis mit ihrer Gedankenkraft in den G-Punkt und die Klitoris. Beide ziehen die Kraft zum Perineum (Hui-Yin) hinunter, von wo sie über das Steißbein (Chang-Chiang), Kreuzbein, den T-11, C-7, C-1 und das Jade-Kissen bis zum Scheitelpunkt (Pai-Hui) strömt. Von hier aus fließt die Energie durch die Zunge, die während der gesamten Übung gegen den Gaumen gedrückt bleibt. Ziel ist es, nicht wie beim Großen Emporziehen Muskelkraft einzusetzen, sondern die Sexualenergie nur durch geistige Konzentration zu lenken. «Denken» Sie die Energie zum Scheitelpunkt empor. Obwohl diese Anweisung anfangs unverständlich erscheinen mag, werden Sie – sobald Sie das Sexual-Kung Fu praktizieren – diese Kraft intuitiv erfühlen und verstehen, was gemeint ist. Die deutliche Verbindung von Körper und Geist wird in dem Maße spürbar, in dem Sie das Chi der Gedanken selbst lenken lernen.

Zu Beginn können Sie den Yin-Yang-Austausch mit Hilfe der Handstellungen und langer, starker Muskelkontraktionen beschleunigen. Wenn Sie die Ausdehnung und Hitze von der Eichel des Partners ausgehen fühlen und sich die Scheide mit Gleitflüssigkeit füllt, atmen Sie langsam und tief durch die Nase ein. Dabei kontrahieren Sie sanft Vagina, Perineum, After und Gesäß, und während Sie die Kontraktion leicht verstärken, «denken» Sie die Energie in die Klitoris, den G-Punkt, über den Hui-Yin in den Chang-Chiang und über die Wirbelsäule bis zum Scheitelpunkt. Nun halten Sie den Atem und die Muskelanspannung so lange wie möglich. Ziehen Sie die Kraft so lange zum Kopf, bis Sie den Atem nicht mehr anhalten können.

Wenn Ihr Partner ausatmet und Ihnen dabei bewußt seine überschüssige, heiße Yang-Energie sendet, müssen Sie ebenfalls tief ausatmen und ihm Ihr Yin übertragen. Entspannen Sie dabei Kopf, Hals, Brustraum, Bauch und Beckenbereich. Die Entspannung durchläuft den Körper von oben nach unten wie eine Welle. Sobald diese Welle in den Beckenbereich gelangt, senden Sie durch die Klitoris und den G-Punkt die Yin-Energie zum Partner. Die Kontraktion und die darauffolgende Entspannung sollte ganz sanft erfolgen und eine Art Pulsieren zwischen Ihrem Körper und dem des Partners auslösen.

Verschenken Sie Ihre Essenz liebevoll, denn diese Hingabe überträgt auch alle Empfindungen der Liebe, die Sie füreinander hegen. Das ist durchaus nicht sentimental! Ihr Partner wird dadurch angeregt, seine nährende Yang-Essenz zu geben und das Yin innerhalb des Yang hingebungsvoll zu umarmen. Das ist die natürliche Erfüllung, die das Weibliche sucht. Versuchen Sie, Ihre Energie zurückzuhalten, wird er bewußt oder unbewußt dieses Abgetrenntsein verspüren, auch wenn es sich nur als Hindernis im Energiefluß (meist im Herz) bemerkbar macht. Lassen Sie ihn die Yin-Energie aufnehmen, während Sie sich seinem Yang hingeben. Das Yang wird Ihren und das Yin seinen ganzen Körper richtiggehend durchfluten.

Stehen Sie erst am Anfang der Praxis, kann diese Form der sexuellen Verbindung so überwältigende Empfindungen auslösen, daß Sie sein Yang von Ihrem Yin kaum unterscheiden können. Alles scheint einer einzigen, explosiven und heißen Energie zu entstammen. Sobald Ihr Nervensystem (mit Hilfe der taoistischen Heilungs- und Meditationstechniken) an stärkere energetische Ladungen gewöhnt ist, wird der Austausch von Yin und Yang allmählich bewußt wahrnehmbar.

Sind die Energiebahnen beider Partner offen und kann die Heil- und Sexualenergie ungehindert zirkulieren, wird sich durch das erste Emporziehen beim Tal-Orgasmus der Kleine Energiekreislauf mit Kraft füllen, die alle Organe und Drüsen durchdringen und den ganzen Organismus beleben und stärken wird.

5) Helfen Sie dem Partner in der Ruhephase bei der Klärung und Behebung von Blockaden: Wenn Sie über mehr Energie verfügen als Ihr Partner, können Sie ihm nun helfen, indem Sie Ihre Kraft auf seine ungeöffneten Energiezentren lenken. Das Chi fließt zu jedem beliebigen Punkt, auf den Sie Ihre Aufmerksamkeit konzentrieren. Gehen Sie Punkt für Punkt vor. Beide Partner können die Handstellungen sowie ihre Konzentration zur Behebung der Blockaden einsetzen.

Bedenken Sie, daß nicht sofort alle Zentren durch einen einzigen Liebesakt geöffnet werden können. Allein die Aktivierung eines Punktes mag schon einen mehrmaligen Yin-Yang-Austausch erfordern. Der Mann darf aber nicht ejakulieren, sonst gibt es nichts mehr auszutauschen, da das meiste dabei verloren geht und nur mehr wenig für eine Übertragung vorhanden wäre.

a) Umarmen Sie einander und legen Sie die rechte Hand auf das Kreuzbein des Partners, wobei der Mittelfinger die Spitze des Steißbeins berührt. Die Handfläche deckt das Kreuzbein und den Kreuzbeinspalt ab. Fühlen Sie, wie die Wirbelsäule die Wärme aufnimmt und die Kreuzbeinpumpe aktiv wird. Die linke Hand legen Sie auf das «Tor des Lebens» gegenüber dem Nabel, zwischen zweitem und drittem Lendenwirbel. Dadurch kann Ihr Partner die Sexualenergie leichter in den Nierenbereich lenken. Der Partner geht bei Ihnen auf die gleiche Weise vor. Sobald Ihnen das gelingt und sich das Zentrum öffnet, können Sie zum nächsten Punkt weitergehen.

b) Legen Sie die linke Hand auf den T-11, den Nebennierenpunkt, während die rechte am Kreuzbein verweilt.

c) Nun legen Sie die linke Hand auf den Leber-Milz-Punkt (unten zwischen den Schulterblättern), die rechte bleibt am Kreuzbein.

d) Als nächstes folgt der Herz-Lungen-Punkt zwischen vierter und fünfter Rippe, gegenüber dem Herzzentrum. Die linke Hand wandert an diesen Punkt, die rechte ruht am Kreuzbein.

e) Gehen Sie nun nacheinander die übrigen Punkte durch: C-7 im unteren Nackenbereich, das Jade-Kissen an der Schädelbasis und schließlich der Scheitelpunkt. Warten Sie immer, bis das jeweilige Zentrum tatsächlich geöffnet ist. (Einzelheiten über die Energetisierungspunkte finden Sie am Anfang dieses Kapitels).

Sie können auch durchaus einen Punkt überspringen, wenn im Moment woanders mehr Energie benötigt wird. Sind die Energiebahnen schon relativ offen, genügt es häufig, die rechte Hand einfach auf das Kreuzbein und die linke auf das Jade-Kissen oder den Scheitelpunkt zu legen.

6) Wiederholung des Liebesakts: Entscheiden Sie, wer nun die aktive Rolle übernehmen soll und wiederholen Sie den Liebesakt. Nach einer weiteren Reihe von einundachtzig flachen und neun tiefen Stößen (jeweils neun flach – einmal tief), durch die Sie sich dem Orgasmus nähern oder der Partner der Ejakulation, ruhen Sie wieder und fühlen den Orgasmus die Wirbelsäule etwas weiter emporsteigen. Er kann sich über den ganzen Rücken ausbreiten oder zumindest höher als die bisherigen Orgasmen steigen.

Falls Sie jetzt schon den ersten Tal-Orgasmus erleben, spüren Sie, wie er hochströmt und die Organe erfaßt. Ruhen Sie aus, lassen Sie sich in das Tal fallen und steigen Sie dann ein Stück höher. Dann folgt wieder die Ruhepause, das Tal und die nächsthöhere Stufe. Sie werden feststellen, daß die Orgasmus-Empfindung in jedem «Tal» anders ist und Sie nicht wieder an denselben, schon bekannten Ort zurückkehren.

b. Das zweite Emporziehen

Kehren Sie wieder zum Liebesspiel zurück und steigern Sie die Erregung bis zur Toleranzgrenze. Dann hören Sie auf und ruhen eine Weile, der Penis berührt den G-Punkt. Lassen Sie Ihren Partner das Große Emporziehen durchführen, damit es nicht zur Ejakulation kommt und der Orgasmus höher steigen kann. Sobald er Ihnen seine Yang-Kraft überträgt, können Sie sie mit Hilfe des Großen Emporziehens über Kreuzbein und Wirbelsäule bis zum Kopf und den Sinnesorganen emporleiten. Diese Energie des zweiten Emporziehens kann alle Ihre Sinne stärken.

1) Füllen Sie die Augen mit Sexualenergie: Ziehen Sie sanft den linken und rechten Perineumabschnitt empor, um die Sexualenergie in die Augen zu lenken. Sobald sich in den Augen heiße bzw. kalte Energie bemerkbar macht, kreisen Sie mit den Augen im Uhrzeigersinn, anschließend im Gegenuhrzeigersinn, damit die Energie nach innen absorbiert werden kann (Abb. 8–36), jeweils neunmal.

Abb. 8–36

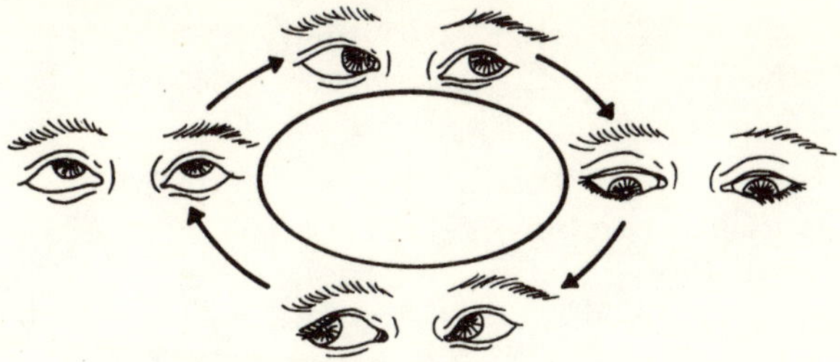

a) Setzen Sie die Augen und Ihre Konzentrationskraft ein, um die Energie neunmal im Uhrzeigersinn

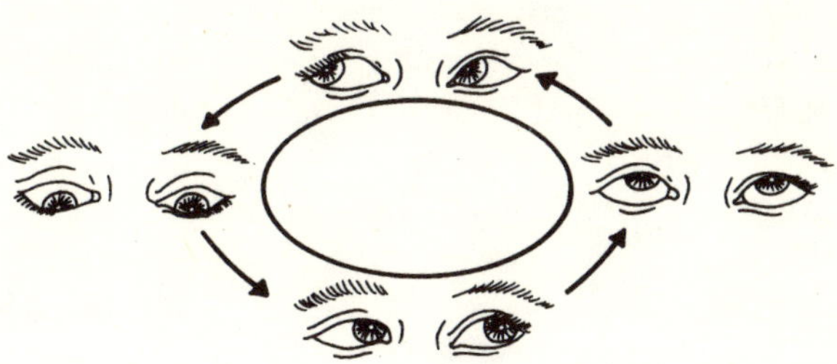

b) und neunmal im Gegenuhrzeigersinn kreisen zu lassen.

2) Lenken Sie die Heilenergie zu den Ohren: Lenken Sie die heilende Energie durch sanftes Hochziehen des linken und rechten Perineumabschnitts in die Ohren. Wenn möglich, bewegen Sie dabei die Ohren. Können Sie das nicht, lassen Sie die Energie mit Hilfe Ihrer Vorstellungskraft in den Ohren zirkulieren.

3) Die Heilenergie strömt in die Zunge: Ziehen Sie sanft den mittleren Teil des Perineums zusammen und hoch, wodurch die Heilkraft in die Zunge fließt. Bewegen Sie die Zunge hin und her.

4) Lenken Sie die Heilenergie zur Nase: Nun ziehen Sie den vorderen Bereich des Perineums zusammen und empor und lassen die Heilkraft auf diese Weise in die Nase strömen. Danach tauschen Sie wieder mit dem Partner Energie aus.

Um die heilende Sexualenergie in die Sinnesorgane zu lenken, brauchen Sie nur ganz sanfte Kontraktionen des Chi-Muskels einzusetzen.

c. Das dritte Emporziehen

Bevor Sie die dritte Stufe erreichen können, müssen Sie schon viel Praxis besitzen und Ihre Erregung wirklich gut beherrschen. Gehen Sie wieder schrittweise vor und achten Sie darauf, daß Sie Ihre Sexualkraft immer unter Kontrolle haben. Auch Ihr Partner spielt eine wichtige Rolle. Seine Beherrschung ist ebenso wichtig.

1) Lenken Sie die Orgasmus-Energie über die Wirbelsäule zum Scheitelpunkt: Nehmen Sie das Liebesspiel wieder auf und steigern Sie die Erregungsenergie bis zur Toleranzgrenze. Die Eichel des Penis verharrt am G-Punkt. Zur Vermeidung der Ejakulation soll der Partner zum dritten Mal das Große Emporziehen praktizieren, damit der Orgasmus höher steigen kann. Überträgt er Ihnen seine Yang-Kraft, können Sie mit dem Großen Emporziehen folgen und die Energie durch das Kreuzbein bis zum Scheitelpunkt emporlenken. Erinnern Sie sich, daß das dritte Emporziehen das Immunsystem verbessert und damit die Abwehrkraft gegen Erkrankungen stärkt. Die Drüsen, vor allem die Thymusdrüse, und das Knochenmark spielen in einem gesunden Immunsystem eine bedeutende Rolle.

2) Setzen Sie zur Bewegung der Energie die Augen und Ihre Vorstellungskraft ein: Gelangt die Energie ins Gehirn, wenden Sie Augen, Ohren und Zunge der Zirbeldrüse und der Hypophyse zu. Bewegen Sie die Augen und verwenden Sie Ihre ganze Konzentrationskraft, um den Fluß der regenerierenden Sexualenergie in diese Drüsen zu leiten.

3) Der Nektar strömt zur Thymusdrüse: Sobald Zirbeldrüse und Hypophyse mit Sexualenergie gefüllt sind, erzeugen sie eine Art Flüssigkeit, die die Taoisten als Nektar bezeichnen. Dieser Nektar besteht aus einer Mischung von Sexualenergie und Hormonen, die heilende und lebensspendende Eigenschaften haben. Der Nektar strömt durch den Gaumen in den Hals und dann zur Thymusdrüse. Zwischen Sexualenergie und Thymusdrüse besteht eine enge Wechselwirkung. Kommt es z. B. zum übermäßigen Verlust von Samen- bzw. Ovar-Energie, werden als erstes die Thymusdrüse, die Zirbeldrüse und die Hypophyse beeinträchtigt.

Während die Flüssigkeit und die Energie allmählich in die Thymusdrüse strömen, können Sie fühlen, daß sich die Drüse wie eine Blüte öffnet (Abb. 8–37) und sich eine Empfindung der Fülle unten am Brustbein bemerkbar macht.

Abb. 8–37

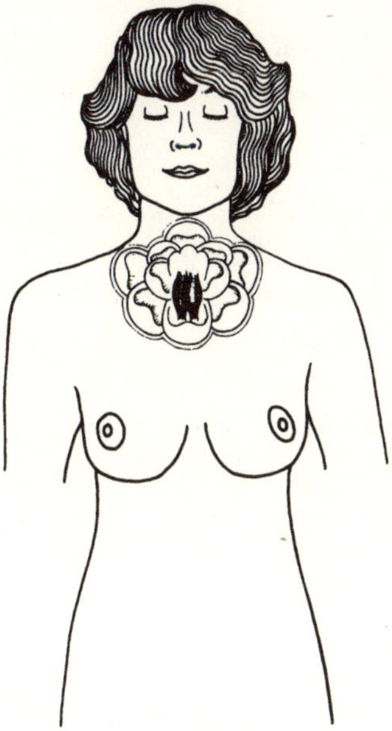

Das Aufblühen der Thymusdrüse

Im Taoismus gilt die Thymusdrüse als Sitz der großen Erleuchtung, der Liebe und der Lebenskraft-Energie oder Chi-Energie.

4) Die Rippen absorbieren den überströmenden Nektar: Ist die Thymusdrüse gefüllt, wird der überfließende Nektar von den Rippen absorbiert. Damit wird das Knochenmark gekräftigt, das die weißen Blutkörperchen produziert, die den Körper gegen Fremdstoffe und Infektionen schützen. Die flachen Knochen im Brustbereich sind die Haupterzeuger der weißen Blutkörperchen.

d. Das vierte Emporziehen ist für die inneren Organe

Wenn Sie einmal auf dieser Ebene der Praxis angelangt sind, ist Ihr Körper im Umgang mit der Sexualenergie schon wesentlich geübter. Sie lenken die Sexualkraft nun direkt in die Organe, um sie in eine höhere Art von Energie zu transformieren, sonst entwickelt der Organismus mit der Zeit eine Allergie gegen seine eigene, rohe Sexualenergie. Die Tao Meister haben entdeckt, daß ebenfalls alle Energetisierungspunkte in der Wirbelsäule (Kreuzbein, T-11, C-7, C-1, Jade-Kissen) eine erste Stufe zur Umwandlung von Sexualkraft darstellen.

1) Lenken Sie die Sexualenergie und die Orgasmusschwingung zu Eierstöcken und Nieren: Gehen Sie auf die gewohnte Weise vor, gelangen Sie bis kurz vor den Höhepunkt, ruhen Sie aus und tauschen Sie die Energie aus. Nach dem Austausch lenken Sie die Energie in die Eierstöcke und dann in die Nieren. Durch sanfte Kontraktionen und leichtes Hochziehen des Chi-Muskels (linke und rechte Seite) leiten Sie die Sexualenergie und die Orgasmusschwingungen in die Eierstöcke. Beginnen Sie zuerst mit der linken Seite. Umhüllen Sie den linken Eierstock mit Energie. Nun lassen Sie Orgasmusschwingung und Energie auch die linke Niere umhüllen. Allmählich können Sie fühlen, wie diese Organe neu belebt werden. Die Orgasmusschwingung, die im Eierstock und in der Niere spürbar wird, unterscheidet sich deutlich vom Genitalorgasmus. Die Empfindung ist möglicherweise durch Eigenschaften wie sanft, kühl und rein gekennzeichnet, und man erlebt die sensationelle Erfüllung eines «wahren» Orgasmus. Nachdem Sie den linken Eierstock und die linke Niere mit Energie gefüllt haben, gehen Sie zur rechten Seite über. Sobald die erfüllende Orgasmusempfindung auch auf der rechten Seite spürbar wird, lassen Sie diese Empfindung auf beide Seiten gleichzeitig ausströmen. Der Bereich der Eierstöcke und Nieren erscheint allmählich stärker, wärmer und voller Lebenskraft.

Abb. 8–38

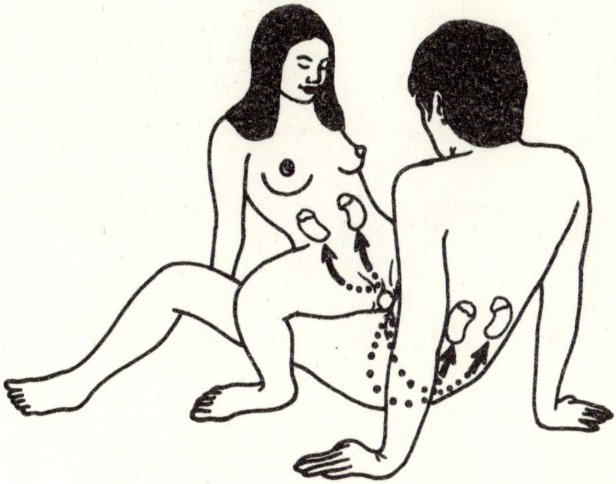

Lenken Sie die Orgasmus-Energie in die Nieren

2) Lenken Sie die Sexualenergie und die Orgasmusschwingung zu Milz und Leber: Als nächstes folgen Milz und Leber. Durch sanfte Kontraktionen des Chi-Muskels auf der linken und rechten Seite leiten Sie die Sexualenergie und die Orgasmusschwingung zuerst zum linken Eierstock, dort halten Sie eine Weile inne. Dann lenken Sie die Kraft zur linken Niere, halten inne und umhüllen die Niere. Nun atmen Sie ein und ziehen die Energie auf der linken Seite in den Bereich unterhalb des Brustkorbs zur Milz. Umhüllen Sie die Milz mit dieser Kraft und dem Orgasmus. Die Orgasmus-Empfindung steigert sich noch und ist wiederum wesentlich erfüllender als beim Genitalorgasmus. Danach lenken Sie die Energie und die Orgasmusschwingung zur rechten Seite, wo sie in den rechten Eierstock, die rechte Niere und die Leber strömt. Die Orgasmus-Empfindung der Leber ist stärker als die aller anderen Organe. Es entstehen Eindrücke und Gefühle wie Wärme, Ausdehnung, Kraft, Lieblichkeit, Güte und ein Zustand der Euphorie und Befriedigung.

3) Orgasmus und Sexualenergie strömen in die Lunge: Als nächstes lassen Sie Orgasmus und Sexualenergie in den linken Lungenflügel strömen. Der Fluß verläuft dabei wieder über den linken Eierstock, die linke Niere und die Milz. Ist die linke Seite gefüllt, bringen Sie die Energie zur rechten Seite und füllen dann beide Seiten gleichzeitig. Das Orgasmusgefühl in den Lungen ist bei jedem völlig anders.

e. Das fünfte Emporziehen kommt dem Blut zugute

1) Umhüllen und energetisieren Sie den Gebärmutterhals mit Orgasmus-Energie: Nach dem fünften Energieaustausch ziehen Sie den Mittelabschnitt des Chi-Muskels am Perineum in Richtung Gebärmutterhals hoch, wo der Blutdurchfluß besonders stark ist. Die Energetisierung durch den Orgasmus wirkt hier besonders positiv. Sie trägt zu besserer Blutzirkulation bei.

2) Ziehen Sie die Energie zu Aorta und Hohlvene: Als nächstes ziehen Sie die Energie und die Orgasmusschwingung zur Aorta und zur Hohlvene, den beiden wichtigsten Blutgefäßen, die vom bzw. zum Herzen führen. Werden sie gestärkt, intensiviert sich der Blutfluß, der Blutdruck wird reguliert, und es wird auch wesentlich mehr Blut durch das Herz gepumpt. Auf den höheren Stufen der taoistischen Praxis verstärkt man die Orgasmusschwingung in diesen Gefäßen mit Hilfe geistiger Kraft, um den Blutdurchfluß ständig zu intensivieren.

3) Ziehen Sie die Orgasmus-Energie zum Herzen: Nun ziehen Sie die erregte Sexualenergie zum Herzen, dem Organ, das für die ständige Versorgung des Körpers mit Blut zuständig ist. Umhüllen und energetisieren sie es mit der Orgasmusschwingung und fühlen Sie, wie es sich einer Blüte ähnlich entfaltet.

Vergessen Sie nicht, daß Sie beim Herzen vorsichtig sein müssen, da dort angestaute Energie leicht Schmerzen und Atembeschwerden verursacht. Bei solchen Schwierigkeiten üben Sie den Heilungslaut für das Herz, klopfen Sie den Brustkorb in der Herzgegend ab und streifen Sie die überschüssige Energie mit den Händen ab. Sie sollten dann mehrere Tage lang darauf verzichten, die Energie zum Herzen zu ziehen. Bleiben Sie statt dessen bei der vierten Stufe.

f. Die Plateauphase, die Verbindung der beiden Energiekreisläufe

Je nach spiritueller Entwicklung und energetischer Ebene der beiden Partner wird ein Paar im Laufe der Zeit neue «Öffnungen» beim Liebesakt erfahren. Das bedeutet, daß Sie plötzlich einen Quantensprung in Ihren Gefühlen und Ihrer Bewußtheit machen werden. Derartige Erfahrungen treten gewöhnlich in der Plateauphase auf, wo der Yin- und Yang-Austausch stattfindet. Diese eher sanfte Phase, in der keine leidenschaftlichen Bewegungen erfolgen, wird im Gegensatz zum normalen «Gipfel»-Orgasmus (der durch das Große Emporziehen vermieden wird) «Plateauphase» genannt. Es ist der körperlich passive Zeitraum, in dem zwischen den erregenden Hochs der Energieaustausch stattfindet.

Die feinstofflichen Energien in den ruhenden Körpern sind jedoch keineswegs passiv. Sie bewegen sich dynamisch zwischen den Partnern hin und her und bauen eine weitere Ebene sexuell-elektromagnetischer Spannung auf. Es handelt sich um innere Energiewellen, die ähnlich den Wogen im Ozean aufsteigen, an Kraft gewinnen, auf das Ufer zurollen und sich dort brechen, worauf gleich wieder die nächste Woge aufsteigt.

Am Anfang mag der Energieaustausch in der Plateauphase zwischen den Partnern chaotisch scheinen und an jeder beliebigen Stelle, wo Körperkontakt besteht, erfolgen. In dem Maße, wie Sie sich an die zusätzliche Energie gewöhnen, die durch das Vermeiden der Ejakulation und des Genitalorgasmus gewonnen wird, werden Sie die Energiebahnen des Kleinen Energiekreislaufs in der Wirbelsäule und an der Körpervorderseite deutlich unterscheiden können. Während der Plateauphase werden Sie möglicherweise einen warmen Strom zwischen Vagina und Penis und von Mund zu Mund wahrnehmen.

Durch den Energieaustausch verbinden sich die beiden Energiekreisläufe der Partner zu einem größeren, der durch beide Körper strömt (Abb. 8–39). Bei beiden Partnern werden die Energien in ein ideales Gleichgewicht gebracht, und die liebevolle Bindung zwischen ihnen vertieft sich noch. Der Energiefluß steigert sich rhythmisch. Es fühlt sich vielleicht sogar wie ein warmer, elektrischer Strom an, der zwischen den Partnern pulsiert. Diese Wirkung kann schon, sofern beide Partner gesund sind, nach den ersten Malen dieser neuen Art des Liebens auftreten.

Es gibt verschiedene Möglichkeiten, die Verbindung zwischen den beiden Energiekreisläufen herzustellen, die auch schon kurz beschrieben wurden. Am häufigsten ist das Überkreuzen der beiden Energieströme am Mund und an den Geschlechtsteilen, wodurch eine Achterschleife entsteht. Sie wird gebildet, wenn der Mann die Energie über die Wirbelsäule emporzieht und sie durch die Zunge an die Frau weitergibt. Die männliche Energie fließt in den Energiekreislauf der Frau ein, über ihr Diener-Gefäß bis zur Scheide hinab, strömt wieder in den Penis und den Rücken des Mannes empor.

Die Frau läßt ihre weibliche Energie auf die gleiche Weise kreisen – ihre Energie steigt die Wirbelsäule empor, fließt über die Zunge in das Diener-Gefäß des Mannes, dort nach unten und tritt an der Vagina wieder in ihren Körper ein. Das ist die einfachste Methode des Yin-Yang-Austausches.

Jedes Paar kann die Achterschleife nach Belieben variieren. Am Anfang werden Sie Ihrem Partner noch mitteilen, worauf Sie sich konzentrieren wollen. Wenn Sie im Laufe der Zeit für Ihre Energie und die des Partners sensibler geworden sind, ist das nicht mehr nötig. Der Chi-Austausch wird dann zu einer Art stummer Kommunikation, deren «Worte» aus angenehmen Energieladungen bestehen, die Sie dem Partner senden. Die Kreuzung der Achterschleife kann auch nur am Mund oder nur an den Genitalien erfolgen. Der Fluß kann auch nur über das Lenker-Gefäß geführt werden, so daß er wie eine Schlange Ihren Rücken empor und am Rükken des Partners wieder hinabgleitet oder umgekehrt.

Auf dieser Ebene erleben viele Partner die spontane Öffnung von neuen, ihnen unbekannten Kanälen (Abb. 8–40). Zu diesen

Abb. 8–39

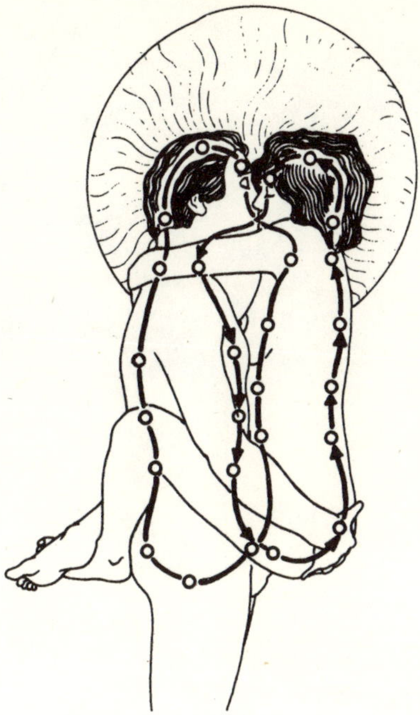

Die Verschmelzung der Energiekreisläufe

Energiebahnen gehören z. B. die positiven und negativen Kanäle in Armen und Beinen, die Gürtelmeridiane, die sich spiralförmig um den Körper winden, und die Aufsteigenden-Kanäle, die durch die Körpermitte führen. Erschrecken Sie nicht, wenn sich Ihre Energie in Bahnen bewegt, die Sie nicht gewöhnt sind. Manche Paare berichten, daß zwischen ihren Körpern, direkt in der Mitte, eine Energiesäule aufsteigt. Wenn das bei Ihnen auftritt, entspannen Sie sich einfach und genießen Sie das Spiel dieser feinstofflichen Kräfte. Bei anderen schießt das Chi förmlich bis zum Kopf empor und fließt wie eine Fontäne aus «Nektar» wieder herab. Wieder andere fühlen, daß sie und der Partner in eine Art Kokon aus Energie eingehüllt werden, der aus einem unsichtbaren Gewebe feiner Energiefäden besteht.

Abb. 8–40

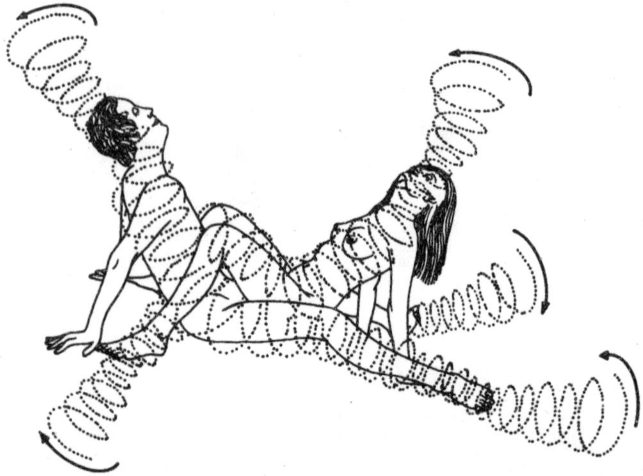

Durch extrem hohe Erregungsenergie kommt es zur spontanen Öffnung der neun Gürtelmeridiane

Nachdem Sie später all diese Kanäle geöffnet haben und wissen, welche Möglichkeiten es im Bereich des Energieaustausches gibt, können Sie die Art, wie Sie Ihre Liebe ausdrücken wollen, willentlich wählen. Interssanterweise machen auch Paare, die nichts von diesen esoterischen Praktiken wissen, manchmal bei «normalem Sex» derartige Erfahrungen. Obwohl sie ihre Energie nicht bewußt austauschen können, kennen sie doch diese Empfindungen, weil sich bei ihnen ganz von selbst feinstoffliche Energiekanäle geöffnet haben. Die taoistischen Praktiken der Heilenden Liebe zielen darauf ab, Ihr Bewußtsein auf die unzähligen Möglichkeiten zu lenken, die in Ihnen verborgen liegen. Diese konzentrierte Bewußtheit ist es auch, die den spontanen Funken der göttlichen Energie im Austausch überspringen läßt. In diesem Sinne ist Liebe der universelle Weg zur größtmöglichen Freiheit. Das heißt, je mehr Sie mit Ihrem Partner teilen, um so mehr Möglichkeiten eröffnen sich Ihnen.

Abb. 8–41

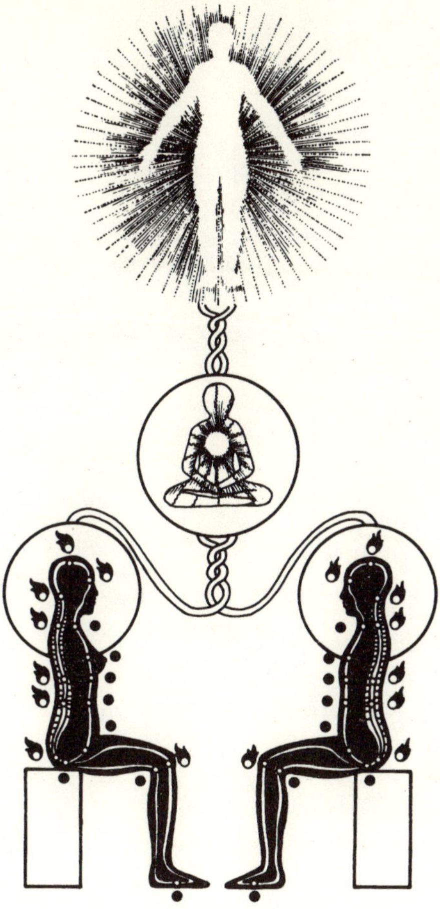

Die taoistischen Praktiken der Heilenden Liebe öffnen den Weg zum Erleben größter Freiheit

5. Die Hinführung zum Tal-Orgasmus

Der Tal-Orgasmus reicht weit über die Erfahrung des Yin-Yang-Austauschs im Kleinen Energiekreislauf hinaus. Er stellt die wahre Verschmelzung des Wesens von Mann und Frau dar und kann spontan bei jedem Paar auftreten, das ernsthaft seine Liebe und sein spirituelles Gewahrsein erweitern möchte. Leider kann Ihnen keine Technik garantieren, daß dies wirklich geschehen wird. Die hier gelehrten Methoden vergrößern jedoch die Wahrscheinlichkeit, beim Liebesakt regelmäßig zum Tal-Orgasmus zu gelangen, erheblich.

Seien Sie nicht enttäuscht, wenn Sie schon gelernt haben, die Ejakulation bzw. den Genitalorgasmus zu verhindern und das Große Emporziehen zu meistern, und noch nie diesen Zustand des Tal-Orgasmus erlebt haben. Das kommt häufig vor und sollte auch in Betracht gezogen werden, vor allem in einer lauten, hektischen Großstadtumgebung, wo so viele zerstreuende Kräfte die Aufrechterhaltung eines feinstofflich-energetischen Gleichgewichts erschweren.

a. Die drei Tan-Tiens

Während eines Tal-Orgasmus erleben Mann und Frau gleichzeitig die Öffnung eines bestimmten Energiezentrums. Dabei werden ungeheure Energien frei, die sie in Ekstase versetzen, jede Zelle des Körpers erfüllen und mit dem Partner verschmelzen. Im indischen Yoga heißen diese Zentren «Chakras». Die Taoisten bezeichnen sie mit den Begriffen unteres, mittleres und oberes Tan-Tien, die im Bauch, dem Herz und dem Kopf lokalisiert werden (Abb. 8–42).

In Wirklichkeit ist der gesamte Körper ein einziges Tan-Tien (Energiefeld), aber in der Praxis ist es einfacher, mit kleineren Energiewirbeln umgehen zu lernen, bis man diese große Kraft handhaben kann. Im allgemeinen werden diese Zentren von unten nach oben geöffnet. Öffnen sich die höheren Zentren vor den tieferliegenden, ist die Energie möglicherweise instabil und verflüchtigt sich rasch. In diesem Fall sollten die Partner ihre höheren Energien in das untere Zentrum lenken, um eine besser geerdete Polarität zu erzeugen. Sind die unteren Körperpartien mit höheren

Energien erfüllt, ermöglicht das eine viel stärkere Vertrautheit der beiden Liebenden und bildet auch eine bessere Grundlage für eine weitere Erforschung ihrer spirituellen Welten.

Abb. 8–42

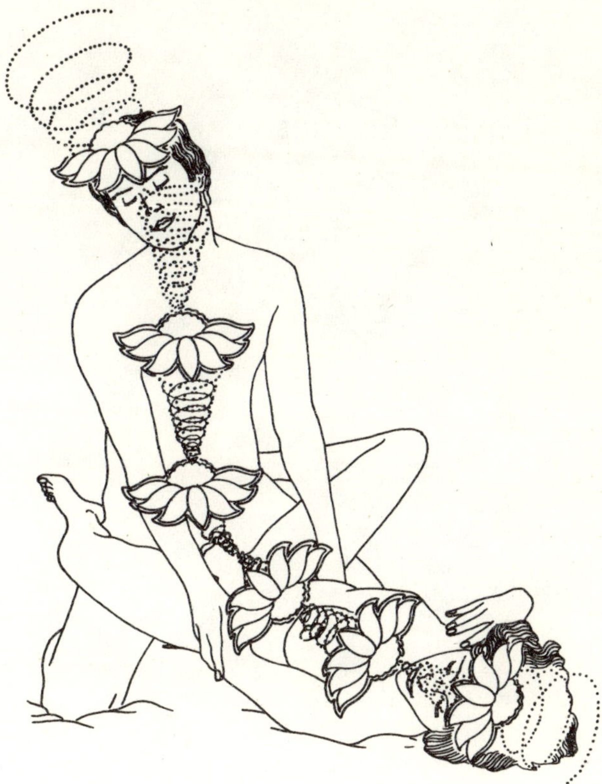

Die spontane Öffnung der drei Tan-Tiens

Durch die Öffnung der Tan-Tiens wandelt sich Ihre sexuelle Essenz in Geist. Der Tal-Orgasmus bedeutet die tatsächliche Verschmelzung von Ching, Chi und Shien (Sexual-, Lebenskraft- und Geist-Energie) in dem Liebespaar (Abb. 8–43). Diese drei Kräfte sind gewöhnlich in jedem Menschen vorhanden, allerdings in

Abb. 8–43

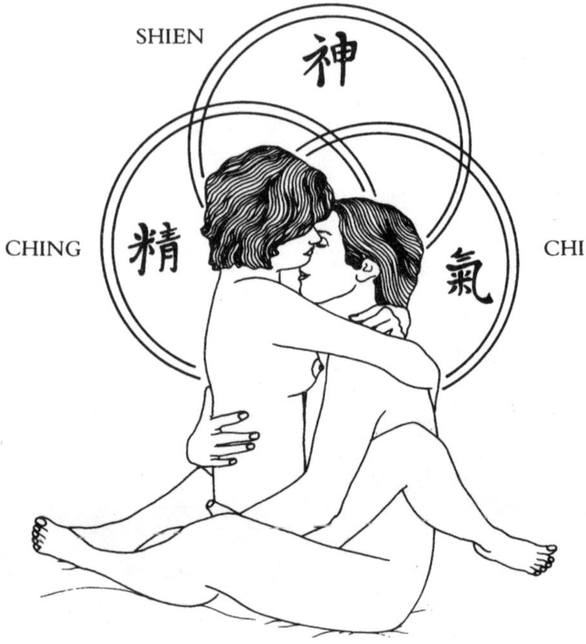

Der Tal-Orgasmus stellt die tatsächliche Verschmelzung von Ching (sexuelle Essenz), Shien (Geist) und Chi (Lebensenergie) dar

einem getrennten und schwachen Zustand. Ein Paar ist in der Lage, einander die jeweils fehlende Energie zu liefern. Oft reicht allein die Gegenwart des feinstofflichen Gegenpols aus, um eine bisher nur latent vorhandene Kraft im anderen zum Vorschein zu bringen. Mit der Öffnung eines neuen Energiezentrums vollziehen Sie einen geistigen Quantensprung, bei dem die drei Kräfte in einem alchemistischen Prozeß miteinander verschmolzen werden. Ihr Denken und Gemüt werden gereinigt, und Sie sind der Verankerung des Geistes im Körper einen Schritt näher gekommen. Sie sollten jedoch wissen, daß diese Zentren nicht gewaltsam geöffnet werden können, ebensowenig wie ein Kind zum Wachstum gezwungen werden kann. Bei beiden gibt es natürliche Entwicklungsphasen.

Deshalb müssen Sie lernen, sich zu entspannen, was die Tan-Tiens zum Öffnen «verlockt». Dann werden Sie irgendwann den Tal-Orgasmus als spontanes Geschenk erleben, ein strahlendes Juwel, das Ihnen vom Tao gewährt worden ist. Man hat den Tal-Orgasmus als einen Zustand tiefster Klarheit und Gelassenheit beschrieben, aber auch diese Worte reichen nicht aus, um die dahinterliegende tiefe Schönheit und Wahrheit wirklich zu vermitteln.

b. Entspannung und Hingabe

Je tiefer die Entspannung während der Austauschphase von Yin und Yang, umso größer wird Ihre Hingabe an den Geliebten und umso eher wird das subtile Gleichgewicht zwischen den Polaritäten erreicht, das zur Öffnung jedes Zentrums nötig ist. Dieser Vorgang kann in Bruchteilen von Sekunden erfolgen, aber für seine Herbeiführung benötigt man unter Umständen Monate oder Jahre feinster energetischer Einstimmung aufeinander. Deshalb ist es gewöhnlich auch notwendig, eine feste Bindung einzugehen, um auf die höheren Ebenen der gemeinsamen Entwicklung zu gelangen – es erfordert sehr viel Zeit, wenn man das Spiel der feinstofflichen Kräfte verstehen und die gröberen physischen und emotionalen Energien veredeln will.

c. Die Entwicklung eines starken Nervensystems

Auch Ihr Nervensystem muß stark genug sein, um die ungeheuren Energien, die bei einem Tal-Orgasmus freigesetzt werden, bewältigen zu können. Tai Chi, Yoga, Chi Kung oder andere meditative Reinigungsmethoden sind in diesem Zusammenhang von unschätzbarem Wert.

d. Das spiralförmige Kreisenlassen der Energie durch die Tan-Tiens

Der Tal-Orgasmus kann erst eintreten, nachdem beide Partner ihre Willenskraft und den Atem während des Yin-Yang-Austausches harmonisiert haben. Die Energie strömt zwischen Mann und Frau leichter hin und her, wenn Sie ihre Aufmerksamkeit gleichzeitig auf die betreffenden Zentren konzentrieren. Das können Sie noch unterstützen, indem Sie die Energie spiralförmige Bewegungen vollführen lassen. Der Durchmesser dieser Spiralen beträgt etwa neun Zentimeter und der Ausgangspunkt liegt ebenfalls etwa neun Zentimeter tief innen im Körper, auf der Höhe des jeweiligen Zentrums. Mit dem Ausgangspunkt sollten Sie ein wenig experimentieren, da der Energiestrom für manche Leute stärker wird, wenn sie sich auf einen Punkt näher an der Wirbelsäule konzentrieren.

Die Chi-Energie tendiert dazu, sich in Spiralen zu bewegen (beim Mann im Uhrzeigersinn, bei der Frau im Gegenuhrzeigersinn). Die spiralförmigen Bewegungen ergeben sich aus der Interaktion männlicher und weiblicher Kräfte. Das läßt sich in Form von Symbolen darstellen: Der Kreis steht für das Weibliche, die gerade Linie mit der Pfeilspitze für das Männliche. Die Verschmelzung dieser zwei Zeichen ergibt eine Spirale – eine kreisförmige Energie, die eine lineare, auf das Zentrum des Kreises zusteuernde Energiebewegung enthält. Wenn Mann und Frau einander im Liebesakt begegnen, tritt das gleiche Phänomen auf: das Yang-Chi tritt in den Kreis des Yin-Chi ein. Die Kräfte verschmelzen miteinander, der Energiekreis weitet sich aus und strömt in Form einer Spirale durch beide Körper nach oben. Die Energie folgt dabei einer natürlichen Sequenz vom unteren Tan-Tien zum oberen. (Die esoterische Funktion der Tan-Tiens wurde schon ausführlich im Abschnitt über die heilenden Handstellungen erklärt.)

1) Das Nabelzentrum – das untere Tan-Tien: Sie konzentrieren sich zuerst auf den Nabel, das untere Tan-Tien. Viele Energiebahnen des Körpers laufen hier zusammen. Wenn der Nabel geöffnet ist, verbinden sich all diese Bahnen miteinander und sie werden einen Teil der sprühenden Vitalität eines neugeborenen Kindes wiedergewinnen.

2) Der Solarplexus: Dann lassen Sie die Konzentration zum nächsthöheren Zentrum steigen. Lassen Sie die Energie spiralförmig kreisen. Der Solarplexus kontrolliert das Verdauungssystem, den Magen, die Milz und die Leber. Das wird sowohl Ihre Gesundheit verbessern als auch den Willen stärken. In diesem Zentrum ist die Kraft schon wesentlich stärker, reiner und erweiternder als im Nabel.

3) Das Herzzentrum – das mittlere Tan-Tien: Als nächstes folgt das Herzzentrum. Es spielt eine bedeutende Rolle, wenn Sie Herz, Lunge und Thymusdrüse stärken und die Kraft der Liebe, des Mitgefühls und der Verjüngung intensivieren wollen. Das mittlere Tan-Tien beeinflußt auch die Bereiche, die über bzw. unter diesem Zentrum liegen.

4) Das Hals- oder Kehlzentrum: Diesem Zentrum im Hals ist die Schilddrüse zugeordnet. Es stellt die energetische Pforte zwischen Mensch und Himmel dar. Es wird auch als Zentrum der Kreativität angesehen, da es die Sprache kontrolliert. Auch hier lassen Sie mit Hilfe geistiger Kraft die Energie in Spiralen kreisen.

5) Das dritte Auge (Yin-Tang): Lassen Sie die Spirale nun zum dritten Auge aufsteigen. Es liegt zwischen den Augenbrauen und kontrolliert das Nervensystem und die Seele. Seine Entwicklung schenkt u. a. Gelassenheit und Frieden. Streß und Angst verlieren ihre Wirkung.

6) Der Scheitelpunkt (Pai-Hui) – das obere Tan-Tien: Zuletzt kreist die Energie zum Pai-Hui, dem Scheitelpunkt, der das Zentrum des spirituellen Wissens und das Tor zur höheren, spirituellen Evolution darstellt.

6. Kurze Zusammenfassung des Tal-Orgasmus:

a. Beginnen Sie mit dem aktiven Liebesspiel, für das ein bestimmter Rhythmus empfohlen wird: entweder drei flache und ein tiefer Stoß oder sechs flach – einer tief oder neun flach – einer tief.

b. Verharren Sie ruhig, wenn Sie den Orgasmus nahen fühlen. Sie oder der Partner oder beide praktizieren nun das Große Emporziehen, um die Sexualkraft zum Scheitelpunkt (Pai-Hui) zu lenken.

c. Umarmen Sie einander und bringen Sie den Atem in Einklang. Nehmen Sie eine möglichst bequeme Position ein, ohne irgendeinen Körperteil dabei zu sehr zu belasten.

d. Öffnen Sie durch gedankliche Kraft den Kleinen Energiekreislauf und lassen Sie das Ching-Chi dort kreisen.

e. Tauschen Sie miteinander Ihre Energien aus und lassen Sie die Kräfte in und um Ihre umschlungenen Körper kreisen. Betrachten Sie diese Phase als Meditation. Konzentrieren Sie Ihre Aufmerksamkeit auf die Polarisierung der Energien im unteren Tan-Tien. Sobald sich genügend Kraft aufgebaut hat, lenken Sie sie in einer Welle zum mittleren und oberen Tan-Tien empor.

f. Wenn die Energie auf eine höhere Ebene übertragen worden ist oder ein Erregungsverlust von etwa fünfzig Prozent spürbar ist, können Sie das aktive Liebesspiel wieder aufnehmen. Bauen Sie neue Energie auf. Der Mann sollte sein Diaphragma urogenitale leicht anspannen. Bevor es zur Ejakulation oder zum äußeren Orgasmus kommt, hören Sie wieder auf.

g. Tauschen Sie wieder die Energien aus. Versuchen Sie, die Kraft bei jedem Mal auf die nächsthöhere Ebene zu bringen, wobei Sie beliebig lange auf ein Tan-Tien meditieren können.

Der Energieaustausch ist ein rein meditativer mental-spiritueller Vorgang. Die höheren Energien der Frau unterscheiden sich sehr von denen des Mannes. Dieses Thema allein wäre ein gesondertes Buch wert.

E. Hilfreiche Hinweise

Viele Frauen werden die hier gelehrten Methoden zur Bereicherung ihrer Erfahrungen mit dem Partner teilen wollen. In der Folge einige hilfreiche Hinweise, wenn Sie dieses Wissen weitervermitteln wollen.

1. Für lesbische Paare

Die Informationsweitergabe ist einfach, da für beide die gleichen Techniken gelten. Nach taoistischer Ansicht ist jedoch in einer sexuellen Beziehung die Polarität von Yin und Yang äußerst wichtig. Der Tal-Orgasmus kann nicht ohne die Polarität von Yin und Yang erlebt werden, weil er erst aus der Synthese ihrer gegensätzlichen Eigenschaften entsteht. Sind beide Partner Frauen, also ihrem Wesen nach Yin, ist meist nicht genügend Spannung oder magnetische Energie vorhanden, um sozusagen «abzuheben». Eine Möglichkeit, die Polarität zu verstärken, besteht in der vermehrten Aufnahme von Yang-Energie von seiten einer Partnerin. Die stärkste Yang-Quelle in unserer Umgebung ist die Sonne. Eine Partnerin könnte sich also mehr Yang-Energie beschaffen, indem sie Sonnenenergie aufnimmt. Hat Sie die Möglichkeit, ungestört zu sein, sollte sie das Sonnenlicht nackt, direkt über die Genitalien absorbieren. Sonst genügt es, an der Sonne zu sitzen und die Energie mental in die Eierstöcke zu leiten, sie «hin zu denken».

2. Wenn Sie Ihren Partner unterrichten

Sobald eine Frau diese Techniken selbst gemeistert hat, kann sie diese Dinge auch leichter mit ihrem Partner teilen. Sie sollte jedoch wissen, daß es einige grundlegende Unterschiede zu beachten gibt.

a. Die Hodenatmung

Die Hodenatmung folgt den gleichen Prinzipien wie die Ovar-Atmung. Nur wird beim Mann die Kontraktion des PC-Muskels (Chi-Muskels) eindeutig durch das Anheben oder Senken der Hoden sichtbar. Die Temperatur der Hodenenergie ist kühl oder kalt, während sie bei der Ovar-Atmung warm ist. Daher ist es nicht unbedingt nötig, diese Energie wieder in den Nabel zurückzuleiten. Die kühle, im Kopf verbleibende Energie kann keinen Schaden anrichten. Wenn der Mann möchte, kann er die Kraft natürlich zum Nabel lenken und sie in den Kleinen Energiekreislauf einbringen.

b. Das Große Emporziehen für den Mann

Hält der Partner das Zurückhalten der Ejakulation für eine akzeptable Idee, ist schon ein Hindernis aus dem Weg geschafft. Der Wille, diese Methode auszuprobieren, stellt den ersten Schritt in die gewünschte Richtung dar, und Sie werden bald einen guten Übungspartner haben, mit dem Sie die Freuden der sexuellen Begegnung steigern können. Es ist eine wirklich große Aufgabe, einen Mann im Großen Emporziehen zu unterrichten, da das Kontrollieren der Ejakulation den meisten Männern äußerst schwerfällt. Zuerst wird er intensive Einzelpraxis benötigen, bis er selbst den Eindruck hat, die Ejakulation zu beherrschen. Ist er mit Ihnen zusammen, fällt die Beherrschung durch die zusätzliche Erregung schwerer. Am besten übernehmen Sie die Rolle des «Trainers», der ihn bereitwillig durch alle Einzelschritte hindurch begleitet. (Am einfachsten wäre es natürlich, wenn Ihr Partner das parallele Buch für den Mann *Tao Yoga der Liebe – Der geheime Weg zur unvergänglichen Liebeskraft* lesen würde.)

Wir haben von mehreren Schülerinnen unterschiedliche Berichte darüber erhalten, wie sie ihren Partnern beim Erlernen dieser Praxis geholfen haben. Eine Frau erzählte, daß sie sich fast wie bei einer Sportveranstaltung fühlte, weil sie ihren Partner anfeuerte und somit auch das Gefühl hatte, an seinem Emporziehen teilzuhaben. Also war auch die Wartezeit für sie ausgefüllt. Eine andere Frau fühlte sich hingegen vernachlässigt, da all die Aufmerksamkeit ihres Partners auf das Große Emporziehen gerichtet war. Es muß betont werden, daß die richtige Einstellung eine wesentliche Rolle spielt. Eine Frau, die ihren Partner unterrichtet, muß einfach eine gewisse Zeitlang die nötige Geduld aufbringen.

c. Das Zurückhalten der Ejakulation

In dem Buch *Extended Sexual Orgasm* von Alan Brauer werden verschiedene Techniken zum Hinauszögern der Ejakulation und zur Verlängerung des Orgasmus beschrieben. Eine einfache Methode besteht darin, daß beide Partner die Muskeln am Perineum wie bei der Stuhlentleerung fest nach unten drücken. Dabei wird natürlich auch der Atem angehalten. Die Wirkung ist jedoch nur vorübergehend. Beim Hinabdrücken scheinen keinerlei sexuelle Empfindungen fühlbar, doch sobald man sich entspannt und wieder einatmet, ist man an dem Punkt, an dem man vorher begonnen hat. Diese Technik macht es jedoch möglich, leichter zu einer anderen Art der Stimulierung überzugehen.

Eine weitere in dem gleichen Buch beschriebene Methode besteht im Hinabziehen des Skrotums. Ihre Wirksamkeit basiert auf der Tatsache, daß die Ejakulation nicht so leicht erfolgt, wenn die Hoden nach unten hängen und nicht an den Körper gedrückt sind. Beide Partner können diese Technik anwenden. Die Anweisung ist einfach: Sie fassen mit Daumen und Zeigefinger der linken Hand das Skrotum. Wenn Sie kurz vor dem Orgasmus stehen, ziehen Sie fest nach unten. Oder: Sie bilden mit Daumen und Zeigefinger einen Ring zwischen Hoden und Körper und ziehen fest nach unten.

In meinem Buch für den Mann *Tao Yoga der Liebe* finden Sie weitere hilfreiche Methoden zum Hinauszögern der Ejakulation, z. B. das kalte Tauchbad. Man stellt eine Schüssel mit kaltem Wasser bereit, und wenn der Mann Atem holen und seine Beherrschung wiedergewinnen will, taucht er den Penis kurz ins Wasser. Oder er verwendet die «Jahrhundert-Zählung», das heißt, er zählt sehr konzentriert und langsam bis hundert.

Zum Abschluß möchte ich Ihnen sehr empfehlen, Ihren Partner an der Praxis der Heilenden Liebe teilhaben zu lassen. Es wird in Ihnen beiden gute «tugendhafte» Eigenschaften und Emotionen wie Güte, Verständnis, Selbstlosigkeit, Freude und Glücksgefühl erwecken und wachsen lassen. Es lohnt sich durchaus, wie Sie an dem folgenden Erfahrungsbericht sehen können, Zeit und Mühe in diesen Lernprozeß zu investieren.

9. Kapitel

Erfahrungen mit der Praxis des Ovar-Kung Fu

Michael Winn, ein Mitarbeiter Mantak Chias, führte das folgende Gespräch mit einer dreiundvierzigjährigen Schülerin des Tao Yoga, die Tanz und Bewegung unterrichtet.

Frage: Wie lange praktizieren Sie schon Ovar-Kung Fu?
Antwort: Seit drei Jahren.
Frage: Ist es Ihnen schwer gefallen, die verschiedenen Techniken zu lernen?
Antwort: Ich fand es einfach, vor allem, weil die Erfolge von Anfang an so klar ersichtlich waren. Ich war also motiviert, es dauerte aber doch einige Zeit, bis ich diese Praktiken ganz aufgenommen und sie in mein Leben integriert hatte.
Frage: Haben Sie sie alleine oder mit einem Partner gelernt?
Antwort: Ich habe alleine damit begonnen, auch weil ich gerade eine Beziehung beendet hatte. Ich merkte ziemlich schnell, daß ich meine Sexualenergie viel besser beherrschen konnte. Gleichzeitig entdeckte ich, daß meine Sexualität auch eine Hilfsquelle für meine Weiterentwicklung darstellte.
Frage: Könnten Sie das näher erklären?
Antwort: Ich meine das im taoistischen Sinn, wo es um die Höherentwicklung des eigenen Wesens geht, um die Verfeinerung der Energie für die persönliche und spirituelle Entwicklung. Die Sexualenergie ist eine der Rohmaterialien, durch die diese Verfeinerung erreicht werden kann. Ich erlebte tatsächlich, daß ich die Sexualkraft in meinem Körper willentlich dirigieren konnte und wie es dadurch zu Veränderungen in meinem Körper und meinen Emotionen kam.
Frage: War Ihnen die Sexualenergie als Hilfsquelle auch schon bekannt, bevor Sie mit dem taoistischen System in Berührung kamen?

Antwort: Nein, nicht gerade als Hilfsquelle. Ich bin in dieser westlichen Kultur aufgewachsen, die vom Konzept der Trennung von Körper und Geist durchdrungen ist. Ich bin von Natur aus sehr sinnlich veranlagt und genieße den physischen Aspekt der Sexualität sehr. Ich ahnte immer, daß in einer sexuell und emotionell vertrauten Beziehung auch ein mystischer Aspekt oder eine spirituelle Vereinigung möglich sein müßte. Ich sehnte mich sehr nach dieser inneren Einheit, wußte aber immer, daß ich sie zuerst in mir selbst verspüren mußte, bevor ich diese Erfahrung mit einem Partner machen konnte. Diese Sehnsucht bestärkte mich in meiner spirituellen Suche und führte mich zur Meditation und schließlich zu den taoistischen Liebespraktiken. Sie halfen mir auch, meine Meditationen mehr in meinem Körper und meinen alltäglichen Beziehungen zu verwurzeln. Ich fühlte mich von ihnen angezogen, weil sie die Harmonisierung von Himmel und Erde, Körper und Geist hervorheben. Sexualenergie wurde für mich also zu einem wertvollen Treibstoff auf meiner spirituellen Reise. Ich entdeckte, daß ich Sex genießen und gleichzeitig in spirituelle Energie umwandeln konnte. Die Freude an der Sexualität intensivierte sich sogar und verfeinerte sich. Lust wurde zur Ekstase und Ekstase zu einem Zustand der Segnung.
Frage: Heißt das, daß Sie nun auch in sich selbst den Liebesakt vollziehen können?
Antwort: Ja. Es ist beinahe so wie eine vierundzwanzig Stunden am Tag dauernde Erfahrung meiner selbst als sexuelles Wesen. Die Energie ist ständig vorhanden und jederzeit zugänglich. Vorher war ich in einer Art Gegensätzlichkeit befangen: Entweder blokkierte ich die Sexualenergie, wenn ich sie nicht in einer Beziehung ausdrücken konnte, oder ich war gezwungen, eine Beziehung einzugehen, um sie ausdrücken zu können. Jetzt fühle ich mich einfach lebendiger und sexuell wacher. Ich spüre, daß ich meine Energie voll auschöpfen kann und auch das Leben selbst «erregt» mich schon die meiste Zeit über. Ich fühle mich auch nicht mehr gedrängt, imer gleich die Begegnung mit einem Mann zu suchen, um meiner Sexualität Ausdruck zu verleihen. Meine Sexualenergie fließt nun in geordneten Bahnen, und ich kann auch ein höheres Energieniveau leichter bewältigen, ohne mich gleich entladen zu müssen.

Frage: Was geschieht mit der Sexualenergie, wenn Sie sie nicht in einer Beziehung beim Liebesakt einsetzen?
Antwort: Als ich mit der Ovar-Atmung begann, entdeckte ich, daß ich die Sexualenergie sehr leicht von den Genitalien aus durch meinen gesamten Körper lenken konnte. Es ist sehr einfach, aber auch sehr wirkungsvoll. Dadurch kann ich meine Fähigkeit, im Hier-und-Jetzt zu sein, steigern. Im Lauf der Zeit habe ich diese Fähigkeit weiterentwickelt, so daß ich jetzt in meiner täglichen Arbeit und meinen Beziehungen auch mehr mit anderen teilen kann. Das drückt sich zwar nicht als Sexualität aus, aber ich weiß, daß dem meine Sexualenergie zugrunde liegt, die ich in eine heilende, liebevolle Kraft umgewandelt habe.
Frage: Haben Sie, seit Sie das Ovar-Kung Fu praktizieren, den Eindruck, daß sich Männer von Ihnen stärker angezogen fühlen?
Antwort: Ich glaube schon.
Frage: Hat sich der Typ Mann, den Sie anziehen, verändert?
Antwort: Ich würde sagen, daß ich im allgemeinen anziehender auf Menschen wirke. Aufgrund verschiedener Reaktionen sehe ich natürlich, daß ich für Männer attraktiver geworden bin, aber ich scheine sie auf eine andere, angenehmere Weise anzuziehen. Ich habe nicht mehr das Gefühl, daß sie nur auf meinen Körper aus sind. Früher kam mir das oft so vor, wenn ich mir meiner Erotik besonders bewußt war – es schien, als würde ich starke sexuelle Signale aussenden, die eine Art von Reaktion auslösten, die ich nicht wirklich wollte. Jetzt habe ich eher den Eindruck, daß die Leute an mir als ganzer Person interessiert sind.
Frage: Würden Sie dies als persönlichen Magnetismus bezeichnen?
Antwort: Ja, als eine persönliche Anziehungskraft.
Frage: Haben Sie je mit einem Mann zusammen Ovar-Kung Fu praktiziert?
Antwort: Ja. Ich übte etwa drei Monate lang alleine und hatte dann das Glück, auf einen Mann zu treffen, der schon selbst im Tao Yoga der Liebe Erfahrungen hatte.
Frage: Haben sich während der Monate Ihrer Einzelpraxis Veränderungen im Menstruationszyklus oder andere körperliche Veränderungen ergeben?
Antwort: Mein Zyklus verlief immer sehr komplikationslos, also

habe ich in diesem Punkt keine Veränderung registriert. Aber Freundinnen, die ebenfalls mit der Praxis begannen und die bisher alle möglichen Menstruationsbeschwerden hatten, konnten eine deutliche Besserung feststellen. Die krampfartigen Schmerzen verschwanden, die Blutung war kürzer und die prämenstruellen Symptome nahmen ab.

Frage: Sexualität und Emotionen stehen in einem engen Zusammenhang. Hat sich durch die taoistische Sexualpraxis bei Ihnen im emotionellen Bereich etwas verändert?

Antwort: Ja. Aber da ich zu dem Zeitpunkt, als ich mit dem Ovar-Kung Fu begann, auch schon andere taoistische Übungen machte, kann ich nur schwer sagen, was sich im einzelnen auf meine Emotionen auswirkte. Mit Sicherheit weiß ich, daß die Fusion der Fünf Elemente in meinem Gefühlsleben eine tiefgreifende Veränderung auslöste. Ich konnte spüren, wie negative Gefühlsenergie wieder in eine gereinigte Energie zurückverwandelt wurde. Mit der Zeit hat sich in mir ein sehr starkes persönliches Verantwortungsgefühl entwickelt. Ich habe erkannt, daß ich allein für meine seuxelle und meine emotionelle Energie verantwortlich bin und sie zu lenken habe.

Frage: Finden Sie, daß die beiden Methoden der Fusion der Fünf Elemente und des Ovar-Kung Fu zusammenpassen?

Antwort: Ja. Sie ergänzen sich. Die Fusion ist sehr hilfreich, weil sie Emotionen klärt. Die Liebesbeziehung läuft einfach auf einer ganz anderen Ebene ab, wenn die übliche emotionelle Verwirrung, die in Mann-Frau-Beziehungen so oft auftritt, wegfällt.

Frage: Halten Sie es für gefährlich, wenn jemand die Sexualpraktiken anwendet, ohne seine negativen Emotionen vorher bereinigt zu haben?

Antwort: Ich denke, daß das sehr von der betreffenden Person abhängt. Wenn beide Partner wirklich verantwortungsbewußt mit ihren Emotionen umgehen und sich auch von ihnen distanzieren können, wird die Sexualpraxis allein schon sehr gute Ergebnisse zeigen. Bei Paaren, die emotionelle Schwierigkeiten zu lösen haben, halte ich es allerdings für notwendig, die Fusion gleichzeitig mit den Sexualpraktiken anzuwenden.

Frage: Kennen Sie jemanden, der diese Praktiken anwendet und dadurch Schwierigkeiten bekommen hat?

Antwort: Nein, niemanden. Alle Leute, die ich kenne, haben sich von den positiven Auswirkungen sehr begeistert gezeigt.
Frage: Und es gibt keine Nebenwirkungen?
Antwort: Das möchte ich nicht behaupten, aber ich habe noch niemanden getroffen – weder Mann noch Frau – der derartiges berichtet hätte. Diese Praxis dient nicht nur zur Speicherung, sondern vor allem zur Umwandlung von Sexualenergie. Die Kraft wird verfeinert, breitet sich über den ganzen Körper aus und wirkt belebend auf Körper und Geist. Auf diese Weise werden z. B. auch die negativen Nebenwirkungen sexuellen Verlangens – als Frustration bekannt – beseitigt. Sexuelle Frustration ist lediglich blockierte Sexualenergie.
Frage: Sehen Sie zwischen Ihrem heutigen Partner und den früheren Partnern, die diese Methoden nicht praktizierten, große Unterschiede?
Antwort: Ja. Es besteht ein ungeheurer Unterschied. Unsere Beziehung, die weiterhin glücklich ist, weist alle positiven Elemente der Vertrautheit und des gemeinsamen Vergnügens auf, die ich von früher kannte, aber sie reicht über alles bisher Erlebte weit hinaus. Die Haupteigenschaft dieser Beziehung ist Klarheit.

Unsere Kommunikation ist sehr klar, und zwischen uns besteht auf vielen Ebenen ein Fluß, ein echtes Band, das ich noch nie zuvor mit jemand anderem erleben konnte. Wir sind emotional, geistig und seelisch miteinander verbunden. Oft weiß der eine genau, was der andere denkt. Wir fühlen, daß wir uns sogar über weite Entfernung physisch lieben könnten. Wir verspüren eine spirituelle Verbindung, die uns tiefe Erfüllung bringt.
Frage: Was ist nun mit den Frauen, die diese Praktiken erlernt, aber keinen entsprechenden Partner gefunden haben?
Antwort: Ich glaube, alle Frauen, die ich kannte, die diese Methoden gelernt hatten, wollten dann auch einen entsprechenden Partner finden. Am Anfang reagieren Leute, denen ich von den positiven Auswirkungen dieser Praxis erzähle, sehr häufig mit Zynismus und Mißtrauen. Das ist verständlich. Für die meisten bildet die Sexualität den Teil ihres Lebens, der ihnen am meisten Vergnügen verschafft und sie haben kein Interesse, das Bekannte für etwas Unbekanntes aufzugeben. Weil diese Praxis auch auf spiritueller

Ebene wirkt, befürchten sie außerdem, daß es nicht mehr so viel Spaß machen wird wie vorher auf der rein körperlichen Ebene. Darum reagieren viele am Anfang etwas zögernd. Aber wenn eine Frau die taoistischen Liebestechniken einmal gelernt hat, möchte sie schließlich einen Partner finden, mit dem sie das praktizieren kann, weil sich ihre sexuelle Erfahrung viel lustvoller und befriedigender gestaltet und sie das mit jemandem teilen möchte.

Frage: Wie sieht eine Beziehung aus, in der zwar die Frau praktiziert, aber der Partner nicht?

Antwort: Die Qualität der Beziehung ist vermutlich besser als in vergleichbaren «normalen» Beziehungen, in denen niemand praktiziert. Ein Teil der verfeinerten Sexualenergie überträgt sich auch auf den Partner, der das auf unbewußter Ebene wahrnehmen wird.

Frage: Glauben Sie, daß die Gefahr des Mißbrauchs besteht? Daß jemand in einer Art «sexuellem Vampirismus» dem anderen Energie absaugen könnte?

Antwort: Jede Methode kann auch mißbraucht werden. Es ist sehr wichtig, daß man sich innerlich dazu verpflichtet, alles uneingeschränkt mit dem anderen teilen zu wollen, um ein gemeinsames spirituelles Wachstum zu erreichen.

Frage: Können Sie eine Orgasmus-Erfahrung mit ihrem Partner beschreiben?

Antwort: Der Orgasmus ähnelt wirklich viel mehr einem Tal als einem Gipfel. Ich erlebe eine langsame Energiewelle, die in mir aufsteigt. Die aktiv stimulierende Phase steigert sich zu einer länger dauernden intensiven Erregung, und danach entspanne ich mich eine Weile in dem «Tal». Ich wiederhole diesen Zyklus zwei-, dreimal oder öfter. Der Gipfel der Erregung wird mit jedem Mal höher und das Tal ist jedes Mal noch entspannender, so daß meine Gesamtheit als Körper-Seele-Geist immer mehr Erregung und gleichzeitig immer stärkere Hingabe erfährt.

Der Tal-Orgasmus tritt spontan in einem Zustand tiefster Entspannung auf. Das ist eine sehr intensive Erfahrung, die ich in jeder Zelle, in jedem Teilchen meines Wesens als wundersame und ekstatische Verschmelzung erlebe. Vor allem die Verbundenheit mit meinem Partner ist sehr tief. Mein ganzes Wesen verschmilzt mit dem seinen, wir teilen einander in einem Energiefluß, der keine

Grenzen kennt. Manchmal dehnt sich unsere Bewußtheit so aus, daß sie den ganzen Kosmos umfaßt. Es ist das erhabene Gefühl, allgegenwärtig und Teil aller Dinge zu sein. Manchmal fühlt sich der Orgasmus wie Kernspaltung und Kernfusion gleichzeitig an – als würde ich mich unendlich ausdehnen und mich im selben Augenblick zu einem Punkt des Nichts konzentrieren. Ich habe jedes Mal eine ganze Palette von Empfindungen durchlaufen. Am Anfang haben wir uns oft den ganzen Tag geliebt und mit der Energie meditiert. Ich empfinde immer sehr große Ehrfurcht angesicht der ungeheuren Kraft, die dem Männlichen und dem Weiblichen innewohnt. Wir sind dem Göttlichen viel näher, als wir meist glauben wollen.

Frage: Können Sie Ihre Energie von der des Partners unterscheiden, wenn Sie sie im Energiekreislauf mit ihm teilen?

Antwort: Ich kann die Energien ganz deutlich unterscheiden und bemerke auch, wie sie sich vereinen. Ich hatte die Meditation des Kleinen Energiekreislaufs schon etwa ein Jahr und das Ovar-Kung Fu einige Monate lang geübt, bevor ich meinen Partner traf. Da er in diesen Methoden ebenfalls schon Erfahrung hatte, fand unsere Verschmelzung spontan und ohne die Notwendigkeit irgendeiner Kontrolle statt. Vom ersten Mal an konnte ich spüren, daß die Energie ganz natürlich in den Kleinen Energiekreislauf einströmte, in die Gürtelmeridiane und die Aufsteigenden Kanäle. Wenn man sich täglich auf diese Energiebahnen konzentriert, fließt die Liebesenergie ohne jegliche Anstrengung in diese Kanäle.

Frage: Wie lange dauert der Liebesakt für Sie während dieser Praxis?

Antwort: Mehrere Stunden. Manchmal zwei, manchmal drei oder vier Stunden. Sehr oft setzt sich die Reihe von Gipfel- und Talphasen die ganze Nacht fort, aber zwischen den Talphasen schlafen wir manchmal etwas. Man sagt, daß Liebe keine Zeit kennt. Das beschreibt sehr gut, was in diesem Fall aufgrund der taoistischen Praxis passiert. Man hat das Gefühl, unbegrenzt Zeit zu haben, man bewegt sich in der Ewigkeit und es wird mehr und mehr Energie zugänglich. Da wir jetzt eine so intensive Verbindung geschaffen haben, benötigen wir auch nicht so viel Zeit. Einmal dauerte der Liebesakt selbst nur an die dreißig Sekunden, und sofort trat der

Tal-Orgasmus ein, aber die Polarität zwischen uns war so stark, daß er Stunden anhielt. Jetzt sind wir so sehr aufeinander eingestimmt, daß es sich eigentlich wie ein ständiges Miteinander-Liebemachen anfühlt.

Frage: Sind diese Zyklen von Gipfel und Tal durch die Erektion des Mannes bestimmt?

Antwort: Ich würde sagen, das hängt von beiden Partnern ab. Die Erregung nimmt für beide ständig zu, und wenn einer fühlt, daß der andere knapp vor dem Punkt steht, an dem es kein Zurück mehr gibt, ziehen beide die Energie nach oben, um sie zu vermischen und in der ruhigen Tal-Phase miteinander zu teilen. Das ist eigentlich immer spontan aufgetreten, wenn wir uns von einer weiteren Woge erfaßt gefühlt haben.

Frage: Kann während der Ruhephasen, nachdem der Höhepunkt der Stimulierung erreicht worden und das Chi im Körper emporgestiegen ist, so daß er sich warm und prickelnd lebendig anfühlt, auch eine Art Unbewußtheit dieser Energie gegenüber auftreten?

Antwort: Wenn ich besonders müde bin, besteht schon die Gefahr, sie nicht bewußt wahrzunehmen. Gewöhnlich erlange ich einen extrem wachen Zustand und finde genau den Punkt, an dem ich mit dem Partner verschmelze. Dabei bin ich sehr wach und gleichzeitig sehr entspannt. Dann kann ich meditieren und unser Liebesspiel noch weiter verfeinern.

Frage: Die Technik des Tal-Orgasmus erfordert, daß man auf verschiedene Ebenen oder Tan-Tiens meditiert. Gelingt Ihnen das?

Antwort: Verallgemeinerungen kann man hier kaum treffen, denn jede Erfahrung ist einzigartig. Anfangs bemerkte ich, daß die Kraft zuerst in den Kleinen Energiekreislauf einströmt, aber ich stellte auch fest, daß sie durch den ganzen Körper fließt. Bei jedem Tal bewegte sie sich in ein anderes Zentrum weiter nach oben. Manchmal fühlte sich die Tal-Phase wie eine Art Schauer an, dann wieder wie eine Zentrierung in der Mitte oder im Rücken und wieder andere Male wie eine Rakete, die direkt nach oben schießt.

Frage: Bleibt diese Empfindung auch nach dem Liebesakt lebendig?

Antwort: Einerseits fühlt man sich in seinem getrennten Körper als Mann oder Frau einzigartig, und andererseits ist es, als ob man

gleichzeitig alle Männer und Frauen, den Gott und die Göttin, in sich tragen würde. Ich habe diese Erfahrung auch schon in anderen sexuellen Beziehungen gemacht, aber in dieser ist sie praktisch allgegenwärtig.
Frage: Nachdem Sie diese Praxis in Ihrer Beziehung drei Jahre lang angewendet haben – welche Entwicklung hat sich daraus ergeben?
Antwort: Man empfindet eine aktive Bewußtheit, durch die man die Energie direkt von den Sternen, der Sonne, der Erde und vom eigenen Sexualpartner anzieht. Ich glaube, ich habe wirklich etwas von der echten, männlichen Yang-Qualität meines Partners in mein Leben gebracht, aufgenommen und dadurch Stärkung erfahren. Durch die Yang-Kraft habe ich mehr Selbstbewußtsein, mehr Kreativität und mehr Direktheit entwickelt. Der Austausch mit ihm, durch den ich die Essenz seines Wesens erhalten habe, hat mir die Erweiterung meiner eigenen Persönlichkeit ermöglicht, die auch seine Eigenschaften miteinschließt.
Frage: Wie hat die männliche Energie Ihre täglichen Meditationen beeinflußt?
Antwort: Ich möchte stärker in alles einbezogen sein, ich möchte das Männliche und Weibliche in mir zu einem Ganzen werden lassen. Sich ganz und ausgeglichen zu fühlen, stellt für mich ein wichtiges Ergebnis dieser Praxis dar. Die Fähigkeit, mit meinem Partner wirklich in Austausch zu treten, hat mein spirituelles Wachstum gefördert.

Die gleiche Energie, die durch emotionelle Verwirrung oder Mißverständnisse hätte verlorengehen können, ist nun zu einer Kraft geworden, die für mein eigenes Wachstum zur Verfügung steht. Sowohl mein emotionales als auch mein spirituelles Leben sind von größerer Klarheit erfüllt. Meine Energie ist außerdem viel feiner geworden.
Frage: Was ist Ihrer Ansicht nach die höchste Ebene dieser Praxis?
Antwort: Die Veredelung der eigenen sexuellen, emotionalen und mentalen Energien in eine feinstoffliche, spirituelle Kraft und die Entwicklung eines spirituellen Körpers, der zwar im physischen Körper wohnt, sich aber jederzeit frei durch Raum und Zeit bewegen kann – das ist in meinen Augen die höchste Ebene. Die Sexualpraxis bewahrt und verfeinert die Energie, aber die wahre alchemi-

stische Umwandlung findet erst in der Meditation von Kan und Li statt. Die Essenz dieser Praxis ist die Vereinigung von Feuer und Wasser, Männlichem und Weiblichem, die sich schöpferisch in jedem Tan-Tien begegnen. Durch die Vereinigung von Kan und Li in uns selbst findet eine Selbstbefruchtung statt, der Fötus wird genährt und wächst allmählich heran, bis schließlich die Geburt unseres spirituellen Kindes erfolgt, das im Inneren wohnt. Die weitere schwierige Aufgabe besteht darin, dieses spirituelle Kind mit starker, veredelter Energie und meinen tugendhaften Kräften durch alle Wechselfälle und Schwierigkeiten des Alltags hindurch am Leben zu erhalten und sorgfältig zu nähren. Es mag scheinen, als ob ein Partner da nicht hineinpaßt, aber ich fördere sozusagen seine Selbstzeugung und er die meine.

Frage: Können Sie für dieses spirituelle Kind durch die äußere männliche Energie gleichzeitig Mutter und Vater sein?

Antwort: Ja. Ich schätze auch besonders an den taoistischen Praktiken, daß wir ganz allein, durch die Höherentwicklung unserer eigenen Natur, zu unserer vollen Entfaltung gelangen und unser Selbst gebären können. Praktiziert man zu zweit, erhält man noch zusätzliche Energie und Unterstützung, ganz abgesehen von der Freude und der Lust, die man teilt. Ich weiß natürlich, daß ich meine Sexualenergie auch alleine verfeinern und schöpferisch umsetzen kann.

Frage: Glauben Sie, daß die Sexualpraxis für Ihr spirituelles Wachstum notwendig ist?

Antwort: Ja, aber ich brauche dazu nicht unbedingt einen Partner. Diese Methoden können ebensogut von einer Frau verwandt werden, die sich dem Zölibat verschrieben hat, damit sie ihre Sexualenergie in spirituelle Entwicklung und in den Dienst am Nächsten umsetzen kann. Eine Frau, die sich einen Partner wünscht, erhält durch die Einzelpraxis die Möglichkeit, sorgsam zu wählen und sich nicht kopfüber in eine Beziehung zu stürzen, nur um sexuelle Bedürfnisse zu befriedigen. Meiner Ansicht nach ist also die Einzelpraxis sehr wichtig. Partnerpraxis ist wertvoll, aber nicht unbedingt nötig.

Ich glaube, es gibt im Zusammenhang mit den positiven Wirkungen der Praxis noch einen wichtigen Punkt: All diese Methoden haben von Anfang an eine stark verändernde Wirkung auf mich ausgeübt. Die Beherschung meiner Energien und das Gefühl, Herr über mein Schicksal zu sein, ist wesentlich stärker geworden. Ich habe mehr Verantwortungsbewußtsein entwickelt und kann meine Kräfte in Kreativität umsetzen.

Frage: Geht es im Tao nur um die Kontrolle der Emotionen und Energien? Wo bleibt dann die Mühelosigkeit, das freie Fließen?

Antwort: Für mich ist das ganze Leben einem Fluß vergleichbar. Bevor ich die Fusion und das Ovar-Kung Fu kannte, fühlte ich mich in meinem Gefühls- und Geschlechtsleben oft wie ein Blatt, das in der Strömung treibt. Und so wurde ich manchmal von der Strömung der Umstände getrieben. Jetzt, wo ich die taoistischen Praktiken übe, fühle ich mich eher wie ein Floß, und ich kann die Strömung nutzen, um dem Flußlauf zu folgen. Wenn ich auf meine Vergangenheit und all die Verletzungen zurückblicke, die ich in meinen Freundschaften und Beziehungen davongetragen habe, und jetzt an meine Freunde denke, dann wird mir klar, daß uns die taoistischen Methoden eine harmonische Flußfahrt ermöglichen, ohne gegen die Felsen geworfen zu werden. Wir sind die Navigatoren.

Frage: Nun eine Frage zum psychologischen Verhältnis der Geschlechter zueinander. Inwieweit wirkt sich diese Praxis auf den «Kampf der Geschlechter» aus?

Antwort: Ich glaube, daß beide Partner ihre Beziehung mit der Absicht eingehen sollten, ihre Energie auf höhere Ebenen bringen und miteinander teilen zu wollen. Der Sinn des gegenseitigen Energieaustauschs ist das gemeinsame emotionale und spirituelle Wachstum. Dieses Wachstum hat seine eigene Richtung. Wenn die Energie während der Praxis nach oben steigt, kennt sie von sich aus den richtigen Weg. Alles andere ergibt sich daraus. Machtkämpfe in der Beziehung verschwinden fast von selber. Falls es etwas zu bereinigen gibt, hat man nun entsprechende Hilfen. Es scheint ein harmonischer Fluß vorhanden zu sein, der weit über die sexuelle Begegnung hinausreicht. Außerdem hat man ständig dieses intensive Gefühl des Eingestimmtseins auf den Partner, wo immer er sich auch befindet.

Frage: Warum geschieht das Ihrer Ansicht nach?
Antwort: Ich erlebe es so, daß durch das Emporsteigen der Energie Verbindungen entstehen – auf der Herz-Ebene, auf mentaler und spiritueller Ebene, und diese Bindungen sind sehr stark.
Frage: Ich habe einige spezielle Fragen zur Technik selbst. Spüren Sie die Energien wirklich in klaren Bahnen die Wirbelsäule emporsteigen? Es scheint, daß sich all das beim Liebesakt irgendwie vermischt. Das finde ich etwas verwirrend.
Antwort: Ich glaube, es besteht ein recht interessanter Unterschied zwischen der Einzelpraxis, bei der ich mich selbst errege, und der Begegnung mit einem anderen Menschen, wo ich mein ganzes Wesen mit einbringe. Im Zusammensein mit meinem Partner wird mein Körper in seiner Gesamtheit erregt. Strömen die Energien dann nach oben, dehnen sie sich leichter durch den ganzen Körper aus. Wenn ich alleine bin, spüre ich den Energiestrom eher klar umrissen in der Wirbelsäule. In der Vereinigung mit meinem Partner bewegt sich die Energie oft durch den ganzen Körper nach oben. Manchmal fühle ich dabei nicht nur meine Energie, sondern auch seine, die wie eine Woge oder eine Säule emporsteigt.
Frage: Haben Sie zur Unterstützung dieser Praxis noch zusätzliche Techniken entdeckt?
Antwort: Mein Geliebter und ich haben manches ganz spontan entdeckt. Männer brauchen, um diese Praxis zu meistern, jedenfalls wesentlich mehr Disziplin als Frauen. Für die Frau geht es hauptsächlich um die Beherrschung der Muskulatur des Beckenbodens. Jetzt brauche ich diese Muskeln nur in Richtung Steißbein zu kontrahieren und das Becken etwas zu kippen, und die Energie fließt bereits. Manchmal streiche ich meinem Partner mit der Hand über den Rücken nach oben (oder er mir), wenn die Ruhephase einsetzt. Dann fühlen wir beide ganz deutlich, daß wir die Energie nach oben lenken. Manchmal berühren wir einander am Scheitelpunkt, und so fällt es leichter, die Energie dort zu konzentrieren. Sie strömt dann wie eine Fontäne wieder herab. Eine der herrlichsten und vollkommensten Erfahrungen beim Tal-Orgasmus ist diese Energiefontäne, die manchmal sogar aus dem Körper austritt und dann wie ein Springbrunnen aus Nektar alle Zellen und Atome des Körpers wieder überflutet.

Frage: Hat die Praxis Ihr sexuelles Verlangen gestärkt oder geschwächt?

Antwort: Mein sexuelles Verlangen ist in etwa gleich geblieben, aber ich fühle mich wesentlich befriedigter. Auch meine Auffassung von Sexualität und von sexuellen Beziehungen hat sich ständig erweitert. Ich fühle, daß ich mich meinem Ziel, völlig lebendig zu sein, mit dem ganzen Universum in jedem Augenblick in Liebe vereint zu sein, langsam nähere. Ich bin sehr dankbar für meinen Partner, mit dem ich dieses Lieben üben kann.

Wir spüren, daß wir immer verbunden sind. Ob wir nun physisch voneinander getrennt sind oder nicht, wir können unsere Liebe und unsere Energien immer miteinander teilen. Unsere umgewandelte sexuelle und emotionale Energie nährt unsere Seele und unseren Geist und wirkt sich nach außen als Liebe aus.

ANHANG

Das System des Heilenden Tao

Das Ziel der taoistischen Übung

Das Heilende Tao («Healing Tao») ist ein Übungssystem, das dem Individuum die harmonische Entfaltung seiner körperlichen, seelischen und geistigen Fähigkeiten ermöglicht.

Mit Hilfe verschiedener alter, überlieferter chinesischer Meditations- und Energietechniken lernt der Übende, seine Kräfte zu mehren, Spannungen abzubauen, die Gesundheit zu bessern, sich selbst zu verteidigen und andere und sich selbst zu heilen. So schafft er ein solides Fundament von Gesundheit und Wohlbefinden im physischen Bereich. Dieses bildet auch die Basis, auf der die spirituellen Anlagen entwickelt werden können. Später lernen die Übenden, die natürlichen Kräfte der Erde und der Gestirne anzuzapfen, und sie erreichen eine Bewußtseinsebene, auf der ein wirklicher Geistkörper entwickelt und genährt wird.

Das höchste Ziel des taoistischen Übungsweges besteht darin, die physischen Grenzen zu transzendieren; dieses Ziel wird dadurch erreicht, daß der Mensch Seele und Geist in sich zur Entfaltung bringt.

Die einzelnen Stufen

Grundstufe I: Erweckung heilender Energie (Chi)

1. Der Kleine Kreislauf

Das Öffnen des Kleinen Kreislaufs bildet die Grundlage für das System der taoistischen Meditation. Mit Hilfe besonderer Entspannungs- und Konzentrationstechniken kann der Meditierende seine Lebenskraft Chi auf zwei Meridianen anregen, zum Kreisen bringen, lenken und bewahren. Diese beiden ersten Haupt-Energiebahnen im Körper, die geöffnet werden, sind das Diener-Gefäß (Diener-Meridian), das in der Körpermitte auf der Vorderseite verläuft, und das Lenker-Gefäß (Lenker-Meridian), das in der Rückenmitte hochsteigt.

Regelmäßiges Üben dieser alten taoistischen Methode kann Streß und nervöse Spannung beseitigen, die inneren Organe massieren, beschädigte Gewebe heilen, das Lebensgefühl steigern und das Wohlbefinden fördern. Meister Chia und qualifizierte Ausbilder helfen den Kursteilnehmern, den Kleinen Kreislauf zu öffnen, indem sie mit den Händen (oder Augen) Chi in die Energiebahnen des Übenden übertragen.

2. Das Innere Lächeln

Das Innere Lächeln ist eine wirkungsvolle Entspannungstechnik. Dabei verwendet man die sich aus einem Glücksgefühl heraus ausbreitende Energie als Sprache, um mit den inneren Organen des Körpers in Verbindung zu treten. Man lernt, in die Drüsen und

Organe hineinzulächeln, und gibt so dem ganzen Organismus das Gefühl, daß er geschätzt und geliebt wird. Man spürt die Energie wie einen Wasserfall von oben nach unten durch den ganzen Körper hinabfließen. Mit Hilfe des Inneren Lächelns kann der Übende leichter Streß bewältigen und den Chi-Fluß besser lenken und vermehren.

3. Die Sechs Heilenden Laute

Die Sechs Heilenden Laute bilden eine grundlegende Entspannungstechnik, bei der man mittels einfacher Armbewegungen und spezifischer Laute eine abkühlende Wirkung auf den Organismus ausübt. Diese heilenden Laute versetzen die entsprechenden Organe in Vibration, und die Armbewegungen in Verbindung mit der richtigen Haltung leiten Hitze und Druck aus dem Körper. Der vermehrte Chi-Fluß durch die Organe hilft Verdauungsstörungen und Kopfschmerzen zu verringern, führt zu gesundem Schlaf, geringerer Streßanfälligkeit und größerer Vitalität.

Für alle, die andere Formen der Meditation, der Kampfkunst oder des Sports praktizieren, bei denen sich leicht übermäßige Hitze im Organismus entwickelt, bringt diese Methode besonders wohltuende Wirkungen.

4. Die Chi-Selbstmassage

Diese taoistische Methode der Verjüngung und Selbstheilung mit den Händen nutzt vor allem die eigene innere Energie, um Sinnesorgane, Zähne, Haut und Organe zu kräftigen und zu verjüngen. Bei diesen ebenso einfachen wie wirkungsvollen Massagetechniken setzt man außer Chi auch sanfte äußere Reize ein, um für Krankheit und Altern verantwortliche Energieblockaden und Streßzonen zu beseitigen. Diese Verjüngungsmethode geht zurück auf einen taoistischen klassischen Text über innere Medizin, den der Gelbe Kaiser vor 5000 Jahren verfaßt haben soll.

Grundstufe II: Entwicklung innerer Kraft

1. Taoistische Geheimnisse der Liebe; Samen- und Ovar-Kungfu; Umwandlung der Sexualenergie und die Kunst harmonischer Beziehungen

Während der 5000 Jahre chinesischer Geschichte blieb die «Kein-Ausgang-Methode», das Zurückhalten der Samenflüssigkeit bei der sexuellen Vereinigung, ein wohlgehütetes Geheimnis. Anfangs wurden diese Techniken ausschließlich vom Kaiser und seinem engsten Kreis praktiziert. Später wurden sie vom Vater auf einen ausgewählten Sohn vererbt, aber allen weiblichen Familienmitgliedern vorenthalten. Beim Samen- und Ovar-Kungfu lernen beide Geschlechter, wie sie ihre sexuelle Energie auf die Bahn des Kleinen Kreislaufs lenken und umwandeln können. Anstatt die Sexualität und sexuelle Beziehungen zu unterdrücken, zogen es die taoistischen Meister vor, die Sexualenergie als Mittel zur Förderung innerer Disziplinen einzusetzen.

Die Bewahrung und Umwandlung der sexuellen Energie beim Liebesakt wirkt als belebender Faktor auf die physische und spirituelle Entwicklung beider Partner. Das Umkehren und Kreisenlassen der Zeugungskraft von den Sexualorganen zu den höheren Energiezentren kräftigt und verjüngt alle Lebensfunktionen. Die Beherrschung dieser Praktiken fördert ein tiefes Gefühl der Ehrfurcht vor allen Formen des Lebens.

Beim normalen sexuellen Verkehr erfahren die Partner im allgemeinen nur eine auf den Genitalbereich begrenzte Art des Orgasmus. Durch die taoistischen Techniken können sie einen totalen Körperorgasmus erfahren, ohne dabei Lebensenergie zu verschwenden. Die Bewahrung und die Umwandlung der sexuellen Energie stellt eine wesentliche Voraussetzung für die Übung auf den fortgeschrittenen Stufen des taoistischen Weges dar.

2. Fusion der Fünf Elemente, Reinigung der Organe und Öffnen der Sechs Sondermeridiane (1. Formel)

Die Fusion der Fünf Elemente und das Reinigen der Organe bildet die zweite Stufe der taoistischen Inneren Alchimie. Auf dieser Stufe der Meditation lernt man, wie sich die Fünf Elemente (Holz, Feuer, Erde, Metall, Wasser) und ihre entsprechenden Organe (Leber, Herz, Milz, Lunge, Nieren) auf dreierlei Weise beeinflussen: erzeugend, vereinigend und stärkend. Bei der Übung der Fusion verbinden sich die Energien der Fünf Elemente und der entsprechenden Emotionen zu einem harmonischen Ganzen.

Fusion der Fünf Elemente I

Auf der ersten Stufe der Fusion lernt man, wie die negativen Emotionen von Sorge, Trauer, Grausamkeit, Zorn und Furcht in reine Energie umgewandelt werden können. Dies geschieht, indem man die Quelle negativer Emotionen in den fünf Hauptorganen ausfindig macht. Nachdem die überschüssige emotionale Energie aus den Organen herausgefiltert ist, kann der Organismus zu einem Zustand psychophysischen Gleichgewichts zurückfinden. Die von negativen Emotionen befreite reine Energie kristallisiert sich zu einer leuchtenden Perle oder einer Kristallkugel. Diese Perle spielt eine entscheidende Rolle bei der Entwicklung und Nährung des Seelen- oder Energie-Körpers, der ausschließlich von der reinen Energie der fünf Organe gespeist wird.

Fusion der Fünf Elemente II

Auf der zweiten Stufe der Fusion lernt man, wie man die reine Energie der fünf Organe kreisen lassen kann, sobald diese von negativen Emotionen befreit sind. Sind die Organe gereinigt, entstehen die positiven Gefühle von Freundlichkeit, Sanftheit, Respekt, Ausgeglichenheit, Gerechtigkeit und Mitgefühl als natürlicher Ausdruck des inneren Gleichgewichts. Der Übende kann diesen Gleichgewichtszustand überwachen, indem er die Natur der sich spontan bildenden Emotionen beobachtet.

Die Energie der positiven Emotionen wird dazu eingesetzt, die drei vom Perineum (unter den Sexualorganen) aus zum Scheitelpunkt verlaufenden Kanäle zu öffnen, welche als Aufsteigender Kanal bezeichnet werden. Zusätzlich öffnet man die Gürtelkanäle, die die neun Hauptenergiezentren des Körpers umgeben.

Fusion der Fünf Elemente III

Auf der dritten Stufe der Fusion vollendet der Übende die Reinigung der Energiebahnen im Körper, indem er die positiven und negativen Kanäle in Armen und Beinen öffnet. Das Öffnen des Kleinen Kreislaufs, des Aufsteigenden Kanals, der Gürtelkanäle und der positiven und negativen Kanäle in Armen und Beinen macht den Körper völlig durchlässig für das Kreisen der Lebensenergie. Der ungehinderte Energiefluß bildet die Grundlage für vollkommene körperliche und seelische Gesundheit.

Die Methode der Fusion stellt eine der größten Leistungen der taoistischen Meister dar, da sie den Menschen in die Lage versetzt, den Körper von negativen Emotionen zu befreien und zugleich das reine Licht positiver Kräfte leuchten zu lassen.

3. Eisenhemd-Chi Kung, Organ-Übungen und Einführung in das Prinzip der Verwurzelung

Die Ganzheit des menschlichen Körpers wird durch das Ansammeln und Zirkulieren der inneren Kraft Chi in den Hauptorganen aufrechterhalten und geschützt. Diese Energie, die bei den Übungen des Kleinen Kreislaufs und der Fusion frei zu kreisen beginnt, kann sowohl in den Faszien als auch in den Organen gespeichert werden. Die Faszien sind eine Bindegewebsschicht, welche Organe und Muskeln bedeckt, stützt und verbindet.

Chi soll in Organen und Muskeln gespeichert werden, um eine Schicht von innerer Kraft zu bilden, die den Körper vor unerwarteten Verletzungen schützen kann. Die Übung des Eisenhemd-Chi Kung verwurzelt den Körper in der Erde, stärkt die Organe, verwandelt die Sehnen, reinigt das Knochenmark und schafft einen Vorrat an reinem Chi.

Eisenhemd-Chi Kung bildet eine der Grundlagen für die Übungen im spirituellen Bereich, da es für die feste Verwurzelung sorgt, wenn der Geist-Körper aufsteigen will. Je höher der Geist steigt, desto fester muß die Verwurzelung in der Erde sein.

Eisenhemd-Chi Kung I: Bindegewebe- und Organ-Übungen
Auf der ersten Stufe des Eisenhemd-Chi Kung werden bestimmte Standpositionen, Muskelverschlüsse und Atemtechniken eingesetzt, um Energie aus dem Boden hochziehen und kreisen lassen zu können. Durch die Körperstellungen lernt man, seine innere Struktur (Knochen, Muskeln, Sehnen und Faszien) mit der Erde zu verbinden und so die Kraft der Verwurzelung zu entwickeln. Die Atemtechniken ermöglichen es, innere Kraft in die Organe, die zwölf Muskel-Sehnen-Meridiane und die Faszien zu lenken. Regelmäßiges Üben des Eisenhemd-Chi Kung stärkt Organe, Sehnen, Muskeln und Knochen sowie das Knochenmark. Da die innere Struktur durch mehrere Schichten von Chi gestärkt wird, verschwinden Haltungsschäden und Kreislaufbeschwerden. Der Übende begreift, wie wichtig die physische und psychische Verwurzelung in der Erde ist – sie bildet eine wesentliche Grundlage für die höheren Stufen der taoistischen Meditation.

Eisenhemd-Chi Kung II: Sehnen-Übung
Auf dieser zweiten Stufe des Eisenhemd-Chi Kung lernt man, wie sich Geist, Seele, Knochengerüst und Energiefluß zu einer dynamischen Einheit verbinden. Aus den statischen Formen der ersten Stufe entwickeln sich nun Bewegungsabläufe mit dem Ziel, die Verwurzelung zu stärken und Energie durch die Sehnen aufnehmen und entladen zu können. Eine bestimmte Übungsreihe ermöglicht es dem Lernenden, die Sehnen zu erneuern und zu stärken, die Hauptorgane zu beleben und Faszien, Sehnen, Muskeln und Knochen zu einer Einheit zu verschmelzen. Der Übende erlernt auch Methoden, mit deren Hilfe er die in Gelenken und Muskeln abgelagerten Giftstoffe ausscheiden kann. Sobald die Energie ungehindert durch die Organe fließt, kann der Körper auf wirkungsvolle Art von Giftstoffen befreit werden, ohne daß man dazu auf strenges Fasten oder eine besondere Ernährungsweise zurückgreifen müßte.

Eisenhemd-Chi Kung III: Reinigung des Knochenmarks
Auf dieser dritten Stufe befaßt man sich damit, das Knochenmark zu reinigen und zu erneuern, die Sexualhormone zu regenerieren und sie in Faszien, Sehnen und Mark zu speichern, sowie die innere Energie zu den höheren Zentren zu leiten.

Die Techniken auf dieser Stufe wirken direkt auf Organe, Knochen und Sehnen und stärken den ganzen Organismus über das normale Maß hinaus. Durch eine besonders effektive Methode der Vibration kann der Übende den Energiedurchfluß anregen und damit toxische Ablagerungen aus jedem Organ herausschütteln. Diese fortgeschrittenen Techniken des Eisenhemd, auch als System der Goldenen Glocke bezeichnet, wurden früher streng geheimgehalten; ihre Übung ermöglicht es, die Sexualenergie zu den höheren Zentren zu lenken, damit fortgeschrittene taoistische Praktiken durchgeführt werden können.

4. Tai Chi-Chi Kung, die Grundlage des Tai Chi Chuan

Tai Chi-Chi Kung umfaßt sieben Stufen:

Tai Chi-Chi Kung I:
Dazu gehören vier Übungsbereiche:
a. Geist: Der Übende soll lernen,
1. sein Körpergewicht zusammen mit der Schwerkraft einzusetzen;
2. mit Hilfe des Knochengerüsts den ganzen Körper mit möglichst geringem Muskeleinsatz zu bewegen;
3. die dreizehn Bewegungsformen (Grundtechniken) so zu beherrschen, daß der Geist sich ganz auf den Energiefluß konzentrieren kann.
b. Geist und Chi: Lenkung des Chi-Flusses mit Hilfe des Geistes.
c. Geist, Chi und Erdkraft: Verschmelzung dieser drei Kräfte zu einer einzigen, die sich ungehindert durch das Knochengerüst ausbreiten kann.
d. Anwendung des Tai Chi Chuan in der Selbstverteidigung.
Tai Chi-Chi Kung II: schnelle Form der Energie-Entladung

Hier lernt der Übende:
a. sich schnell in die fünf Richtungen zu bewegen;
b. den Gesamtorganismus als Einheit zu bewegen;
c. Erdenergie durch das Knochengerüst zu entladen.
Tai Chi-Chi Kung III: Langform des Tai Chi Chuan
a. Tai Chi-Form der 108 Bewegungen;
b. Chi-Fluß in jeder Einzelbewegung;
c. zweite Stufe der Selbstverteidigung;
d. Entwicklung der Chi-Augen.
Tai Chi-Chi Kung IV: Tai Chi-Schwert
Tai Chi-Chi Kung V: Tai Chi-Säbel
Tai Chi-Chi Kung VI: Tai Chi-Stock und -Lanze
Tai Chi-Chi Kung VII: Selbstverteidigung und Bodentechniken
Beim Tai Chi Chuan lernt der Übende, den Körper als Einheit zu bewegen und dabei mehr mit Chi als mit Muskelkraft zu arbeiten. Ohne den kontrollierten Chi-Fluß durch Meridiane, Muskeln und Sehnen bleibt Tai Chi Chuan nur eine Art von Gymnastik mit geringen Wirkungen auf die Körperstruktur.

Beim Tai Chi-Chi Kung wird der durch die Übung des Kleinen Kreislaufs, der Fusion und des Eisenhemd-Chi Kung angeregte Energiefluß in normale Bewegungen integriert, und der Körper lernt, Energie auf effektive Weise in Bewegung umzusetzen. Falsche Bewegungen behindern den Energiefluß und verursachen Blockaden, Haltungsschäden und in manchen Fällen sogar Krankheiten. Sehr oft stellen falsche Bewegungen, angesammelte Spannungen, geschwächter Knochenbau und psychischer Streß die Ursache von Rückenschmerzen dar.

Beim Tai Chi Chuan lernt man, sein Körpergewicht als Kraft einzusetzen, die der Schwerkraft folgt, anstatt sich gegen sie zu wenden. Durch richtige Bewegung gesteigertes Körperbewußtsein führt zu einer schärferen Wahrnehmung der Umgebung und der sich darin bietenden Möglichkeiten. Der Tai Chi-Übende kann die Bewegungsabläufe auch zur Selbstverteidigung einsetzen. Da man durch Tai Chi Chuan den Körper auf sanfte Weise beweglich und fit halten kann, läßt es sich bis ins fortgeschrittene Alter praktizieren, denn die Bewegungen überanstrengen die körperlichen Fähigkeiten nicht (wie z. B. Aerobic).

5. Taoistische Ernährung nach der Lehre von den Fünf Elementen

Richtige Ernährung bildet eine wesentliche Komponente im System des Heilenden Tao; sie richtet sich nach den Bedürfnissen des Körpers und beachtet Klima und Jahreszeiten. Um sich guter Gesundheit erfreuen zu können, reicht es nicht aus, Vollwertkost ohne chemische Zusätze zu essen; vielmehr geht es darum, die Nahrung nach der Lehre von den Fünf Elementen richtig zusammenzustellen. Wenn man sein dominierendes Element kennt, ist es einfacher, Gleichgewichtsstörungen im eigenen Organismus vorzubeugen. Mit dem Wechsel der Jahreszeiten ändern sich auch die Bedürfnisse des Körpers, denen man auf eine Weise entsprechen sollte, die den Organismus bei der Ausführung seiner Aktivitäten unterstützt. Rechte Ernährung kann so dazu beitragen, die Gesundheit zu bewahren und größere Bewußtheit zu pflegen.

Grundstufe III: Der Weg zu strahlender Gesundheit

1. Kungfu der heilenden Hände; Erweckung der heilenden Hand; Fünf-Finger-Kungfu

Die Methoden, sich selbst und andere zu heilen, bilden einen der Hauptzweige im System des Heilenden Tao. In der Technik des Fünf-Finger-Kungfu, in der sowohl statische als auch dynamische Übungsformen vereint sind, geht es um die Pflege des Chi, das sich in den Organen sammelt, die Faszien, Sehnen und Muskeln durchdringt und schließlich durch Hände und Finger nach außen übertragen wird. Diese Technik ist von großem Nutzen für Menschen, die Körpertherapien und andere Heilkünste praktizieren. Durch Üben des Fünf-Finger-Kungfu wird das Atemvolumen erheblich erweitert; dadurch kann man die Organe weiter stärken, die Muskulatur des unteren Rückens und des Unterleibs dehnen und kräftigen. Man lernt, sein Gewicht zu regulieren und sich mit den Heilkräften von Vater Himmel und Mutter Erde in Verbindung zu setzen. Ferner wird die zur Selbstheilung nötige Konzentration entwickelt.

2. Chi Lei Jung (Ch'i Nei Tsang): Organ-Chi-Transformationsmassage

Chi Lei Jung, die Organ-Chi-Transformationsmassage, bildet ein vollständiges System der Tiefenheilung, das mit dem Energiefluß in fünf bestimmten Hauptsystemen des Körpers arbeitet: dem Gefäßsystem, Lymphsystem, Nervensystem, Sehnen-Muskel-System und Akupunktur-Meridian-System. Es wird in drei Stufen unterrichtet.

Bei der praktischen Anwendung dieser Methode kann man durch Massage einer Reihe von Punkten im Nabelbereich den Energiefluß zu einzelnen Organen verbessern. Die Taoisten glauben, daß die gesamte Chi-Energie, alle Organe und Drüsen sowie das ganze Gehirn und Nervensystem im Nabelbereich miteinander verbunden sind. Energieblockaden in der Nabelgegend zeigen sich oft als Symptome in anderen Teilen des Körpers. In der Bauchhöhle befinden sich Dickdarm, Dünndarm, Leber, Gallenblase, Magen, Milz, Bauchspeicheldrüse, Blase und Sexualorgane sowie zahlreiche Lymphknoten. Aorta und Hohlvene teilen sich im Nabelbereich in zwei Zweige, die von dort in die Beine gehen.

Chi Lei Jung setzt bei den Energieblockaden um den Nabel herum an und folgt dann der Energie in andere Körperregionen. Chi Lei Jung ist eine tiefe Heilwissenschaft, die Meister Chia in den Westen gebracht hat.

3. Raum-Dynamik: die taoistische Kunst der Plazierung

In China haben Herrscher und Volk die Kunst des Feng-shui (wörtlich: «Wind und Wasser») über 5000 Jahre lang benutzt. Mit Hilfe der altchinesischen Geomantie, der taoistischen Metaphysik, der dynamischen Psychologie und der modernen Theorien des

Erdmagnetismus kann man die Energie- und Kräfteverhältnisse in Natur, Mensch und Gebäuden bestimmen und beschreiben. Der Lernende wird sich so seiner eigenen Lebensbedingungen deutlicher bewußt und gewinnt im Rahmen des Zusammenspiels der Fünf Elemente mehr Möglichkeiten, seine Freiheit und sein Wachstum zu entfalten.

Mittlere Stufe: Grundlagen spiritueller Praxis

Die kleine Erleuchtung von K'an und Li (2. Formel)

Auf dieser Stufe der taoistischen Meditation, die im Chinesischen hsiao k'an li heißt, wird die Sexualenergie (chin. ching; schöpferische Energie) zu Lebenskraft verdampft. Man könnte auch sagen, daß hier die Ausbreitung der Sexualenergie durch den gesamten Organismus und das Gehirn beginnt. Das entscheidende Geheimnis dieser Formel besteht darin, daß die üblichen Positionen von Yin und Yang vertauscht werden, um auf diese Weise die Sexualenergie freizusetzen.

Zu dieser Formel gehören Pflege und Entwicklung des Wurzelzentrums (chin. hui-yin) und des Herzzentrums, wie auch die Umwandlung der Sexualenergie im Nabel. Durch die Vertauschung von Yin und Yang gelangt die Hitze des Körperfeuers unter die Kühle des Körperwassers. Ohne diese Vertauschung lodert das Feuer einfach in die Höhe und verbrennt den Körper von innen. Das Wasser (die Sexualflüssigkeiten) hat die Tendenz, nach unten zu fließen und den Körper zu verlassen. Wenn das Wasser eintrocknet, haucht der Körper sein Leben aus. Diese Formel kehrt den normalen Vorgang der Energievergeudung um, indem mit Hilfe fortgeschrittener Techniken das Wasser im Körper in ein verschlossenes Gefäß (den Tiegel) gegeben wird, worauf man es von unten mit Feuer erhitzt und zum Sieden bringt. Wird das Wasser nicht versiegelt, so strömt es direkt ins Feuer und löscht es, oder es wird selbst vom Feuer verzehrt. In dieser Formel wird dafür gesorgt, daß die beiden Elemente bewahrt bleiben; dadurch kann der Prozeß des

Verdampfens über lange Zeit ausgedehnt werden. Grundlegend ist dabei das Prinzip, niemals Feuer emporsteigen zu lassen, ohne darüber Wasser zu haben, das vom Feuer erhitzt werden kann, und andererseits stets dafür zu sorgen, daß kein Wasser ins Feuer fließt. Auf diese Weise wird ein feuchtwarmer Dampf erzeugt, der ungeheure Energien in sich trägt und außerordentlich gesundheitsfördernd ist. Dieser Dampf regeneriert alle Drüsen, das Nerven- und Lymphsystem und intensiviert die Zirkulation der Energie und der Körperflüssigkeiten.

Die zweite Formel besteht aus folgenden Prozessen:

1. Vermischung des Wassers (Yin) und des Feuers (Yang), oder der weiblichen und der männlichen Kraft, um die Seele zu gebären;
2. Umwandlung der Sexualenergie in Lebensenergie, Sammeln und Reinigen des äußeren alchimistischen Agens im Kleinen Kreislauf;
3. Öffnen der zwölf Hauptmeridiane;
4. Kreisenlassen der Kraft im solaren (oder kosmischen) Kreislauf;
5. Umkehrung des Stromes der Zeugungsenergie, um Körper und Gehirn zu kräftigen und in den Zustand vor der Pubertät zu versetzen;
6. Regeneration der Thymusdrüse und des Lymphsystems;
7. Sublimation von Körper und Seele; Selbstverkehr, Geburt der unsterblichen Seele (Energiekörper).

Die Große Erleuchtung von K'an und Li (3. Formel)

Diese Formel umfaßt die taoistische Ta k'an li-Praxis. Sie benutzt ebenfalls die Umkehrung von Yin und Yang, doch werden nun die Energien, die im Körper aufgenommen werden können, ganz erheblich vermehrt. Auf dieser Stufe erfolgen Vermischung, Umwandlung und Harmonisierung der Energie im Solarplexus. Das erhöhte Energievolumen entsteht, weil bei dieser Formel nicht nur Yin- und Yang-Energie aus dem Körper selbst bezogen werden, sondern auch Kräfte direkt aus dem Himmel (Yang) und aus der Erde (Yin) geholt und den körpereigenen Kräften hinzugefügt werden. Tatsächlich läßt sich aus jeder Energiequelle Kraft ziehen, etwa aus dem Mond oder aus dem Boden, aus Pflanzen und Tieren oder aus dem Licht.

Die dritte Formel besteht aus folgenden Prozessen:

1. Verlegung des Ofens und Umwandlung des Tiegels;
2. Vermischung des Großen Wassers und des Großen Feuers (Selbstverkehr, Selbstbefruchtung).
3. Große Umwandlung der Sexualenergie zu höheren Ebenen;
4. Sammeln des äußeren und des inneren alchimistischen Agens, um die Zeugungskraft wiederherzustellen und das Gehirn zu stärken;
5. Weiterentwicklung von Körper und Seele;
6. Beginn der Verfeinerung der Sexualenergie;
7. Aufnehmen der Kräfte von Mutter Erde (Yin) und Vater Himmel (Yang) und ihre Vermischung mit Sexualenergie (Körper) und Seele;
8. Erweckung der Seele;
9. Bewahrung der Zeugungskraft und Verhinderung ihres Abfließens;
10. Stufenweiser Verzicht auf Nahrung und Verlaß auf sich selbst und die universale Energie;
11. Geburt des Geistes und Übertragung der Energie positiver Qualitäten und der Energiebahnen (Meridiane) in den Geistkörper;
12. Überwindung des Todes;
13. Öffnen des Scheitels;
14. Reisen in andere Dimensionen.

Die Größte Erleuchtung von K'an und Li (4. Formel)

Kern dieser Formel (chinesisch: t'ai k'an li) ist die Vermischung von Yin und Yang in einem höheren Energiezentrum. Durch die Regeneration der Thymusdrüse wird der Prozeß des Alterns umgekehrt und die natürliche Immunität erhöht. Das bedeutet, daß nun heilende Energie aus einem kraftvollen Zentrum im Körper ausgestrahlt wird und so dem physischen Körper und den ätherischen Körpern großen Nutzen bringt.

Die vierte Formel besteht aus folgenden Prozessen:

1. Verlegung des Ofens in ein höheres Zentrum und die entsprechende Umwandlung des Tiegels;
2. Aufnahme von Sonnen- und Mondkraft;
3. Größte Vermischung, Umwandlung, Verdampfung und Reinigung der Sexualenergie und der Energien von Seele, Mutter Erde, Vater Himmel, Sonne und Mond, um das innere alchimistische Agens des Kleinen Kreislaufs zu sammeln;
4. Vermengung der Sehkraft mit der Lebenskraft;
5. Vermischung (Sublimation) von Körper, Seele und Geist.

Fortgeschrittene Stufe: Das Reich der Seele und des Geistes

Das Versiegeln der fünf Sinnesorgane (5. Formel)

Diese fortgeschrittene Formel bewirkt eine echte Umwandlung des Warmen Energiestroms in Mental- oder Seelenenergie. Dazu müssen jedoch erst die fünf Sinnesorgane versiegelt werden, denn jedes von ihnen bildet ein Tor, durch das Energie verlorengeht. Werden diese Energietore nicht versiegelt, dann geben wir Energie durch die Sinnesorgane ab. Sie sollten aber nur dann Energie freisetzen, wenn sie bewußt dazu aufgerufen werden, Informationen weiterzuleiten.

Der Mißbrauch der Sinne führt zu viel größeren Energieverlusten und Verfallserscheinungen, als die meisten Menschen glauben. Um nur einige Beispiele für den Mißbrauch der Sinne und seine Folgen zu nennen: Zu vieles Sehen schadet der Samenflüssigkeit; zu vieles Hören beeinträchtigt den Verstand, spricht man zu viel, schadet dies den Speicheldrüsen; weint man zu viel, schadet man dem Blut; zu häufiger Geschlechtsverkehr schädigt das Rückenmark usw.

Jedem Element entspricht ein Sinnesorgan, durch das die Kräfte der Elemente gesammelt oder abgegeben werden können. Das Auge entspricht dem Holz, die Zunge dem Feuer, die Nase dem Metall, der Mund der Erde und die Ohren entsprechen dem Wasser.

Die fünfte Formel besteht aus folgenden Prozessen:
1. Versiegeln der fünf Diebe: Ohren, Augen, Nase, Zunge und Mund;
2. Kontrolle des Herzens und der sieben Emotionen (Zorn, Vergnügen, Trauer, Freude, Liebe, Haß und Verlangen);
3. Vereinigung und Umwandlung des inneren alchimistischen Agens in wahre Vitalität;
4. Reinigung des Geistes;
5. Nährung und Schulung des Geistes, Verhinderung seines Umherwanderns auf der Suche nach Sinnesreizen;
6. Verzicht auf kraftlose Nahrung, Ernährung durch kraftspendende Nahrung und universale Energie.

Die Vermählung von Himmel und Erde (6. Formel)

Die sechste Formel, zu der die Inkarnation einer weiblichen und einer männlichen Wesenheit im Körper des Adepten gehört, läßt sich nur schwer in Worten beschreiben. Diese beiden Wesenheiten verkehren innerhalb des Körpers miteinander. Zu dieser Formel gehört auch die Vermischung der Yin- und Yang-Kräfte auf dem Scheitel und um ihn herum. Der Scheitel muß vollkommen offen sein, um Energie von oben empfangen zu können, damit die Zirbeldrüse völlig regeneriert wird. Hat die Zirbeldrüse ihre volle Funktion erreicht, so dient sie als Kompaß, der dem Menschen anzeigt, in welcher Richtung sein Lebensziel zu finden ist.

Der esoterische Taoismus ist eine Methode der Meisterung des Geistes, und dies findet seinen Ausdruck im Tao Yoga. Ohne den Körper kann man das Tao nicht erlangen, aber mit dem Körper allein kann die Wahrheit niemals erkannt werden. Der praktizierende Taoist sollte seinen physischen Körper mit derselben Sorgfalt pflegen und behandeln, die er auf einen kostbaren Diamanten verwenden würde, denn nur durch ihn kann er Unsterblichkeit erlangen. Gibt man den Körper aber nicht preis, sobald man am Ziel angekommen ist, so wird man die Wahrheit nicht erkennen.

Die sechste Formel besteht aus folgenden Prozessen:
1. Vermischung (Vereinigung) von Körper, Seele, Geist und Universum (kosmischer Kreislauf);

2. Vollständige Entfaltung des Positiven, um das Negative völlig auszulöschen;
3. Rückkehr des Geistes ins Nichts.

Wiedervereinigung von Mensch und Himmel (7. Formel)

Wir können den Körper mit einem Schiff und die Seele mit dessen Motor und Antriebsschraube vergleichen. Dieses Schiff befördert einen kostbaren, riesigen Diamanten, den es an ein fernes Ufer bringen soll. Wenn das Schiff beschädigt ist (d. h. der Körper krank ist), kann die Seele so intakt sein, wie sie will – das Schiff wird nicht weit kommen und vielleicht sogar untergehen. Deshalb raten wir davon ab, sich mit spirituellen Praktiken zu befassen, bevor nicht alle Energiebahnen im Körper richtig geöffnet und darauf vorbereitet sind, die hohen Energiespannungen aufzunehmen, die in sie hineingeleitet werden. Das taoistische Übungssystem, wie es seit über 5000 Jahren überliefert ist, umfaßt Tausende von Methoden. Die hier beschriebenen Formeln und Praktiken beruhen auf taoistischem Geheimwissen und der zwanzigjährigen persönlichen Erfahrung des Autors sowie auf den Erfolgen, die er bei der Unterweisung Tausender von Schülern erzielen konnte.

Hauptziele der Taoisten nach Stufen:

1. Jetzige Stufe: Überwindung der Reinkarnation und der Todesfurcht durch Erleuchtung;
2. Höhere Stufe: Unsterblichkeit des Geistes und Leben nach dem Tode;
3. Höchste Stufe: Unsterblicher Geist in einem unsterblichen Körper. (Auf seiner Reise durch die feinstofflichen Sphären, in denen er sich immer deutlicher manifestieren kann, gleicht dieser Körper einem beweglichen Heim für Seele und Geist.)

Adresssen

Hauptsitz:

Universal Tao Fulfillment Center
274 Moo 7, Luang Nua, Doi Saket, Chiang Mai, 50220, Thailand
Tel. (++66 53) 49 55 96
Fax (++66 53) 49 58 52
Kostengünstige Faxverbindung nach Thailand: (++31 20) 5 24 13 74
E-Mail: universaltao@universal-tao.com oder ip@universal-tao.com
Website: www.universal-tao.com
(Informationen über Kurse und Produkte. Bestellung von englischsprachigen Büchern, Audio- und Videokassetten und Postern)
und www.taogarden.com

Tao Garden Health Spa & Resort
E-Mail: info@tao-garden.com sowie taogarden@gmx.net
Website: www.tao-garden.com

Universal Tao Center Lehrervereinigungen:

Europa:

European Instructors Association (EIA)
c/o Zentrum Waldegg
CH-3823 Wengen
Tel. (++41 33) 8 55 44 22
Fax (++41 33) 8 55 50 68
E-Mail: info@waldegg.ch
Website: www.waldegg.ch